海外漢文古醫籍精選叢書·第二輯

2011—2020年國家古籍整理出版規劃項目

中國中醫科學院「十三五」第一批重點領域科研項目

——我國與「一帶一路」九國醫藥交流史研究（ZZ10—011—1）

蕭永芝◎主編

新鐫海上懶翁醫宗心領全帙 壹

（越）黎有卓 撰

北京科学技术出版社

圖書在版編目（CIP）數據

海外漢文古醫籍精選叢書・第二輯・新鐫海上懶翁醫宗心領全帙　壹/蕭永芝主編. —北京：北京科學技術出版社，2018.1
ISBN 978 – 7 – 5304 – 9222 – 2

Ⅰ. ①海…　Ⅱ. ①蕭…　Ⅲ. ①中醫典籍—越南　Ⅳ. ①R2-5

中國版本圖書館 CIP 數據核字（2017）第207172號

海外漢文古醫籍精選叢書・第二輯・新鐫海上懶翁醫宗心領全帙　壹

主　　編： 蕭永芝
責任編輯： 張　潔　周　珊
責任印製： 李　茗
出 版 人： 曾慶宇
出版發行： 北京科學技術出版社
社　　址： 北京西直門南大街16號
郵政編碼： 100035
電話傳真： 0086-10-66135495（總編室）
0086-10-66113227（發行部）　0086-10-66161952（發行部傳真）
電子信箱： bjkj@bjkjpress.com
網　　址： www.bkydw.cn
經　　銷： 新華書店
印　　刷： 虎彩印藝股份有限公司
開　　本： 787mm × 1092mm　1/16
字　　數： 438千字
印　　張： 37.5
版　　次： 2018年1月第1版
印　　次： 2018年1月第1次印刷
ISBN 978 – 7 – 5304 – 9222 – 2/R・2383

定　　價：980.00元

《海外漢文古醫籍精選叢書·第二輯》編纂委員會

前言

二十多年前，本研究團隊成員蕭永芝剛剛考入中國中醫研究院（現爲中國中醫科學院）攻讀博士學位，師從著名中醫文獻學家馬繼興先生。那時，馬老師經常對弟子們説：「中國的醫書要回歸，海外的醫書要引進。」馬老師的前一個願望，得到日本學者真柳誠先生鼎力支持，后来在鄭金生先生帶領的團隊的努力下，流散海外的重要中國古醫籍得以收集回歸，并通過《海外中醫珍善本古籍叢刊》等幾套叢書公開出版；馬老師關於引進海外古醫籍的願望，則成爲本研究團隊二十多年來不懈努力的方向。

從二〇〇七年開始，中國中醫科學院中國醫史文獻研究所多次立項支持開展對海外古醫籍的研究。二〇一六年，《海外漢文古醫籍精選叢書》被列入二〇一一—二〇二〇年國家古籍整理出版規劃項目，并獲得該年度國家古籍整理出版專項經費資助。二〇一七年初，在北京科學技術出版社的支持下，《海外漢文古醫籍精選叢書·第一輯》面世，收録影印了二十六種海外醫家用漢文撰寫的古醫籍。回想當年，馬老師正當年富力强，雄心勃勃，胸懷衆多願景，還希望做更多的研究；如今，他已年逾九旬，弟子終於戰戰兢兢捧上一份答卷……

二〇一七年，中國中醫科學院將「我國與『一带一路』九國醫藥交流史研究」列入本院「十三五」第一批重點領域科研項目。在前期工作的基礎上，本團隊再次遴選出二十種海外漢文古醫籍，以影印形式出版《海外漢文古醫籍精選叢書・第二輯》。

本次所精選的圖書含日本醫籍十三種、越南醫籍五種、韓國醫籍二種，内容涉及醫經、醫論、本草、醫方、針灸、兒科、臨床綜合及醫學全書。我们根據實際情况分别爲二十種著作撰寫了三千到萬餘字不等的内容提要，每篇提要從作者與成書、主要内容、特色與價值、版本情况四個方面展開論述。

本次所收醫籍的主要資訊，依次爲書名、卷（編）數、分類、撰著者、成書年代和所用底本，具體如下。

《難經捷徑》，二卷，醫經，（日）曲直瀨玄由撰，寬永十四年（一六三七）以活字本初刊，同年古活字本。

《海上大成懶翁集成先天》，一卷，醫論，（越）黎有卓撰，撰年不詳，鈔本。

《櫟蔭先生遺説》，二卷，醫論，（日）多紀元簡遺作，多紀元堅輯録，撰年不詳，慶應三年（一八六七）森約之鈔本。

《寸楮集》，不分卷，醫論，（日）曲直瀨道三撰，曲直瀨正琳注，撰年不詳，鈔本。

《用藥心法》，一卷，本草，（日）曲直瀨道三傳，津島道救選輯，慶長十二年（一六〇八）成書，鈔本。

《本草綱目鈎衡》，四卷，本草，（日）向井元秀撰，撰年不詳，寬政九年（一七九七）鈔本。

《傷寒論金匱要略藥性辨》，三編（存中、下二編），本草，（日）大江學撰，明和三年（一七六六）成書，次年刻本。

《古方藥議》，五卷，本草，（日）淺田宗伯撰，文久元年（一八六一）成書，文久三年（一八六三）鈔本。

《秘傳藥性記》，不分卷，本草，（日）味岡三伯撰，元禄元年（一六八八）初刊，同年刻本。

《管蠡備急方》，三卷，醫方，（日）度會常光撰，天文三年（一五三四）成書，鈔本。

《崇蘭館試驗方》，不分卷，醫方，（日）福井楓亭口授，撰年不詳，鈔本。

《古方藥説》，二卷，本草，（日）宇治田泰亮撰，寬政七年（一七九六）刊，同年刻本。

《家傳醫方》，不分卷，醫方，（越）撰者佚名，明命三年（一八二二）成書，同年鈔本。

《醫方軌範》，存卷下，醫方，（日）今大路玄淵傳，撰年不詳，鈔本。

《辨證配劑醫燈》，三卷，臨證綜合，（日）曲直瀨道三撰，元龜二年（一五七一）成書，鈔本。

《雜病提綱》，不分卷，臨證綜合，（朝）撰者佚名，撰年不詳，鈔本。

《穴處治法》，不分卷，針灸，（朝）撰者佚名，撰年不詳，鈔本。

《針灸法總要》，不分卷，針灸，（越）撰者佚名，明命八年（一八二七）成書，嗣德三十三年（一八八〇）鈔本。

《家傳活嬰秘書》，不分卷，兒科，（越）撰者佚名，撰年不詳，成泰二年（一八九〇）鈔本。

《新鐫海上懶翁醫宗心領全帙》，六十六卷（存五十五卷），醫學全書，（越）黎有卓撰，景興三十一年（一七七〇）成書，嗣德三十二年（一八七九）至咸宜元年（一八八五）間刻本。

上述海外古醫籍，絶大多數用漢文撰著，僅有個别醫書雜有少量日文或喃文。以上書籍中明確標明完成時間或可大致推測出撰寫時段的醫書，多成書於十六至十九世紀，大致相當於中國明清時期，其中不乏學術價值較高的名家名著。以「越南醫聖」黎有卓與日本醫學中興之祖曲直瀨道三爲例介紹如下。

黎有卓，自號海上懶翁，是越南歷史上最負盛名、影響最大的醫家，被後世尊爲「越南醫聖」。他在汲取中國醫學精髓的基礎上，結合越南本土醫療實踐，撰成六十六卷規模的鴻篇巨著《海上懶翁醫宗心領》。該書是越南傳統醫學歷史上第一部内容系統完備的綜合性醫學全書，標志着越南傳統醫學的本土化基本完成，在該國醫學史上具有里程碑式的意義。二〇〇三年，真柳誠先生首次在日本向蕭永芝推薦《海上懶翁醫宗心領》一書；二〇〇四年，蕭永芝回國後隨即向馬繼興先生報告此事，馬老師師徒幾人當即前往中國國家圖書館考察該書；此後，本團隊在研究過程中發現，中國醫史文獻研究所已故老專家趙璞珊先生曾在二十世紀八十年代就撰文介紹過該書；二〇〇八年，真柳誠先生再次建議出版該書。中外幾代學者對《海上懶翁醫宗心領》的重視，也從一個角度説明了該書的價值和重要性。因此，在《海外漢文古醫籍精選叢書・第一輯》中，本團隊先期影印了黎有卓《海上懶翁醫宗心領》早期流傳的四册鈔本，冠以《懶翁醫書》之名出版；本次則將刻本《新鐫海上懶翁醫宗心領全帙》現存的五十五卷全部影印出版，希望能够反映出越南傳統醫學的精華及其學術淵源。此外，本叢書收録的鈔本《海上大成懶翁集成先天》，亦爲黎有卓醫書早期的手稿或傳抄之本。

曲直瀨道三（正盛），日本中世紀末期著名醫家、醫學教育家，對日本醫學産生過深遠的影響，被譽爲日本醫學中興之祖。道三早年師從曾入明學醫的名家田代三喜，受其師影響創立了日本漢方醫界的後世方派。爲改變當時日本醫者單純依賴《太平惠民和劑局方》診病處方的被動局面，道三提出「察證辨治」，即診察每位患者的病證，然後有針對性地予以配劑施治。道三一生著述頗豐，其《辨證配劑醫燈》一書，載述臨床各科常見病證的病因病機、診斷察證、辨治預後及注意事項。全書貫串着診察辨證的思想，是後世方派系統實用的臨證處方秘典。曲直瀨家族是日本著名的醫學世家，世代名賢輩出，亦有衆多醫著流傳。例如，曲直瀨玄由祖述《黄帝内經》，博采諸家注本之言，參以己見，全文注解并闡發《難經》之旨，撰成《難經捷徑》一書，是日本現存較早的《難經》注解性著作，具有較高的研究價值。曲直瀨正琳輯録并注釋道三親傳之心法秘訣，書成之後定名爲《寸楮集》。該書作爲後世方派的秘傳經驗合集，充分體現了道三察證辨治、重視脉診的學術特色。曲直瀨玄鑑被後陽成天皇賜予「今大路」的家號，之後曲直瀨家子孫均改姓今大路。如今大路玄淵，爲曲直瀨（今大路）家第六代道三，他將家族精心甄選并經歷代親試的效驗良方彙編爲《醫方軌範》一書，所收醫方涵括臨床各科，具有較高的臨床實用價值。此外，曲直瀨道三還創辦了日本歷史上第一所醫學校啓迪院，培養了衆多門生弟子，其中部分弟子成爲日本醫界的中流砥柱。如門人津島道救選編道三的臨床用藥、辨治經驗，彙爲《用藥心法》一書。該書凝聚了道三畢生臨證用藥經驗之精華，處處體現出道三察病辨治的核心思想。曲直瀨道三的養子玄朔培養了弟子饗庭東庵。饗庭東庵及其徒味岡三伯是後世方别派的代表醫家。味岡三伯將本草學理論與臨床實踐相結合，融入自己對疾病及用藥的感悟，選取該流派臨床常用效驗之藥，分别述其和名、炮製、性味、功效、主治、禁忌及所涉方劑等，編撰《秘傳藥性記》一書，系統條理，重點突出，便捷實用，體現了中國醫藥理論及其實踐對日本本土醫藥學發展的影響。

上述六部醫籍均傳承了曲直瀨道三獨特的學術理念與臨證實用經驗秘訣，展示了道三深厚的醫學造詣及其醫學思想在日本的傳承發展。幾部著作之間既有獨特的價值韵味，又有着千絲萬縷的内在聯繫，從不同角度反映了曲直瀨道三及其子孫、弟子的學術特色。讀者可綜合比較閲讀，以便更好地理解并挖掘日本漢方醫學後世方派的學術精髓。

曲直瀨道三主要活躍於十六世紀中後期，以其爲鼻祖的後世方派注重吸收中國宋金元明醫學精華，尤其推崇李東垣、朱丹溪兩位醫家的醫學思想。十七世紀中葉，日本著名醫家名古屋玄醫提出醫學復古論，倡導回歸張仲景《傷寒論》《金匱要略》的古醫學，之後又有後藤艮山、香川修德、吉益東洞等名醫及弟子繼其衣鉢。這些醫家自稱爲古方派。在漢代盛行的仲景古方，經他們的闡釋發揮，被賦予了新的生命。本叢書收録的《傷寒論金匱要略藥性辨》《古方藥説》二書，均是爲日本醫者更好地運用仲景醫方而作。《傷寒論金匱要略藥性辨》對仲景醫方所用的藥物逐一辨正，注重鑒别藥材的真僞優劣與相似藥材的辨别應用，側重於闡釋藥物的藥性、功用、主治與臨床應用。《古方藥説》的作者宇治田泰亮，曾師從古方派吉益東洞的弟子中西惟忠與當時的本草大家小野蘭山，兼通傷寒、本草。該書詳細論述了仲景方中部分藥物的名稱、形態、産地、真贋優劣、炮製加工及替代用品。除古方派醫家在研究仲景方中的藥物外，折衷派醫家也對仲景方中的藥物多有研究，如折衷派代表人物淺田宗伯。其書《古方藥議》收録部分仲景醫方用藥，分「釋品」與「釋性」兩項記述藥物，結合仲景原方藥物組成及藥味加减，闡釋藥物的性味、功用，重視藥物的配伍，處處體現出方中有藥、藥中有方的思想。三部醫籍雖分屬古方派和折衷派的本草著作，側重點各有不同，但也存在許多共通之處。例如，三書記載藥物的次序，均依從相關醫方在《傷寒論》《金匱要略》出現的先後順序。讀者若能綜合參閲上述三書，既可加深對日本江户時代古方派用藥特點以及當時藥材種植、采收、炮製與流通情况的了解，又可對仲景醫方用藥有更深刻的認識，臨證運用時也會更加得心應手。

江户時代中期，日本傳承舊學的本草學術漸廢，諸家新説盛行；中國明代李時珍撰著的《本草綱目》也已傳入日本。《本草綱目鈞衡》即是一部運用傳統文獻考據方法研究《本草綱目》的本草學專著。該書對李時珍所載部分藥物逐一進行考證、詮釋和校勘，徵引文獻廣博，尤其推崇中國宋代唐慎微的《經史證類備急本草》，糾正了《本草綱目》中存在的部分錯誤。

除前文所述今大路玄淵所傳《醫方軌範》外，本叢書還收録日本《管蠡備急方》《崇蘭館試驗方》與越南《家傳醫方》三部方書。其中，《管蠡備急方》博引中國明以前歷代諸家方書，經由日本醫學世家度會家族歷代驗證，精選并收録臨證各科效驗良方。全書按疾病分門，因病立門，門下首述醫論，次列方藥，醫者臨證可按病索方，簡明實用。《崇蘭館試驗方》所載之方，多爲日本名醫福井楓亭口授的家傳臨證試驗良方。該書以日語假名讀音爲序記載方劑，所録醫方來源廣泛，總以《傷寒論》《金匱要略》《備急千金要方》《外臺秘要》《太平聖惠方》《太平惠民和劑局方》爲主，兼采中國清以前歷代重要醫書，反映了楓亭既重視經方，又兼用時方的學術特點。此外，越南醫籍《家傳醫方》一書，主要輯録中國明代李梴《醫學入門》和龔廷賢《萬病回春》二書的相關内容，通過取捨化裁，歸納記述了數十種臨床常見病證的對應治方，便捷實用，富有特色。

醫家臨證除采用方藥療病之外，還常應用針灸療法。本叢書收録李氏朝鮮《穴處治法》與越南《針灸法總要》兩部針灸專著。《穴處治法》主要記述經穴、别穴、針灸治療、折量法、針灸擇日等五項内容，其中經穴内容主要引自中國明代李梴《醫學入門》，後四項内容則主要摘自李氏朝鮮時期太醫許任《針灸經驗方》。全書編排巧妙，内容豐富，簡明實用。《針灸法總要》彙聚中國明代徐鳳《針灸大全》、李梴《醫學入門》和龔廷賢《壽世保元》等著作中的針灸醫學精華，主要記載針灸禁忌、五輸穴、靈龜八法主治病證、十四經脉循行流注及其重點腧穴定位、經絡起止、明堂尺寸法、八脉交會穴、奇穴治法等。儘管兩部針灸專著分别出自不同國家醫者之手，但均引用了中國《醫學入門》一書，都收録了十四經穴、骨度分寸定位法、針灸禁忌等内容，皆側重應用特定穴、奇穴，可謂異曲同工，殊途同歸。

周邊國家在學習中國醫學的過程中，漸漸形成了本土化特徵，或衍生出本國的醫學特色。如《家傳活嬰秘書》是一部獨具越南本土特色、自成體系的兒科專著。該書係越南「四民醫館」的家傳經驗秘笈。書中首先論述兒科諸病的見症分型與辨證方法；其次設「置藥治病列湯於下」，載述各種疾病對應的藥方及變方；再次是「治嬰各症方藥」，記載小兒常用治方；从次爲「論外湯症」，詳論以他藥煎湯送服丸、散劑的方法；最後列出兒科常用藥物的漢喃對照。如此環環相扣，自成一體，精審巧妙。其中，「論外湯症」一章，多以一味或數味藥煎湯送服丸、散劑，煎湯之藥隨症狀不同而變化，故隨煎湯之藥的變化，有效地擴充了單種丸、散劑的應用範圍。又如李氏朝鮮《雜病提綱》一書，依次記載雜病提綱、疾病分類、疾病治方，書中内容雖大多源於《醫學入門》《東醫寶鑑》，但經過作者巧妙編排，全書層次分明，内容系統，具有較高的臨床參考價值。再如，部分方書中開始出現一些未見載於中國醫籍的方劑，福井楓亭《崇蘭館試驗方》中收録的若干日本「和方」和福井「家傳方」等，即爲日本醫家自創之方。

前來中國拜師學醫，閲讀中國醫著，師承通曉中國醫學的本國醫家，閲讀本國名醫整理彙編中國醫學的相關著作，是海外醫者學習中國醫藥學的四種主要途徑。然而，前兩種途徑實施起來相對困難，故日本、朝鮮、越南三國名醫大多旁徵博引，取捨化裁中國醫籍以教化後學。以日本江户時代考證派名家多紀元簡遺作《櫟蔭先生遺説》爲例。該書係由元簡之子多紀元堅輯録而成，各篇之間獨立成文，主要論及痙病、麻疹、痔疾、脚氣、小兒吐乳、青腿牙疳，以及藥論、書論、醫論、醫事考證，同時收録元簡治療經驗、見聞心得。全書内容豐富，涉及醫學的方方面面，較好地體現了元簡精於考證、引録廣博、醫術精湛、治驗頗豐的學術特點。書中標注的參考引用著作近九十種，其中援引中國秦漢至清代歷代醫籍五十餘種，中國歷代非醫學文獻近三十種，旁及日本本土醫書五種、朝鮮醫籍二種。書中所引醫學文獻涵括醫經、傷寒、金匱、方書、本草、診法、兒科、外科、針灸、醫論、醫話等衆多類别。此外，該書引文中還提及二十餘位人物，其中絶大多數爲醫家。海外醫家將中國醫學重新化裁編排撰著成書後，部分著作還回流中國，引起中國醫家的重視。如中國清代曾多次刊刻發行，一九四九年以後又多次校注出版，在國内流傳較廣的《勉學堂針灸集成》一書，主要摘録了朝鮮太醫許任《針灸經驗方》全文與朝鮮名醫許浚《東醫寶鑑》的針灸相關内容。該書與本次收載的《穴處治法》一書關係密切，其間的淵源值得進一步考證。

但海外醫者對中國醫學的學習，更加强調其臨床實用性，往往首先汲取適於臨床運用的方法而捨弃醫理闡發的内容。日、韓、越均有一批對中國醫學研究得非常透徹的名醫大家，他們爲方便本國醫者學習和運用中國醫學，汲取中國醫學中最爲精華的部分，將中國醫學化繁爲簡，由博返約，促使其簡約化、本土化。如曲直瀨道三一派借鑒佛經中的經疏形式，巧妙運用綫段、圖表來提煉、歸納中醫藥的關鍵要素，或梳理錯綜複雜的醫理邏輯，用簡潔直觀的方式表達深奥的中國醫藥知識，極大地方便了日本民衆學習應用中國醫學。周邊國家還根據本國國情有選擇地學習吸收中國醫書的内容。如越南地處東南亞中南半島東部，大部分地區爲熱帶季風氣候，濕熱邪盛，國民患病以陽證爲主，故越南方書《家傳醫方》所載病證多爲陽證，陰證較爲少見。

本叢書收録的二十種海外醫籍，雖然有十五種爲鈔本，但其文獻研究價值與臨床實用價值不可小覷。從醫書分類角度而言，本叢書囊括醫經、醫論、本草、醫方、針灸、兒科、臨證綜合及醫學全書。從醫學流派與作者而言，涵蓋日本江户時代後世方派、古方派、考證派和折衷派幾大主流醫學流派，作者則涵括日本、越南兩國衆多名醫大家。書中所收本草著作，既有對張仲景古方用藥的闡釋發微，又有對李時珍《本草綱目》的考證。收録方書，多爲家族世代相傳的效驗良方。傳統醫藥學的理、法、方、藥在本叢書中均有很好的體現。但海外醫籍更加注重著作内容的實用性、簡約化，且具有不同國家的本土特色。

中、日、韓、越四國地理相近、交流頻繁，長期持續不斷的醫學交流，使得彼此的醫學思想、理論、學術和醫療技藝相互交叉貫通，血肉相連，共同爲人類的醫療衛生保健事業做出了巨大貢獻。本次所精選的二十種海外漢文傳統醫籍，獨具特色且國内罕見，能够在一定程度上呈现出中國醫學在海外傳承發展的不同側面，展現出日、韓、越傳統醫學各自的特色，較好地體現了中、日、越、韓之間的醫學發展、傳承流變、共性特色和交流互動。且本次所選之書内容豐富，涵蓋面較廣，具有較高的學術研究價值、文獻參考價值與臨床實用價值，將有助於研究中國醫學對周邊國家傳統醫學的深遠影響，能爲國内廣大中醫藥工作者拓寬思路、開闊視野創造良好的條件。

總之，本研究團隊以「一帶一路」沿綫國家的傳統醫學文獻爲切入點，繼續挖掘具有代表性的海外傳統醫學古籍，再次遴選，影印出版《海外漢文古醫籍精選叢書・第二輯》。希望本叢書能夠吸引更多國内學者關注中外醫學交流的源流與本質，以促進中醫藥的全面發展。本研究團隊也希望不負恩師之望，繼續努力將更多的海外醫籍精品介紹給國内的中醫藥工作者。

蕭永芝　韓素傑

目録

海外漢文古醫籍精選叢書·第二輯

新鐫海上懶翁醫宗心領全帙　壹

（越）黎有卓　撰

内容提要

《新鐫海上懶翁醫宗心領全帙》，簡稱《海上醫宗心領》或《懶翁醫宗心領》，爲越南後黎朝時期（相當於中國清代乾隆年間）著名醫家黎有卓（號海上懶翁）所撰，成書於景興三十一年（一七七〇）。此書原爲六十六卷規模的鴻篇巨制，現存五十五卷，内容豐富全面，是越南第一部内容完備的醫學全書，在該國醫學史上具有里程碑式的意義，對其醫界影響極大，深受衆多越南醫者、學者重視，以致成爲越南醫生研習傳統醫藥的必讀之書。

一 作者與成書

本書作者黎有卓（Le Huu Trac，一七二四—一七九一），原名有診，别名有薰，俗名招七，自號海上懶翁，生於義安城德廣府香山縣（今越南河静省香山縣），是越南歷史上最爲著名的醫家，號稱「越南醫聖」。黎有卓幼時隨父赴京師升龍（今屬越南河内）求學，二十歲時因喪父而中斷學業，返回故里。黎有卓早年因身處戰亂時期，故拜師習得陰陽之術并仗劍從戎。後因病求治於醫者陳讀，經其推介，得閲中國清代馮兆張《馮氏錦囊秘録》一書，遂入陳讀之門學醫。黎有卓對馮兆張推崇備至，將其奉爲「紙上餘師」，尊其爲「先正先師」。繼而深研《黄帝内經》，奉爲醫學根本，同時參考明清時期《醫學入門》《景岳全書》《醫貫》等醫籍，將其中的醫術施用於臨證診治，因多獲全效而遠近馳名。懶翁感於醫書冗雜繁多，易使學者誤入歧途，故融會百家醫著，加以自身實踐之所體悟，集十餘年之功，終在後黎朝景興三十一年（一七七〇）完成《海上醫宗心領》一書的編撰。

此書未及刻成而懶翁先卒，其書早期僅以鈔本形式流傳，歷經數十年後，方於阮朝嗣德八年至嗣德十九年間（一八五五—一八六六），由唐鄘武春軒廣搜散佚諸帙，得之五十一卷；至嗣德三十年（一八七七），由北寧省慈山府武江縣大壯社同人寺住持釋清高委托名家搜集，復得遺稿四卷，合前五十一卷，共得五十五卷。嗣德三十二年（一八七九），始由釋清高組織校勘并刊刻；阮朝咸宜元年（一八八五），最終完成刊行，題書名爲《新鐫海上懶翁醫宗心領全帙》。

二　主要内容

《新鐫海上懶翁醫宗心領全帙》原有二十八集六十六卷，涵蓋了醫論、藥論、方論、臨床各科治療、醫案以及養生等方面的内容。現存二十七集五十五卷，每一集論述一個方面的問題，每集之下又析分卷次，少則一卷，多達十卷。

首卷自成一集，第一部分爲五篇引言和序言，主要記述懶翁生平、本書的成書背景及編撰過程、武春軒搜集并輯録此書的過程、大壯社同人寺刊刻此書的情況、捐助芳名（刊刻《新鐫海上醫宗心領全帙》時的捐款情況）等。卷首的第二部分是「附録奉先師禮儀」，記述懶翁及其醫門弟子祭拜的歷代醫家姓氏及祭祀的禮儀。懶翁因受中國清代醫家馮兆張《馮氏錦囊秘録》一書的啓發而入醫之道，故將馮氏奉爲「先正先師」，立於中座；又立神農、伏羲、黄帝牌位，奉爲上座；还有東配賢師、西配聖師、左附先生、右附先生、左班先師、右班先生諸牌位，供奉着中國上至秦漢、下迄清代的二百三十一位醫家。其後又詳細記述了祭祀上述醫家的具體禮儀，包括祝文和儀節。本集第三部分爲「醫裏偷閑俚言附志」，是懶翁在行醫和出遊過程中有感而發的一些短詩。第四部分爲「醫訓格言」，論述爲醫者之準則。第五部分是凡例和卷次（總目），凡例逐一揭示各集的内容概要，卷次列出各卷卷名。第六部分係「醫業神章」，是對醫學基本理論的總括，包括臟腑概念、藏象理論，五臟六腑表裏相應及子母關係，臟腑寒熱虛實所病的病因病機、辨證論治，陰陽、氣血、津液、經絡腧穴理論，診法（主要是形、色、脉的診法）和方藥理論等。

第二集爲内經要旨，即卷之一，一卷。「奉纂黄岐格言，分列爲病機諸條目」，包括陰陽、化機、臟腑、病能、治則、頤養、經脉，共七個方面，纂集《黄帝内經》相關内容，將原文各章句按上述七部重新整理并分類編排，删繁就簡，使全文井井有條，便於記誦。在摘録《黄帝内經》原文時不做增删，并以雙行小字注解原文。

第三集爲醫家冠冕，乃卷之二，一卷。「纂要陰陽、卦數、五行、干支與醫理、脉要，條分縷析，以明入門之首務」。第一部分論陰陽、五行、八卦、天干地支等基本理論；第二部分爲臟腑理論，有内景圖引、内景圖説、臟腑表裏配合圖説、臟腑兼治、正面部圖、仰人骨度部位圖、伏人骨度部位圖等，闡述了臟腑分布、解剖結構和基本功能；第三部分爲寒熱、虛實、補瀉、標本、治法、命藥（遣藥方法）等理論；第四部分論七情、五邪等病因；第五部分爲經絡理論；最後是脉法，包括脉要旨判、臟腑定位、左右三部定位、脉象、歌訣、憑脉用藥式，特別提出了水火方（六味丸、八味丸）和全真湯之所宜脉證。

第四集爲醫海求源，卷之三至五，分爲孟、仲、季三卷，共九篇。孟卷包括陰陽篇、水火篇、氣血篇、虛實篇、臟腑篇，仲卷有病機篇、化機篇，季卷分爲治則篇和醫訓篇。「撰集諸家於（與）先哲要語，處分爲條目，深加注解」。每一條醫論與其後的注解合爲一章，集成四百七十五章。

第五集爲玄牝發微，卷之六，一卷。「明著先天資始之功、陰陽之機、水火之竅與别症用藥」，專論腎家水火，彙集諸家之説，推崇六味丸和八味丸。其内容包括先天太極圖説，人身中太極圖説，先天論，乾轉離圖説，心腎相通論，營衛清濁水火升降圖説，肝腎同治論與補瀉法，相火龍雷論，君火相火辯，先天後天火不同辯，水火相須辯，滋陰降火論，水火神丹論，先天真水實虛脉形症治法，先天真火虛實脉形症治法，先天虛證治療大旨，捫熱法，先天水火真藥以及六味丸、八味丸的功用、方旨、加減、禁忌，最後載有《錦囊》增損十二方、《錦囊》八味治案。

第六集爲坤化采真，卷之七，一卷。爲「後天資生之用、萬物之母、氣血之源，論病處方，條目分析」，收載後天脾胃、氣血之論，包括後天文王卦位圖説、身中後天圖説、後天論、氣血論、後天陰血實虛脉形症治法、後天陽氣實虛脉形症治法、後天脾胃病治療大旨、升降浮沉説及後天主藥，包括補中益氣湯、四君子湯、四物湯、八珍湯、十全大補湯、歸脾湯、人參養榮湯等方的方旨、功用、加減變方以及《錦囊》變法養榮歸脾湯、十全補正湯等。

第七集爲導流餘韵，卷之八，一卷。「於前輩之論閲有未盡處，即贅讀而輯編之；於後人之加減有未合處，亦辨析而考正之」。其内容包括：醫理醫意論，論人身中有一太極，論氣虚、火虚、血虚、水虚症見略同法可通治，論陰虚發熱、陽虚下陷，辨帶下病源、病症、病名與治療旨，補神論，辨龍爲陽物本是畏寒而升何又惡熱而走，辨服藥節次，辨寃熱吞酸酸痛各有深義，辨補中湯用當歸，辨補火更重熟地，辨百病損傷皆根於腎，論痰無補法亦無攻法，評君心論，補中湯辨誤，四君、四物、八珍辨誤，辨有時補腎不若補脾、有時補脾不若補腎，論補陽接陰、補陰接陽法，臟腑經驗見症用藥虚實，論氣血相須方可建功，論火虚水衰見症略同、六味八味法當分治，見形辨症剖判無差，辨熱則傷氣、熱則傷血，辨不能節欲皆能至腎中陰盛，論單熱亡陰危人甚速并治法。

第八集爲運氣秘典，卷之九，一卷。采「王氏占雲風角賦與王曆五行篇，分列占雲占風、主運客運、主氣客氣，各立成局驗斷，以便占閲」。所載内容包括：望氣説、風旗式、渾天方位占雲圖、敬天臺、占法出鏡天圖、斷法、占吉凶時例、占四時八風圖、占法、斷法、占四時風角圖、占春占夏占秋占冬、占八風、占賊風、占九宫八風法附九宫八風圖、主運圖、主運説、立主運法、主運斷法、主氣圖、主氣説、立主氣法、主氣斷法、主成六十甲子客運圖、客運説、立客運法、客運斷法、立成六十甲子客氣圖、客氣説、客氣斷法、總治法、運氣總斷法、占運氣秘訣、立成六十甲子全圖、六十甲子全圖斷法、五運病機、六氣病機、正化對化説、正化對化圖、六律六吕圖、五音圖、五量五器圖、運氣相臨同化、論南北政、南北政指掌圖、南北政歌、北政年脉不應圖、南政年脉不應圖、天以六節之圖、地以五制之圖、運氣論。

第九集爲藥品彙要，卷之十、十一，分爲上、下兩卷。「撰取本草近用者一百五十品，分爲五部，以便查考簡誦讀。」「以《錦囊》藥性爲要局，《景岳》《頤生》《入門》《雷公炮炙》《本草綱目》并以參合」。總論部分包括五味論、藥品陰陽辨、三治論、五法論、四因論、六淫論、八要論、藥身根稍(梢)辨、水火製造法、薑棗入藥解、用藥法、藏藥法。各論部分共載藥一百五十味，依次分爲火、木、土、金、水五部，每味藥物論述其性味、歸經、有毒無毒、功效、主治等，又附以諸家炮製法，分爲主用、合用和忌用，以便查考。其中正品作大字，附品作小字。

第十集爲嶺南本草，卷之十二、十三，分爲上、下兩卷。「凡本草於我嶺南有所産者，詳辯稱呼，分列門類，注釋性治，以便采取」。上卷又稱「藥品南名氣味正治歌括」，仿《本草綱目》的分類方法，按藥物的自然屬性分類，共分二十二部，總計收載藥物五百種，并以歌訣形式概述每一種藥物的南名、性味、有毒無毒、功效、主治等。歌訣之後多記載藥物的炮製方法，其中「南名」爲藥物的越南名稱，是爲便於越南本土人士學習與辨識藥物而作的漢喃對照。下卷爲藥詩，以詩詞韵文形式載述每味藥物的性味、有毒無毒、功用和主治等。

第十一集爲外感通治，卷之十四，一卷。提出越南「無傷寒病」一説，「凡有所傷，率爲感冒，不事六經形症，不必遠求古人方法，製爲解表三方、和裏六方，以畢外感諸病」。其内容分爲上、中、下三篇：上篇包括心得論、論我嶺南無傷寒症冬爲感寒三季爲感冒并治療大旨、論我嶺南麻黄桂枝湯絶不可用、論中寒感寒傷寒并治法、論傳經之法不可泥六經之症由失治、論傷寒乃鬱火症并治法、論逍遙散通治五鬱并治外感諸症、論内傷寒并治法、論風寒同治、論傷寒治法、論傷寒有補法、論傷寒久熱并治法、論陰虛發熱與傷寒無異、辯陰虛難補與略陳治法、辯陰症陰毒、辯陽症陽毒、辯陰盛格陽症、辯陽盛格陰症、辯表症虛實、辯裏症虛實、辯虛證、辯實證、辯虛證似實、辯實證似虛、辯一症之中有虛有實；中篇包括辯可汗症、辯不可汗症、新製解表三方、辯六淫可通治、辯可下症、辯不可下症、新製和裹六方、辯汗多本是亡陰下多原是亡陽并治法；下篇包括論諸虚症補法、論諸虚症用方、新補傷寒治法、論傷寒下痢并治法、論傷寒結胸并治法、論傷寒結臟并治法、論傷寒發狂并治法、論傷寒發癍并治法、論傷寒發煩并治法、論傷寒發腫并治法、論寒熱、論寒熱往來症治、論寒熱真假症治、小兒病症治法、諸虚症列方、望色法、問症法、方脉法、逆症法、死症法、十二經脉訣、五臟苦欲補瀉論。

第十二集爲百病機要，原有十卷，即卷之十五至二十四，分别以十天干命名，但現僅見丙、丁兩卷（卷之十七、十八），其餘八卷存佚未知。此集論述雜病證治，「撰取諸家各病門，别爲審機、别證虚實、吉凶、治法、處方、用藥，以便一覽」。

第十三集爲醫中關鍵，卷之二十五，一卷。論述外感和内科雜病，在每一種病證之下，論述病因病機、治法要旨和遣方用藥，「凡傳心之奥妙，知要之深旨，悉會於(此)也，無以加矣」，即着重論述治法之要旨，并强調謹防誤治。

第十四集爲婦道燦然，卷之二十六、二十七，分前後兩卷。「撰諸家女科經、帶、胎、産諸條目，去冗還真，附以己見，列分條目，便於究治」，論述婦人常見病證及其辨證論治，主要内容有：月經總論、經病、崩漏、帶下、雜症、嗣育、受胎總論、驗胎脉、胎前、胎前雜症、臨産、産後及産後雜症等。

第十五集爲坐草良模，卷之二十八，一卷。專論婦人産育及初生兒調養，「凡婦人臨産之際，安危所繫，第以諸方書繁演，得此失彼，仍會爲一集，條分節目，以備緩急」。其所載内容包括：産訓十條，産難七因七條，治要三條，臨月四方，新按一條，坐草七方，臨産所向吉方二法，催生十八方（附諸家十八方、單方二十六方、新按一條），產難五方（附諸家二方、單方十六方），死胎八方（附諸家十六方、單方二十七方），胞衣不下五方（附諸家十二方、單方二十四方），藏胎衣吉方，產後惡症九症，產後調治二方，小兒初生調治八條，產家備用方四方，算胎法等。

第十六集爲幼幼須知，卷之二十九至三十三，分爲金、木、土、水、火五卷。此爲兒科專集，先論小兒望、聞、問、切四診方法，再述小兒諸疾的病因病機、辨證用藥。「凡諸幼科，集古成方藥法，支離無所統一，使學者困於多岐（歧），而其要總不外無陰之一理。余不敢盡去，亦訂而正之，類分審機、別症、治法、方藥，以爲間架，更續自家心法爲樂生篇，以畢小兒諸症」。

第十七集爲夢中覺痘，卷之三十四至四十三，共十卷，分別以十天干命名。此集專論痘疹，「遍述諸家痘科，增損之，更附己意、經驗」，論述痘疹的診法、病因、病機、辨證、遣方用藥等。

第十八集爲麻疹準繩，卷之四十四，一卷。詳論麻疹之疾，「撰諸家方法，附己經驗」，告誡醫者「無率指麻疹爲熱毒而輕忽於治療」，論述了麻疹未出、已發、出後的證治。

第十九集爲心得神方，卷之四十五，一卷，爲醫方集。「奉先師馮氏新製秘方於《錦囊》部中，注解方意，使學者深明奥妙」。此集共載方七十首，主要纂集馮兆張《馮氏錦囊秘録》所製之方及其方論、隨症加減法，并加以方意辨解。以疾病爲分類依據，依次論述各種病證的治法治方。

第二十集爲效仿新方，卷之四十六，一卷，爲懶翁撰輯的救危之方。「每臨危證變幻百出，無方可法者，與有其病而無其藥者，不得不曲盡精思，別立方法……幸得去病甚速，仍存之，以備未備」，本集共載方二十九首。

第二十一集爲百家珍藏，卷之四十七至四十九，分爲孟、仲、季三卷。此爲懶翁撰集其「外祖公傳家秘方，又遍求識友，日增月積，別分門類，每於醫束手處，屢建奇功」。文中以病分門，其方包括祖傳秘方、諸家秘方、懶翁之兄游方、於中醫古方中添加經驗南藥化裁之方。

第二十二集爲行簡珍需，卷之五十至五十七，共計八卷，分别以八卦命名。此集爲醫方集，多收載簡便小方及單方。「略取本草諸單方，凡有便於南北藥品可通用、簡易者，以備應酬於倥偬」。全集以疾病爲分類依據，依次載述各種病證的簡便良方。

第二十三集爲醫方海會，原爲卷之五十八至六十，分爲日、月、星三卷，但現僅存卷之五十八醫方海會日卷。本集「集取諸家方書湯丸，重者削，欠者增」，共載歷代醫方二百三十四首。

第二十四集为醫陽案，卷之六十一，一卷。此集與第二十五集都是懶翁的醫案集。醫陽案集爲懶翁臨於危證、救治成功的驗案。

第二十五集爲醫陰案，卷之六十二，一卷。此集是懶翁救療重症，失於施治，未能挽回的醫案。古來醫籍中所載醫案，大多爲治療成功的驗案，此集輯録懶翁本人救治失敗的案例，以爲前車之鑒，實屬罕見，彌足珍貴。

第二十六集爲珠玉格言（凡例稱爲「傳心秘旨」），卷之六十三，一卷。「凡書中之義理精髓，辯論詳悉，庶得爲擇術之精焉」。此集以條文形式撰寫，論述辨證論治之機要。每一條之後又有注解，所述内容較爲精煉，發古人之所未發，言前人之所難言，對陰陽臟腑、病因病機、病證辨治、治則治法、醫方藥物等，都提出了一些獨到的個人見解。

第二十七集爲問策，即卷之六十四，一卷。此是懶翁與同道和弟子間的問對，收録有關藥品炮製法、氣血、臟腑、經脉、常見病的五篇問答，在中國國家圖書館藏本卷首的目次（總目）中列有此集，惜未刊行，但有幾種易名鈔本存世。

第二十八集爲上京記事，卷之尾，一卷。此是懶翁上京（清朝京城）的游記。懶翁曾於乾隆四十七年壬寅（一七八二）仲春奉清皇聖旨上京侍奉湯藥，歷時凡一年餘。本集是懶翁在此過程中的所遇所感，多以詩歌形式記述。

三　特色與價值

《新鐫海上懶翁醫宗心領全帙》總體以漢文撰成，其間雜入少量喃文。全書内容大多源於中國醫籍，雖未逐一明確注明文獻出處，但書中的序和各集的小引中都會言及所引録的中國醫籍，正文中亦偶見提及文獻來源。如首卷凡例云「奉《内經》爲本，《錦囊》《景岳》爲綱，先哲群書參合」，故知《黄帝内經》《馮氏錦囊秘録》《景岳全書》是此書最主要的參考文獻。此外，《難經》《傷寒論》《婦人大全良方》《東垣十書》《醫學入門》《濟陰綱目》《本草綱目》《醫貫》《痘疹金鏡録》等，亦是此書重要的文獻來源。可見，《海上醫宗心領》徵引的醫籍以中國明代醫籍爲多，説明在懶翁所處的時代，中越醫學的交流十分頻繁，中國醫籍尤其是明代醫籍源源不斷地流傳至越南，这在越南醫家的著作中都能反映出來。故本書是研究中越醫學交流史的重要資料，具有較高的文獻研究價值。

懶翁非常重視法天則地、治病求本的思想。他在「醫家冠冕集」小引中引先哲之言曰：「學《易》

然後可以言醫」；在「運氣秘典集」引言中云：「人靈於萬物，爲聖爲神者，皆稟大造之資，與天地同其體也……人之生，亦由一點命門之火生出兩腎，而後五臟四體成……天以度數、星象、陰陽、升降而召之，人有骨節、經絡、氣血周流以應之……人之經絡臟腑、災殃疾病，無非感天地不齊之運氣、不正之陰陽，而時行疫癘爲群生之大厄也」。故書中以大量篇幅闡述了陰陽、卦數、五行、干支、運氣與醫理脉要的關係。

推崇先天水火，即腎家水火。懶翁專門撰集「玄牝發微」一集，用來論述先天資始之功。在此集引言中有言：「余之治療，每以氣血藥諸品略投之一二劑，或速應，或遲驗，投以六味、八味而立起沉疴。若然則世人皆水火虚而致病乎？」此集正文詳細論述了腎家水火所病及六味丸、八味丸的功用、變方等。

重視後天脾胃。懶翁撰有「坤化采真」一集，專門論述後天資生之用。此集引言載：「《易》曰至哉坤元，萬物資生。脾胃，土也，其具坤柔之德乎……此爲氣血之本，與腎家水火之源，同一人身之根本也。」他在此集詳論了脾胃所病以及脾胃氣血諸方的功用和變方。

懶翁善於收集危急重症的治驗之方，書中的「效仿新方」一集就集合了此類醫方。此外，在「坐草良模」一集中，亦載有婦人臨産危急之際的救治醫方；懶翁還長於使用簡易單方，重視收集民間單方驗方，以備窮門寡户之用，又編撰「行簡珍需」集，專門輯録此類單驗小方。在收録前人所創醫方時，亦對方中的藥味或劑量進行適當增減化裁，「醫方海會」所載古方中的藥味劑量，大多經過懶翁調整。

注重嶺南本土所産藥物的運用。在撰取諸家本草的基礎上，懶翁又列「嶺南本草」一集，專門論述嶺南所産藥物，并有喃語藥名對照，以便越南當地人識藥用藥。在「百家珍藏」一集中，他還收載了一些古方的變方，即在中醫古方中加入一兩味經驗南藥，具有鮮明的本土特色。

提出「嶺南無傷寒病」之説。懶翁根據越南當地的地理氣候環境和風土習俗，在「外感通治」一集中提出「嶺南無傷寒症，惟冬月爲感寒，三季爲感冒……嶺南麻黄、桂枝湯絶不可用」的觀點，并新製解表三方、和裏六方，以論治外感諸疾。

在臨床方面，懶翁十分重視對婦科、兒科、痘疹科的文獻收載和闡述。此書中有專門的分集來論述此三科的内容，尤其是「夢中覺痘」一集竟有十卷之多，在書中所占篇幅最大，説明在當時的越南痘疹發病率較高，同時也反映出越南醫家對小兒痘疹的重視。

在《海上醫宗心領》書中，歷代醫家的醫學文獻與懶翁個人的學術經驗穿插并行。懶翁充分汲取中國醫學的精華，同時又因地制宜，根據越南的地域特點和越南人的體質特點，做了相應的增補删改，故此書具有鮮明的本土特色，懶翁也因此推動了越南傳統醫學的本土化。所以，《海上醫宗心領》一書具有重要的臨床運用價值，書中的觀點、方法亦適用於我國南方氣候濕熱之地。

此書編寫體例獨具特色。全書的構架分爲三個層次，即：第一層爲集，第二層即卷，第三層是部（或類、篇）。書中各卷的命名獨具特色，兩卷者，以前、後或上、下命名，如「婦道燦然集前卷」；三卷者，以孟、仲、季或日、月、星命名，如「百家珍藏孟卷」「醫方海會日卷」；五卷者，依次以金、木、土、水、火五行命名，如「幼幼須知集金卷」；八卷者，依次以乾、坎、艮、震、巽、離、坤、兑八卦名命名，如「行簡珍需乾卷」；十卷者，分别以甲、乙、丙、丁、戊、己、庚、辛、壬、癸十天干命名，如「夢中覺痘甲卷」等。

故一集僅有一卷者，其卷名是「新鐫海上醫宗心領全帙某某卷之幾」或「新鐫海上醫宗心領某某全帙卷之幾」，如「新鐫海上醫宗心領全帙内經要旨卷之一」「新鐫海上醫宗心領醫家冠冕全帙卷之二」；一集有多卷者，其卷名采用「新鐫海上醫宗心領全帙卷之幾某某卷」的形式，如「新鐫海上醫宗心領全帙卷之五十行簡珍需乾卷」。各卷的排列次序，因所屬之集不同而各有差異。

卷首已有全書目次（總目），各卷之下又有相應的子目。收載醫論的卷次，其子目名是對各篇主旨的概括。例如，「内經要旨卷之一」的子目分别是陰陽、化機、臟腑、病能、治則、頤養、經脉。收載藥論的卷次，其子目名是藥名。收載臨床各科的卷次，其子目一般是主旨和病名，以病分門，依次論述，排列次序一般是從總論到各論，即先論某一科疾病的總體辨證論治法，再分論各個具體病證的辨治。收載醫方的卷次，其子目名爲方名。收載醫案的卷次，其子目名爲醫案名。

綜上所述，海上懶翁黎有卓受到中國醫學很大的影響，他的醫學理論主要來源於中醫經典《黄帝内經》；在臨床診治方面，懶翁非常重視馮兆張的《馮氏錦囊秘録》；在病證治療方面，注重補益扶正；至於臨證用藥，除越南本土藥物之外，多數采用中國藥物；對醫方的運用，所載述的藥方，多爲中國歷代醫家所創。在汲取中國醫學精髓的基礎上，懶翁將醫學理論與越南本土的醫療實踐相結合，創立了越南傳統醫學較爲完整的體系。懶翁的鴻篇巨制《海上醫宗心領》一書，纂集中國歷代衆多醫家的基本理論和醫學精華，涉及理法方藥及臨床運用的各個方面；同時還融入了懶翁數十年的臨證經驗，反映出其醫學之淵源有本，内容之豐富多彩，構架之穩健完備，越南本土特色鮮明，具有較高的臨床運用價值。

四　版本情况

由於懶翁之書《海上醫宗心領》影響較大，流傳較廣，分别有鈔本和刻本行世，并有一些摘取本書部分内容，易名轉録或重刻的醫書存世，故現存版本情况較爲複雜。

（一）鈔本

《海上醫宗心領》早期僅以鈔本形式流傳，現存殘鈔本八種，均爲《海上醫宗心領》中某一集或卷的鈔本，集名或卷名未經改易，收藏於越南國家圖書館和越南漢喃研究院。主要有以下几種。

《醫業神章》鈔本，漢文，係《海上醫宗心領》卷首的「醫業神章」。❶

《醫海求源》鈔本，漢文，即《海上醫宗心領》卷之三至五的「醫海求源」。❷

《嶺南本草》鈔本，爲《海上醫宗心領》卷之十二「嶺南本草上卷」。❸

《藥品南名氣味正治歌括》鈔本，漢文，即《海上醫宗心領》卷之十二「嶺南本草上卷」、卷之十三

❶ 真柳誠．ベトナム漢喃研究所の古醫籍書誌（二）［J］．茨城大學人文學部紀要・人文コミュニケーション學科論集，二〇一二，（十三）：二四七．

❷ 真柳誠．ベトナム漢喃研究所の古醫籍書誌（一）［J］．茨城大學人文學部紀要・人文コミュニケーション學科論集，二〇一二，（十二）：二〇五．

❸ 真柳誠．ベトナム漢喃研究所の古醫籍書誌（六）［J］．茨城大學人文學部紀要・人文コミュニケーション學科論集，二〇一四，（十七）：一六一—一六二．

「嶺南本草下卷」。❶「藥品南名氣味正治歌括」，爲卷之十二卷首的書名；「嶺南本草」是卷之十二、十三版心的書名。

《藥品南名氣味正治歌括》鈔本，漢喃文相間，係《海上醫宗心領》卷十二、十三「嶺南本草上」「嶺南本草下」和慧靖《洪義覺斯醫書》所載《直解指南藥性賦》一書中「本草・南藥・藥性」的合鈔本。❷

《懶翁心得神方》鈔本，漢文，即《海上醫宗心領》卷之四十五「心得神方」。

《行簡珍需》鈔本，漢文，是《海上醫宗心領》卷之五十至五十六「行簡珍需」的前七卷。

《珠玉格言》鈔本，漢文，爲「海上醫宗心領」卷之六十三「珠玉格言」。

（二）刻本

《新鐫海上懶翁醫宗心領全帙》爲懶翁之書的刻本。此本係越南北寧省慈山府武江縣大壯社同人寺住持釋清高於阮朝嗣德三十二年至咸宜元年間（一八七九—一八八五）組織刊成，刊刻時間持續六年之久。據書首目次（總目），此書當有二十八集六十六卷（正文六十四卷，卷首、卷尾各一卷），但最終僅刻成二十七集五十五卷。其中，卷之十五、十六、十九、二十、二十一、二十二、二十三、二十四、五十九、六十、六十四（即「問策」），共十一卷未刊。

原版木今尚收藏於越南北寧市博物館。據日本學者真柳誠考證，其中卷之十、十二、三十四、三

---

❶ 真柳誠：ベトナム漢喃研究所の古醫籍書誌（六）［J］．茨城大學人文學部紀要・人文コミュニケーション學科論集，二〇一四，（十七）：一六一．

❷ 真柳誠：ベトナム國家圖書館の古醫籍書誌補遺（一）［J］．茨城大學人文學部紀要・人文コミュニケーション學科論集，二〇一一，（十）：一六六—一六七．

十七、四十四、四十五、四十七、五十二至五十七、六十三(共計十四卷)的版木現已缺失。❶ 此外,尚有《藥品》刻本殘卷,漢文,係《海上醫宗心領》卷之十「藥品彙要」上卷;❷《嶺南本草》刻本殘卷,漢喃文相間,即《海上醫宗心領》卷之十二、十三「嶺南本草」上下卷。❸

此書現存上述刻本内容相對完整的印本三部。越南國家圖書館藏有二部,其中:藏書號「R. 1077 — 1112」的殘存三十一卷,卷三十六至卷六十散佚不存;❹藏書號爲「R. 1113 — 1173」的,存二十七集五十五卷。中國國家圖書館收藏有一部,藏書號「SB17705」,存五十三卷。

筆者將越南國家圖書館所藏《新鐫海上懶翁醫宗心領全帙》刻本與中國國家圖書館所藏刻本逐葉核對,發現越南藏本比中國藏本多出卷三十六、卷六十二,是目前所知相對較全的版本;但中國藏本某些卷的首尾較越南藏本文字内容更爲完整,或更清晰,或多出某些葉,這三種情況總計涉及二十三葉。

此外,在越南漢喃研究院藏有此書刻本的印本二十種,鈔本十四種,但均無一全帙,或僅存一卷,

---

❶ 真柳誠:ベトナム國家圖書館の古醫籍書誌補遺(二)[J].茨城大學人文學部紀要·人文コミュニケーション學科論集,二〇一一,(十一):一六八.

❷ 真柳誠:ベトナム漢喃研究所の古醫籍書誌(六)[J].茨城大學人文學部紀要·人文コミュニケーション學科論集,二〇一四,(十七):一六二.

❸ 真柳誠:ベトナム漢喃研究所の古醫籍書誌(六)[J].茨城大學人文學部紀要·人文コミュニケーション學科論集,二〇一四,(十七):一六一—一六二.

❹ 真柳誠:ベトナム國家圖書館の古醫籍書誌補遺(二)[J].茨城大學人文學部紀要·人文コミュニケーション學科論集,二〇一一,(十一):一五七.

甚至少於一卷，將二十種刻本和十四種鈔本配補在一起，亦可得大致綜覽本書全貌。❶

除上述鈔本和刻本之外，還有一些截取或摘録《海上醫宗心領》的部分内容，或將此書中的某些内容與他書合編，但更改集名或卷名的鈔本或刻本，據真柳誠的考察，大概有十三種鈔本和兩種刻本存世，主要藏於越南國家圖書館和漢喃研究院。

本次影印采用的底本，來源於越南國家圖書館收藏的《新鐫海上懶翁醫宗心領全帙》兩部刻本，個別殘缺之處以中國國家圖書館藏本配補。所選底本藏書號依次爲：「R．1113」「R．1115」「R．1082」「R．1119」「R．1121」「R．1122」「R．1083」「R．1127」「R．1129」「R．1131」「R．1133」「R．1088」「R．1134」「R．24」「R．1138」「R．769」「R．1141」「R．767」「R．1144」「R．1096」「R．1147」「R．1149」「R．1150」「R．1151」「R．1153」「R．1154」「R．1156」「R．1158」「R．1159」「R．1161」「R．1164」「R．1165」「R．1167」「R．1168」「R．1109」「R．1169」「R．1172」。此本總計有二十七集五十五卷，其中卷之首、卷之尾各一卷，缺卷十五、卷十六、卷十九、卷二十、卷二十一、卷二十二、卷二十三、卷二十四、卷五十九、卷六十、卷六十四，共十一卷，均爲越南六眼裝幀。首卷首葉有武春軒所題「奉輯海上心領遺書原引」，其後依次是「進士侍讀河亭黎菊齡序」、黎有卓題「懶翁心領自序」、同人寺住持釋清高所撰「新刊海上懶翁小引」。除「嶺南本草」和「百病機要」之外，其餘各集首葉均有引言。各卷首葉均題寫卷名或「卷名／海上懶翁黎氏纂集／後學唐鄗武春軒奉校」。

❶ 真柳誠．ベトナム漢喃研究所の古醫籍書誌（六）［J］．茨城大學人文學部紀要・人文コミュニケーション學科論集，二〇一四，（十七）：一五二．

《新鐫海上醫宗心領全帙》一書先後耗時六年方告刻成，刊刻年限跨度較大，又經多人之手，故各卷版式不盡相同。從筆者已獲版本來看，主要有以下三種版式。

其一，首卷、卷一至卷七、卷八（除第三六至四五葉外）、卷九至卷十八、卷三十四至卷四十四、卷四十七至卷六十三及卷尾，四周雙邊，版心白口，雙内向黑魚尾，魚尾間刻「卷名　篇名　葉次」，每半葉八行，每行二十一字，字體舒展柔和。

其二，卷八（第三六至四五葉）、卷二十五至卷二十八、卷四十五、卷四十六，四周雙邊，版心白口，雙内向黑魚尾，魚尾間刻「卷名　篇名　葉次」，每半葉八行，行二十三字，字體板正。

其三，卷二十九至卷三十三。四周雙邊，版心白口，雙内向黑魚尾，魚尾間刻「卷名　篇名　葉次」，每半葉八行，每行二十三字，字體舒展柔和。

需要特别説明的是，由於此書刊刻於越南阮朝嗣德年間，爲翼宗阮福時統治時期，故全書均避「宗」「時」二字之諱，或「宗」字缺筆作「(宗)」，或將「時」字改爲「辰」。

用來配補的中國國家圖書館藏本，藏書號「SBI7705」，其版式與越南國家圖書館藏本的版式在首卷的凡例、卷次處略有差異，其餘部分版式均同。所配補的部分依次如下。

首卷：第二七葉a、b，第三一葉b，第三二葉a。

卷之一（内經要旨）：第九九葉a、b。

卷之三（醫海求源孟）：第五十葉a、b。

卷之五（醫海求源季）：第四五葉a、b。

卷之八(道流餘韵):第五三葉a、b。
卷之九(運氣秘典):第六八葉a、b。
卷之十一(藥品彙要下):第八一葉a、b。
卷之十三(嶺南本草下):第十二葉a。
卷之十八(百病機要丁):第五九葉a、b。
卷之二十六(婦道燦然前):第六三葉b。
卷之二十七(婦道燦然後):第二一葉a、b,第七三葉a、b,第七四葉a、b,第七五葉a、b。
卷之三十(幼幼須知木):第七十葉a、b。
卷之三十三(幼幼須知火):第七九葉a、b。
卷之四十一(夢中覺痘辛):第二八葉b。
卷之五十一(行簡珍需坎):第十九葉a、b。
卷之五十五(行簡珍需離):第二八葉a、b。
卷之六十二(陰案卷):第四五葉a、b。
尾卷(上京記事卷):第十一葉b。

除以上缺葉外,此書卷之五十八(醫方海會日卷)末仍有缺葉,中國國家圖書館藏本同樣闕如,目前爲止無法配補。

綜上所述,本書作者黎有卓是越南最負盛名、影響最大的醫家,被尊爲「越南醫聖」,受到後世越南民衆的景仰。其《新鐫海上懶翁醫宗心領全帙》一書，卷帙浩繁，獨具特色，是越南傳統醫學歷史上第一部内容系統完備的綜合性醫學全書。此書的編成，標志着越南傳統醫學的本土化基本完成。同時，書中大量引用中國醫籍文獻，爲中越醫學交流及越南古醫籍文獻的研究提供了豐富而珍貴的文獻史料。書中豐富的理論闡發與實踐經驗，也值得今人挖掘整理、借鑒利用。

懶翁黎有卓之書早期流傳的鈔本，目前筆者能見到的有《海上大成懶翁集成先天》《海上醫海求源》《海上心得神方》《海上行簡珍需》《海上珠玉格言》五種，其中後四種已在本叢書的第一辑中影印出版。今影印出版《新鐫海上懶翁醫宗心領全帙》的刻本，希望爲國内讀者研究越南傳統醫學、探討中越醫學交流提供更爲全面、自成體系的珍貴稀覯史料，幫助中醫臨床工作者了解和借鑒懶翁的學術思想及治病用藥經驗，借此拓寬臨床診療與研究思路。

管琳玉　蕭永芝

R.1113

奉輯海上心領遺書原引

心領一帙海上先生遺書也黎後失傳久矣忝初事詞章之學但聞其書而未見也嗣德乙卯仲夏適有醫老携來一二集示曰此乃唐豪古達黎相公尚書第七子號懶翁所作談神論髓摸骨剥形誠精於醫矣忝應之曰先生此作其隱於醫而爲一家之衣鉢歟因閲其中論南北之異宜古後之異治剖判黑白筆開壘隧無非備前人之未備開後學於無窮是可法也世遠言堙書

多散漫人罕珍藏既不覩其全又不知所有嘆曰鳳凰羽毛驪龍頷珠鷦鷯一枝狡兎三窟古人不有是言乎千金之富萬斛之珍寧容委之中徹先生不有此喻乎矧我輩以寸光之流而欲望軒岐之門尊性命之學微先生其誰與歸率是以往日加搜索或得之醫宗或得之儒家或得其一二或得其三五年久月深漸得十零五集至甲子年菊月再見香山縣情艷祉人乃先生之五代孫携來共二十一集與余談論暫始要終遂書其

爲得正本也因思夫著書立言甚不易事自非醫之全量安能考古驗今言言抵當乎惟先生以簪纓之命閥抱淹博之大林旣深於儒又精於醫探內經之奧旨窮醫海之淵源言乎水火則詳於玄牝言乎氣血則備於採眞外感三篇所以治傷寒也機要十卷所以辯雜症也與夫脉要之切診運氣之立成導流之辯論行簡之珍需百家之秘藏心得之按解新方之調治陰陽之醫按以至於婦科兒科等作莫不精通而簡約誠哉知要

之學南邦一人而已目今參訂攷究編寫成書已得十
之七八意但私之一家則一家獨受其賜曷若公之于
世以廣其傳之爲愈耶庶幾心領之學工固可以會其
神粗亦得以循其範而先生之一片苦衷萬全仁術不惟
其美弗彰而盛弗傳矣其所未備者請質諸君子

旹

嗣德歲次丙寅秋季穀日

唐郿武春軒拜題

廷少振閱看海上懶翁者精於醫嘗著方書論述其業
壯因多病慨然慕翁之術而其書錯出間見卒難得其
全者每於人家覩其一二又因多牽未能究而極之則
不免覿面失之可嘆也近有剮劂武春軒極力搜購詩
凡五十餘卷將梓而行之求序於延延觀其中分集類
方甚詳悉論列徵引甚簡明斯蓋萃諸家之竅緊爲一
室之奧隔又得其要而易守明而易行者歟是可傳也
春軒援輯之力已及十之七八幸是以往可幾於全矣

丞發公之同好廷既喜春軒之有志又喜因此可窺翁之全書夫亦喜其術之足以濟人也遂為之談如廷者本不通醫又烏能知翁之傳慨與翁之遺詣何若其請質之海內　大家

右進士侍讀河亭黎翁齡書于御湖之半軒

新刊海上懶翁全帙捐助芳名

協辦大學士戶部尚書充機密院大臣阮大人（諱詳[illegible]　[illegible]）

安居社　助精鏹拾兩

懶翁心領自序

庭方陽和煦爔天地融怡萬籟天空遠响百花爭笑春風余乘凉於山莊醫室中池前活看迩魚林下酬聞嚋鳥靜坐間想道降衷于民生恒性綏猷丹府明庭虛靈不昧以具衆理者也學曰誠意正心而且曰格物致知是儒者合爲理藪而尤要於窮理者也試觀之伯牙琴而魚聽醫書成而麟獲春鳥秋蛩於辰令之至亦能出好音而爲天地之藻飾以及望夫之石鳴洛之金草木

之能療疾此物類爲有情耶將偶感耶正忖慮間忽聞
叩門聲乃新契旁郡陳卿解新春中者就謁正謂曰契
闊談間客至既將與酒熟花開余即延之坐具道前情
客曰此等特一物耳本無情耳然昆虫鳥獸賦齒角毛
甲以文章藥石草木得四辰正氣以發生易曰資始資
生萬類所由亨也則其所以成其性者非無自也真無
情與出有情也各各歡歡喜喜茶歇更闌客俛覩書案
上新纂一大套殆甚裝鐀意余醫術所繫重者因以語

曉之再三而不下復曰道理最大然所謂道者治之路也經曰精一執中傳曰脩齊治平以之左右彝倫經緯交武張治具飾平覩如帝之溥施王之遂仁善政良法青簡相望其曰醫道纔見於外史五帝紀一載與農事對言而已外此無聞焉故世之儒者麟經馬史冬雪夏螢青紫足以梯階勳名足以掀揭至於醫事曰一術耳曰一藝耳有畧重者曰仁術之一耳似非醫道不在道理中做底來余席前喟然嘆曰賢契以此見教不猶委垣

途於荊棘冥周行於曲徑者耶夫道在天地間周流磅
礴無乎不在推之大條小目不勝其繁凡所以康濟者
宣特一件一事而已哉乃醫之爲書雖爲醫病者言而
作霖調毘之工夫悉歸裡面何者論風雷谷雨即周書
休咎之徵論水火陰陽即大易太極之秘書稱正其性
命醫則暑濕燥火無非就此以致中和書稱調燮辛甘
醫則平熱寒溫無非就此以成五味古人有言貫三才
爲醫又言醫道通於相非此之明驗矣契之從學厥有

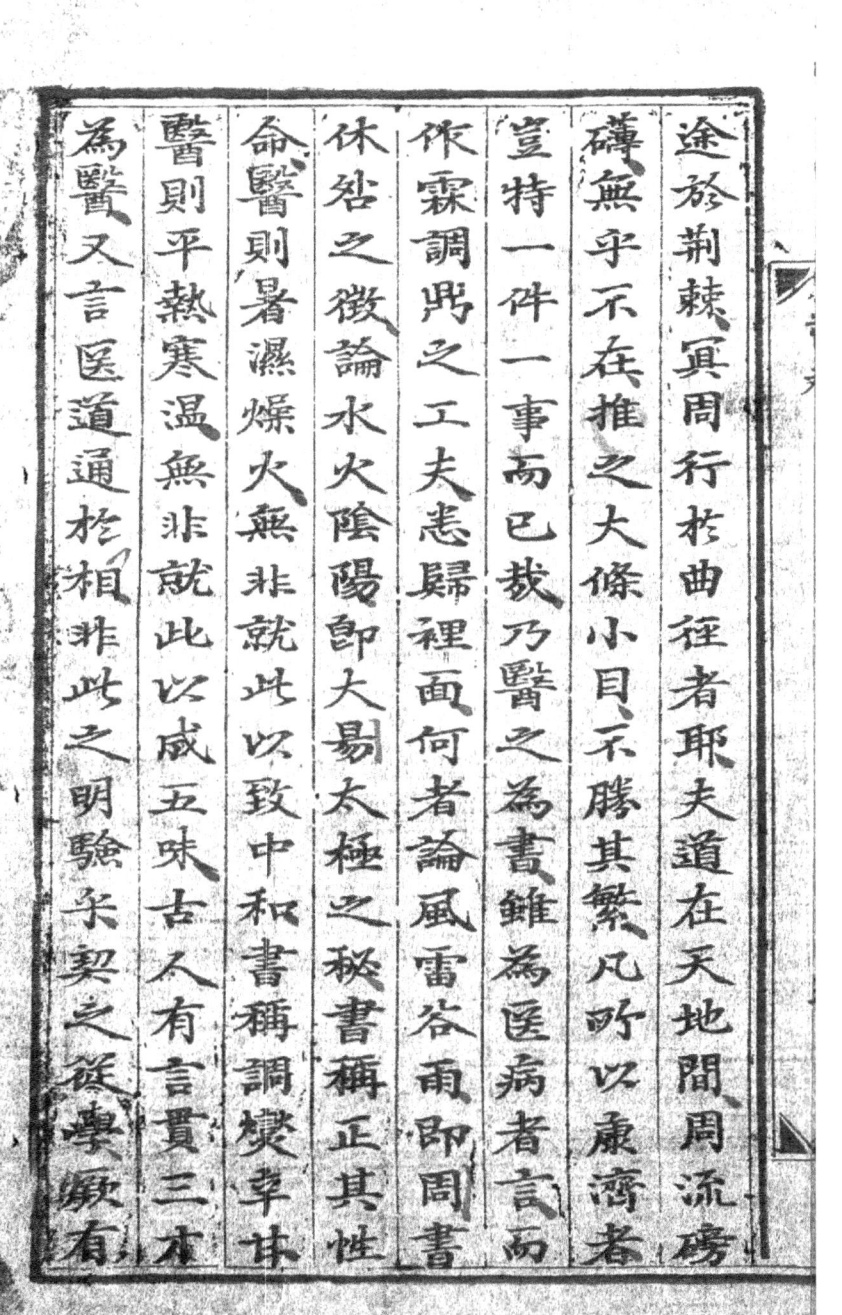

譚奥讀以梗槩陳之契叅出簪纓門第青燈黄卷鯤鵬自期詎乃及冠之年先尊辭禄痛多趨庭之訓歲暮傍郡兵起東僑西寓不能爲亂世高學貧年富有曰干戈滿目男兒何必老書窓於是瀾迮方外廣求志友恰遇懷鄧雾士武先生（先生恢安鄧舍人舉鄉薦不樂進仕隱居本籍林下辰年八十人天之學最精者）授以陰陽之術研究在數年間粗到門墻乃仗劍從戎試驗其學蹈危履險亦且穩平籌幄先機寔多契合屢屢所向能前統將嘗敬提拔但夙志未酬豈堪求售可恨天之

勞我成何用迨五兄居外籍香山奉母病溪訃聞契折箭解甲奔袁堂上七旬鶴髮膝下三數孤孩雖經營無暇然磨劍讀書萬丈虹蜺似雞吞吐辰有一律云十年磨一劍鋒刃正光芒殺氣橫牛斗嚴威動雪霜入秦誰不可歸漢亦未遑湖海空飄蕩壯心成大狂何期百責所羈心力日之渠得沉痾纏綿數稔尋詣城山陳醫求診医姓陳名讀青章忠勤人博學多聞文章為驪江手中年頌鄉薦歷舉不第乃絕志功名隱居城山医學又最瀛者將一載餘一日閒讀錦囊書凡医中陰陽易理之

奥旨能洞曉陳醫異之欵蘊其學以授之辰以事未畢
但談論間秘旨真機亦有所得比及海將軍泡江圖親
朋從軍者衆有爲契提扳旋叙弓旗因报謁轅門將軍
審教率衆越險茂阜州潜出賊後襲他援兵且諭以拜
將封侯係在此舉契暗度日名利場中付之流水閲雲
多辰了乃堅辭以親老不能遠從再旋香山結閭林下
矣志習醫遍搜百家日夜苦攻寸陰是惜第所居窮僻
上無明師可事下無良友可資自言自語再問再答秪

作在家精摸想像辰有近邑實舍陳醫往来甚契亦藉
其補缺閲二三載漸有開茅之見然不免多岐忘羊丙
子秋上京求師可恨高明無緣相遇又返故山謝絶松
竹閉户翫書日漸月漬有年于斯診治屢有全活郡中
以醫名之契既以醫自許嘗欲畢其能事廣爲著述以
樹赤幟於醫場或鄙其誇詡在所不避秖謂醫理浩瀚
卷帙蝟冗分門布目散漫無竅及諸賢哲先輩所論病
情方旨方藥多有未到底處必宜融會百卷湊成一書

以便觀者又付遞著書立言為不易事何以言之施藥不如施方謗之言也本謂藥劑活一人之命藥方貽不盡之仁然細思之一味或有未當百家默受其殃況就藁成書乃言言底定令人不殺縱言中一有差忒其為害更有甚於方者盍觀諸秦越公稱為醫聖成難經八十一難誤指命門一穴寄居右腎議者以為智者之一失劉朱精通醫術有謂一水不勝五火偏用寒凉議者曰劉朱之言不息則軒岐之澤不深又曰斯言為医道之大

魔生民之大厄節齋醫之賢良一泥潔古肺熱傷肺乃謂參能助火議者曰一言印定後人眼目使虛發甘受苦寒至死不悟與夫李子建之傷寒十勸成無己之順文註解率皆物論深缺遺醜千古可不為之寒心此契穀言而不能有志而未就者也近者臨診一症乃變幻無端不免披閱諸書諸論費了心思更得之家兄石齋翁之誨之曰吾儒學優而為仕窮經以致用揚辰闢後不可虛生倆不能與世浮沉甘為塵外一醫翁即匿術

亦從儒術中來其爲斯道之覇不猶愈於道釋之歧乎則其曰神曰聖曰儒曰明談神論髓盡在尺楮間俾平生心領神會得於義理者不爲不多與其鏤彩埋光焉一身一家贏若搦管揮毛作一場說話使百世之下讀之者必曰言其所難言備其所未備及神入髓之妙屢屢可觀堪作醫家一鼻祖不亦賢乎契聽之觧點頤曰唯乃閱數歲間輯成一編顏之曰懶翁心領自私於家爲雲仍衣鉢計耳客謝而歸是爲序　昔

景興庚寅春仲上浣　海上懶翁黎氏自序

協辦大學士領河寧總督陳廷肅大人助銀五元

寧太督部堂張登亶大人助銀拾兩

北寧布政使尊室㵒大人助銀肆元

本省藩臺阮修大人助銀五元

本省臬臺阮王振大人助銀拾兩

原本省提督謝太人助錢五拾貫

本省提督阮諸大人助錢叁拾貫

新刊海上懶翁小引

僧校刻者海陽青林人也少年孟浪偶尔流禅着脚祇園遊心鷲嶺每謂窒欲自培元氣齋心可養性靈朝暮誦持以引天年奈何仙骨未化病骨俄生腹脇凌疼辰作辰止廻念夫我佛家亦有藥師经名经中有曰無醫無藥遂至病苦輒此延師求藥而此症仍然乃知素不知醫每為所誤於是旁究醫書圖

瘳已疾忽有唐鄧武子將海上部五十二卷與之備覽且勸刊之僧閣閱之懶翁係是同郡人生乎幼學志存掀揭已而初志不酬遂隱居于毋貫河靜香山專治醫業以濟度為心亦不為良相則為良醫之意也夫懶翁生於其地審於其治故於著書立言多有精意其於水火陰陽之辨表裏虛實之談乃集諸家之大成發前人之未發也揆之古先仁術昭又南國

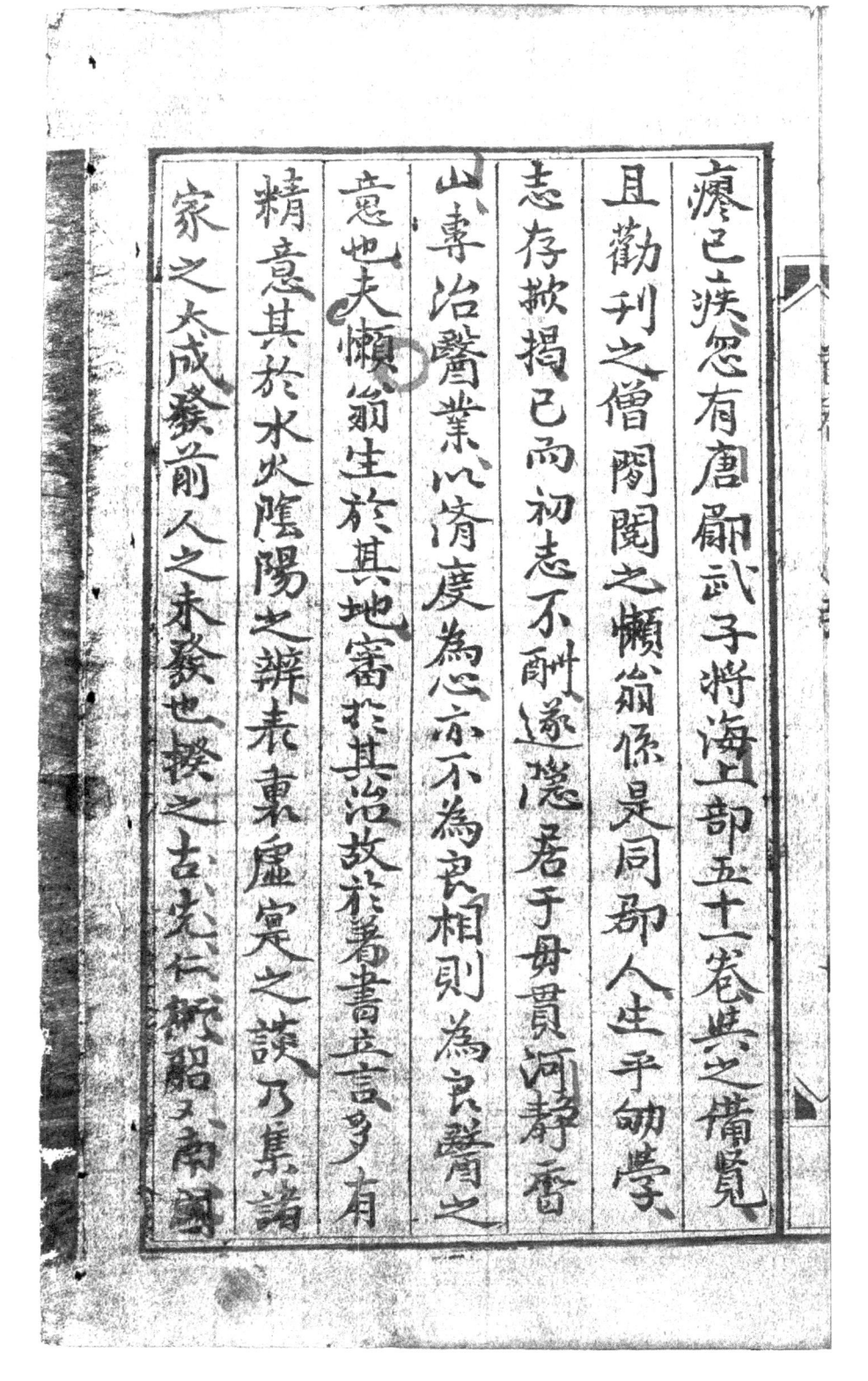

之名醫道義詩文浸又盛唐之境界最可惜者
高桑滄書多散漫苟不付于梓幾至於殘編斷
簡則子之耳目所及有何益哉此間僧每歎公行
於海内猶患夫力不足而強為更兼寺務紛繁經
法印刊未就遂逝一十年矣至嗣德三十年紳豪
多就勸刊錢板另捐陸續于是委就名家搜
尋遺稿更得四卷撰次纔完三十一年適遇陽

陵鮮元贊理北次軍務戌大人公暇閒遊追尋舊
識周言及此亦欲慕之為撰勸丈以資廣費嗣
接紳豪會合捐貲助刻三十二年僧乃廣集儒醫
商同考訂付諸剞劂務在公行至茲咸宜元
年工斷告竣初心少慰更覺人有善願天必
從之就中所費数千多是仰賴當途 君子
清白僧家一何所有第恐諸家草稿每有

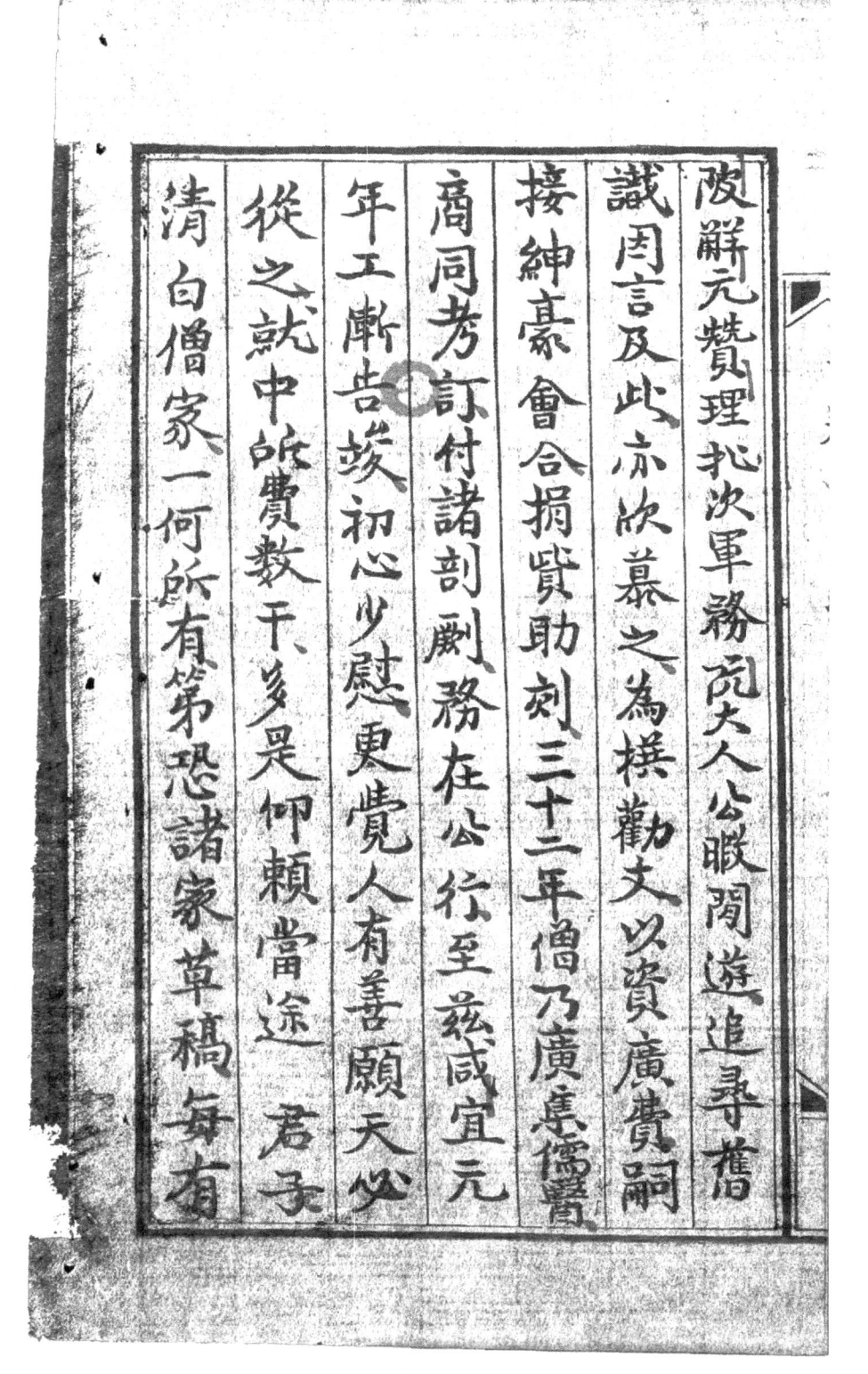

𡸁殊字經三寫烏焉成馬新刊校刻多疵
缺疑如其不及欽願　高翁早正先遺後來予
所深望也先翁源委以爲小引其於序於予敢
咸宜元年四月初壹日北寧省慈山府武江縣大
壯社同人寺住持釋清高校刻拜引
大壯社同人寺藏板
萬斯社寺苾芻清鏇助錢拾五貫

金幢社寺苾芻清壹助錢弍拾貫
粉池社寺苾芻光盃助錢弍拾貫
依那社寺苾芻清讓助錢弍拾貫
河內省蔡輝謙助花銀壹元小艮壹元

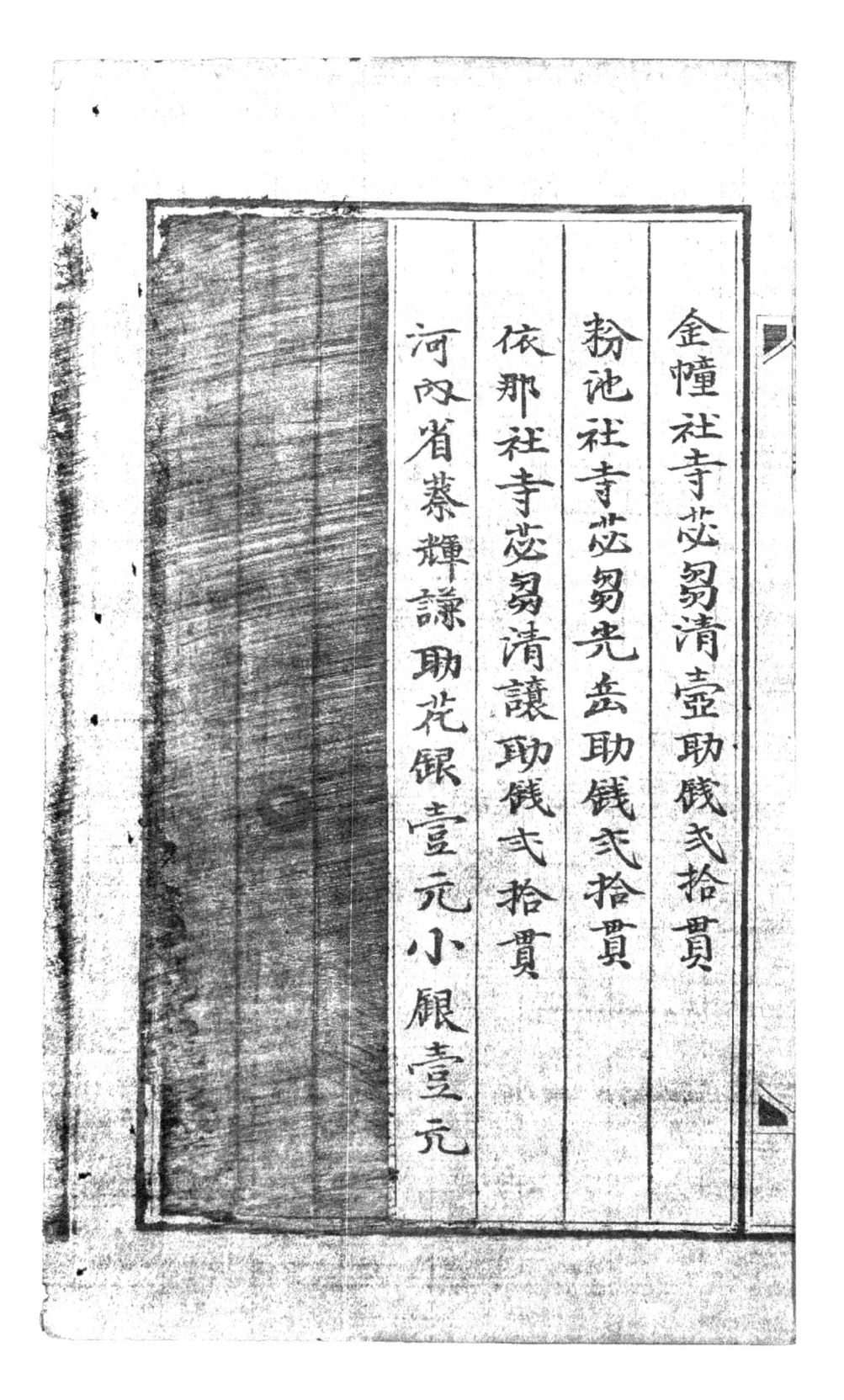

附錄奉先師禮儀

余棄業就醫十載餘苦心求道然山居窮僻上無明師可稟下無良友可憑徒然涉海問津及得錦囊全部陰陽妙用水火真機方能透悟繼而渾家與二女安三女完罹此沉疴命懸一縷余惟以水火真藥極力挽回於無何有之鄉並得全活從此近之家親遠之鄉郡採囊褁甚有斡玫因感激不盡以為紙上餘師乃因繪張公神像淨掃一書院晨夕香灯以報無窮

之遺澤乃留積道徒入門禮錢每各使錢一貫付幹者放置遂取息錢與余濟人報本藥錢照取六十分之一備辦祭儀每至春首擇日率領道徒掃地致祭仍備錄禮儀于左願後之君子有志斯道當推此深心以彰報本

上座列位

神農氏聖帝聖位

伏羲氏聖帝聖位

黃帝氏聖帝聖位

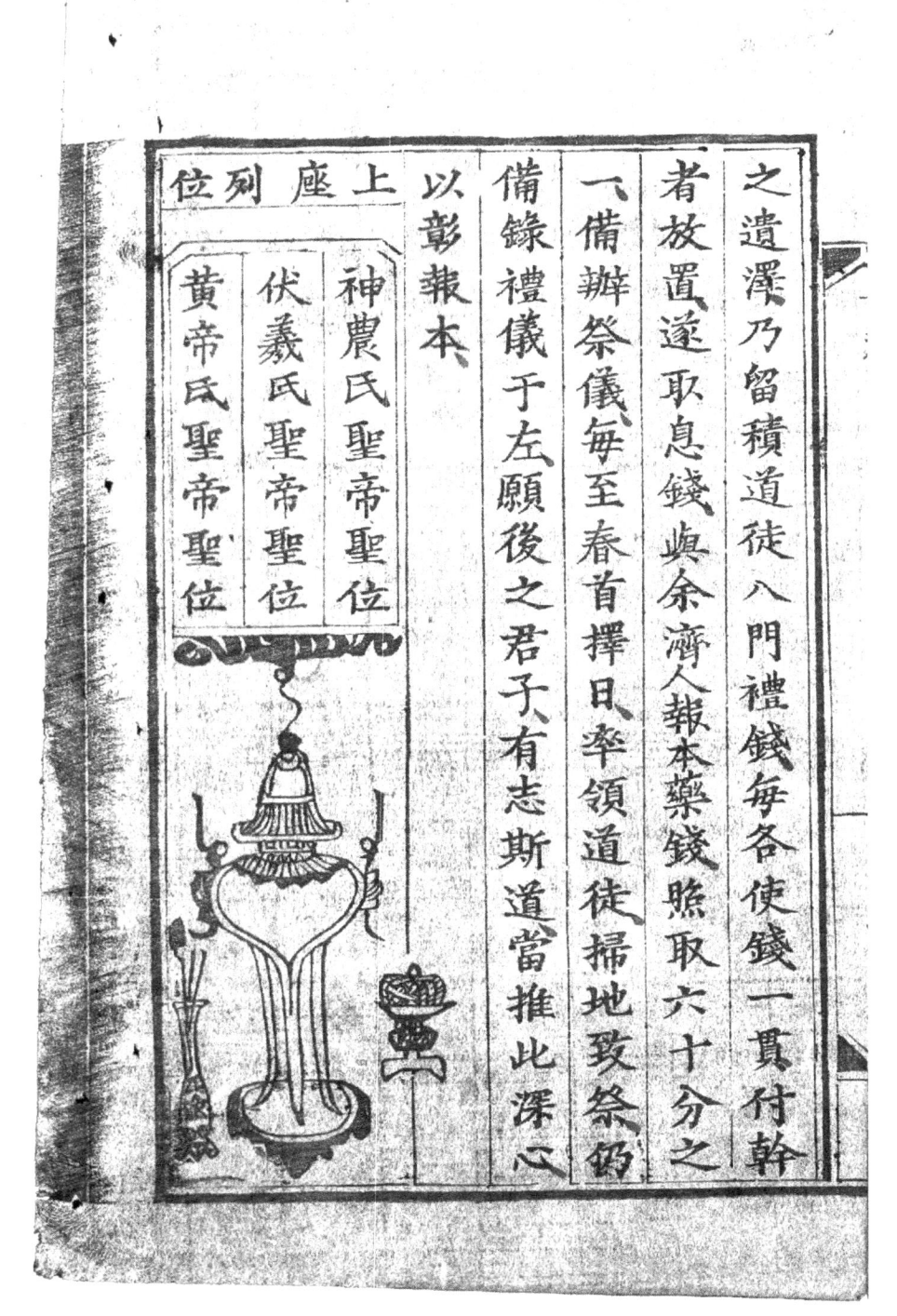

東配列位			
東	僦貸季 聖師	岐伯 聖師	伯高 聖師
配	少俞 聖師	鬼臾區 聖師	俞跗 聖師
列	桐君 聖師	雷公 聖師	巫咸 聖師
位	伊尹 聖師	華佗 字元化 聖師	越公 号扁鵲 聖師

西配列位			
西	張機 字仲景 賢師	劉完素 字守真 賢師	李杲 字明之号東垣 賢師
配	朱震亨 字彥修号丹溪 賢師	孫思邈 賢師	王好古 字進之号海藏 賢師
列	葛乾孫 字可久 賢師	張元素 字潔古 賢師	王倫 字汝言号節齋 賢師
位	王叔和 賢師	陶華 字尚文号節菴 賢師	王太僕 字冰号啟玄子 賢師

中座列位

天朝先正先師海鹽馮氏號楚瞻神位

左附

乾正立齋先生　孫顯達惟能先生
乾德進修先生　謙孟恭存先生
王氏增允能先生　王崇志慎初先生
乾亨禮齋先生　大業功垂先生
羅如桂丹[illegible]先生　乾元龍田先生

右附

沉世楫維商先生　乾吉佑氏先生
孫昌緒龍媒先生　大任天神先生
孫大成用彰先生　乾貞幹臣先生
孫大章國英先生　謝亞相帝先生
陳成斌質菴先生　乾泰坦公先生

左斑列位

皇甫謐名靖字士安先師　范汪字玄平先師
裴頠字逸民先師　殷浩字深源先師
褚澄字彥通先師　王顯字世榮先師
徐之才字士茂先師　孟詵先師
陳藏器先師　許叔微字知可先師
鄭樵先師　紀天錫字齊卿先師
楊文修字中理先師　李慶嗣先師
滑壽字伯仁先師　盧寅字虎東先師

汪鑁字省之先師
陳景魁字叔旦先師
刘純字宗厚先師
唐慎微字審元先師
姚僧垣字法衛先師
李修字思祖先師
巢元方先師
張文仲先師
蕭炳先師
楊損之先師
陳士良先師
于志寧字仲謐先師
甘伯宗先師
龐時字安常先師
朱肱号無求子先師
趙自化先師

許希　先師

陳文中字文秀　先師

王䑞字子亨　先師

楊芥字吉老　先師

程約字孟博　先師

刘從周　先師

竇太師　先師

成無己　先師

張從政字子和　先師

羅天益字謙甫　先師

吳恕字如心号蒙齋　先師

直魯古　先師

危亦林号達齋　先師

葛應雷字震甫　先師

項昕字彥昌号抱一翁　先師

趙良字以德号雲居　先師

王履字安道先師　汪恍字孟敎号孚齋先師
倪維德字仲賢先師　熊宗立号道軒先師
刘全備号克明先師　虞摶字天民号恒德老人先師
方廣字約之号古菴先師　程伊字宗齋先師
薛己字新甫号立齋先師　甄立言先師
刘翰先師　張擴字子克先師
錢乙字仲陽先師　楊士瀛字登父号仁齋先師
李仲南字延季号碧山先師　葛洪字稚川号抱朴子先師

陶景弘 字通明 先師　　陸彥功 先師

鄒福 字魯齋 先師　　刘元賓 号通真子 先師

張介賓 号景岳 先師　　李梴 号東溪 先師

右班列位

日華子 先生　　王懷隱 先生

殷仲堪 先生　　徐熙 先生

狄梁公 先生　　王績 字無功 先生

許胤宗 先生　　李維熙 先生

麻九疇 字知己 先生　　呂復 字元膺 号滄洲 先生

周真字子固号玉田隱者先生　黄子厚先生

周敷字時榮号熙菴先生　刘溥字元博先生

程明祐字良吉号岩泉歙人先生　淳于意先生

醫和先生　文摰先生

紀朋先生　范九思先生

亍法開先生　仁度先生

莫君錫先生　張苗先生

馬嗣明先生　姚最字士會先生

韋訊号葱薦　先生　元珠　先生
張昜　先生　孫兆　先生
王纂　先生　吳廷紹　先生
宋道方字毅叔　先生　僧智緣　先生
皇甫垣　先生　王克明字彥昭　先生
張銳字子剛　先生　郝允　先生
孫琳　先生　張濟　先生
唐與正　先生　潘景字温叟　先生

稽奉真先生　周順先生
趙壽先生　石藏用先生
趙卿先生　杜仁先生
徐文中字用和先生　周漢卿先生
張頤字養正先生　王仲光先生
錢英字良玉先生　刘邊道先生
吳傑字士奇先生　殷傳字朝相号壹〔竹〕先生
呂復先生　胡重禮先生

沈繹 字誠菴 先生　何彦徵 字以行 先生

黃瑀 字夢祥 号熙春 先生　王時勉 先生

張至和 先生　刘毓 字德美 号益齋 先生

汪渭 字以望 号吉朴 先生　樓護 字君卿 先生

徐秋夫 先生　徐道度 先生

徐叔嚮 先生　徐謇 字成伯 先生

徐踐 字景升 先生　褚該 字孝通 先生

徐雄 先生　徐之範 先生

徐敏齋先生
許智藏先生
許澄先生
甄權先生
江嘉字明遠先生
張輝字子發先生
徐樞字叔拱先生
徐彪字文蔚先生
程明助字良輔先生
殷榘字度卿号方山先生
蔣武字用文先生
祝仲寧号橘泉先生
顧俊字時雅先生
許國楨字進之先生
徐文伯字德季先生
徐嗣伯字叔紹先生

刘潤芳字仲陽先生　吴源字德信先生
陸蒙号東園散人先生　王珪字均章号中陽老人先生
戴源禮号復菴先生　徐鏊先生
沙金字廷玺号杏軒先生　浣鶴字壽祥先生
胡宗仁字彦德先生　陸仲遠先生
陳立興先生　浣以潜先生
黄孝子先生　長桑君先生
鳳綱先生　玄俗先生

董奉字君異先生　韋靈者先生

單道開先生　陸法和先生

李筌号少室先生　賣藥翁先生

許遜字敬之先生　施岑字太玉先生

蘆守堅先生　李詷字玉言先生

郭悊号影囊道人先生

春祭排列位次圖

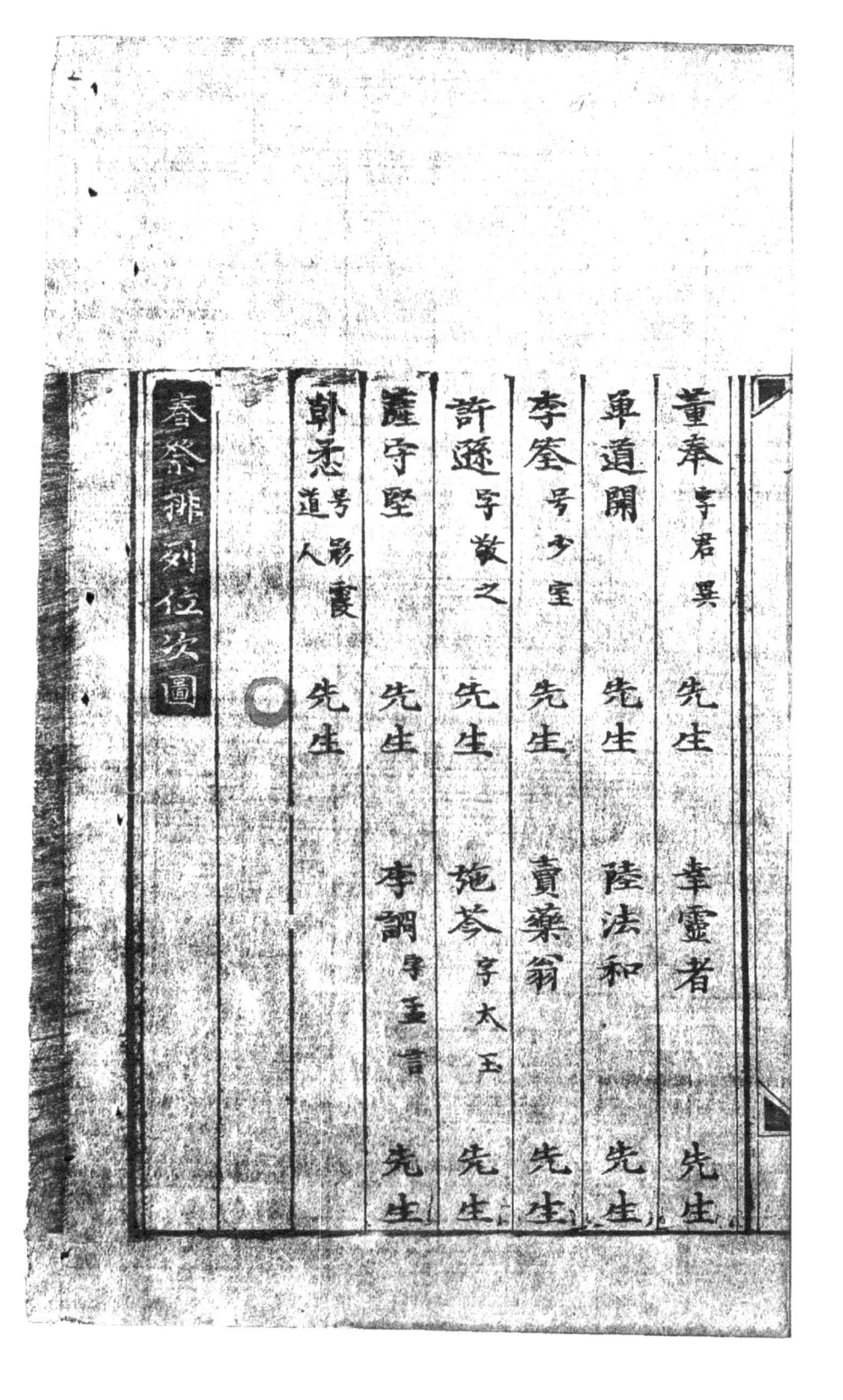

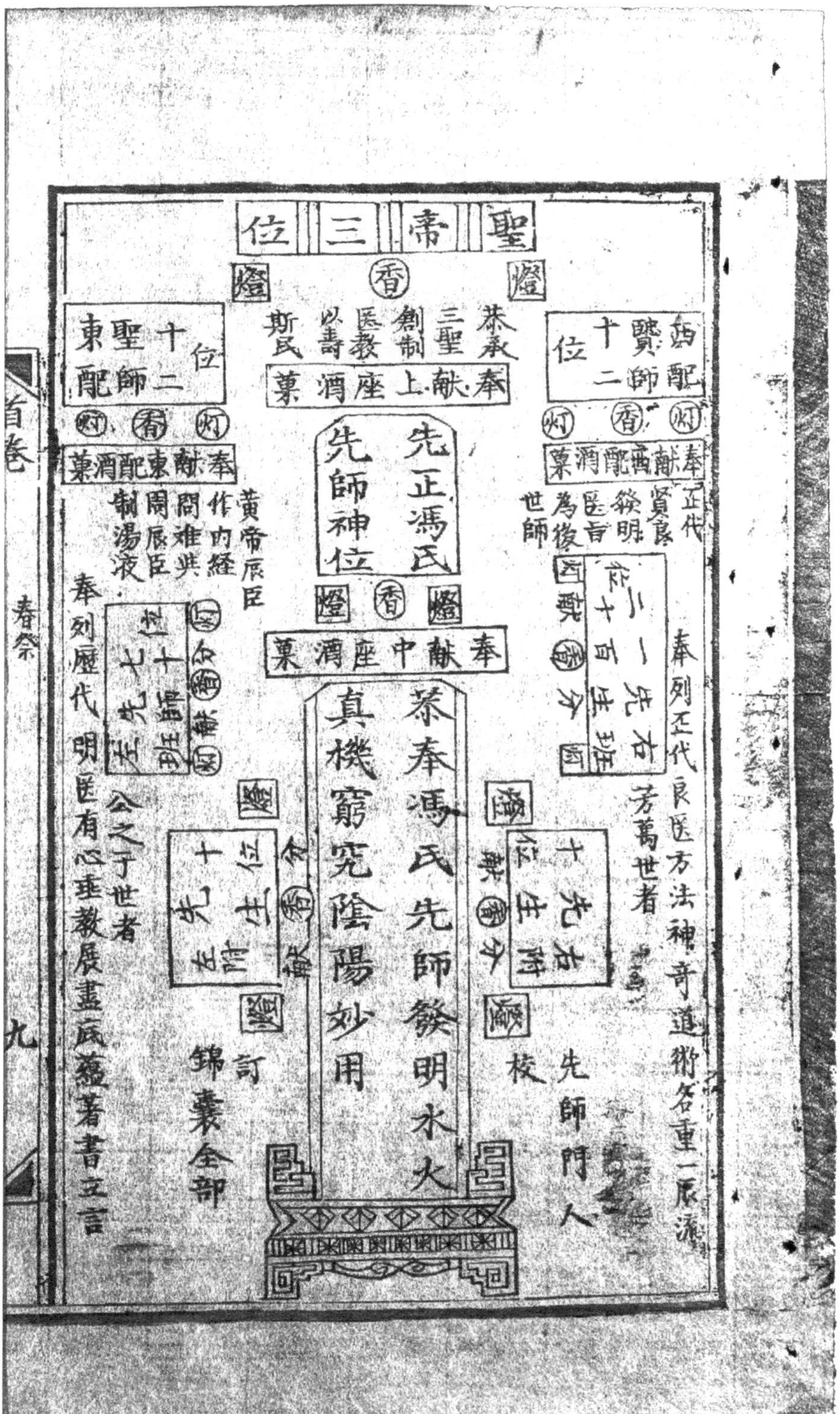
聖帝三位
燈 香 燈
恭承三聖創制醫教以壽斯民
奉獻上座酒菓
東配十二聖師位
西配十二賢師位
灯 香 灯
奉獻東配酒菓
奉獻西配酒菓
先正馮氏先師神位
黃帝辰臣作內經問难典開辰臣制湯液
正代賢良發明醫旨為後世師
燈 香 燈
奉獻中座酒菓
左班七十二位先生分獻
右班一百十二位先生分獻
恭奉馮氏先師發明永大真機窮究陰陽妙用
奉列正代良醫方法神奇道術名重一辰流芳萬世者
奉列歷代明醫有心垂教展盡底蘊著書立言公之于世者
左附十先生位分獻
右附十先生位分獻
先師門人校訂錦囊全部
首卷 春祭 九

扁額云

與天地參

乃言裁成天地參贊化育自有許多妙用 又云

生民以賴

此言道立而生民以賴

後天地而立謂之聖謂之神其大莫外

此言天地位而萬物育先師立法制方猶後天地而制作生民賴之以康吉臣有曰圣神師其大無加焉

令斯民以生俾爾康俾尔壽受福無邪

告請祝文

是夕設位行告請礼上唱筵夾更辰分行大礼春首用

維皇號某年干支月干支朔干支粵某日干支後學某率其徒等謹以良辰敢昭告請于

天朝先正先師海靈馮氏號楚牕奉請

聖帝三位

東配諸位　西配諸位　左班諸位

右班諸位　左附諸位　右附諸位

曰禮云鍾鼓玉帛寧失過奢情関敬義齊明何妨逾越

瑤斗羽觴仙香遥遞逐莫既舉於豐儀珩簫銀管瑞氣彩

騰今夕載陳於萃席祇念侏言僑語嘲聲不埒中朝但

恩佳曲艷詞美意恰同殊俗伏願遥傳玉響適接德音

函丈之下滿座春風紙上之資一天辰雨和氣怡愉羣

品賽儀昭假千秋堂中禮樂君子攸躋酒上聖賢義理
所華寔賴
大人至道扶持之功用也　謹告

告請儀節

就位　参神鞠躬拜　興拜興拜興拜
興平身　詣香案前　跪　焚香　俯伏　興平身
復位　詣香案前　跪　執事者酌酒
奉進酒聖帝位　奉獻酒先師位　奉獻酒東配位
奉獻酒西配位　分献左班位　分献右班位

分獻左附位　分獻右附位　俯伏　興平身復位

詣讀告文位　跪　讀告文　俯伏　興平身　獻茶

辭神鞠躬拜　興　拜　興　拜　興　拜　興平身　焚告文　禮畢

行大禮祝文

春首用

維皇號某年干支月干支朔干支粵某日干支大越國某處某府

縣社發學某率其徒某某等謹以某物敢昭告于

天朝先正先師海盥馮氏號楚瞻神位前曰有功則祀

禮不云乎維德必酬我其曷已　恭惟

先師先岳是鍾道德所萃非托于耕鑿懷瑾握瑜不由
曰敘曰揚有德無位濡咏乎交辞卦體得來二氣玄緘
剖分乎歲候衡璣悟了一天生意春夏發生秋冬肅殺
贊施和變之功辛甘調劑盤錯解紛權作鈞衡之泄洞
升降沉浮之妙用低昂萬彙洪纖竅陰陽本大之真機
開闔一身天地二十載追全琢玉發前修所未發濟人
之器力勤劬萬餘言舉目鏈綱成聰華所未成詔後之
嘉謨完備述博施苦心一片懸乎功德加諸即廣龔遠

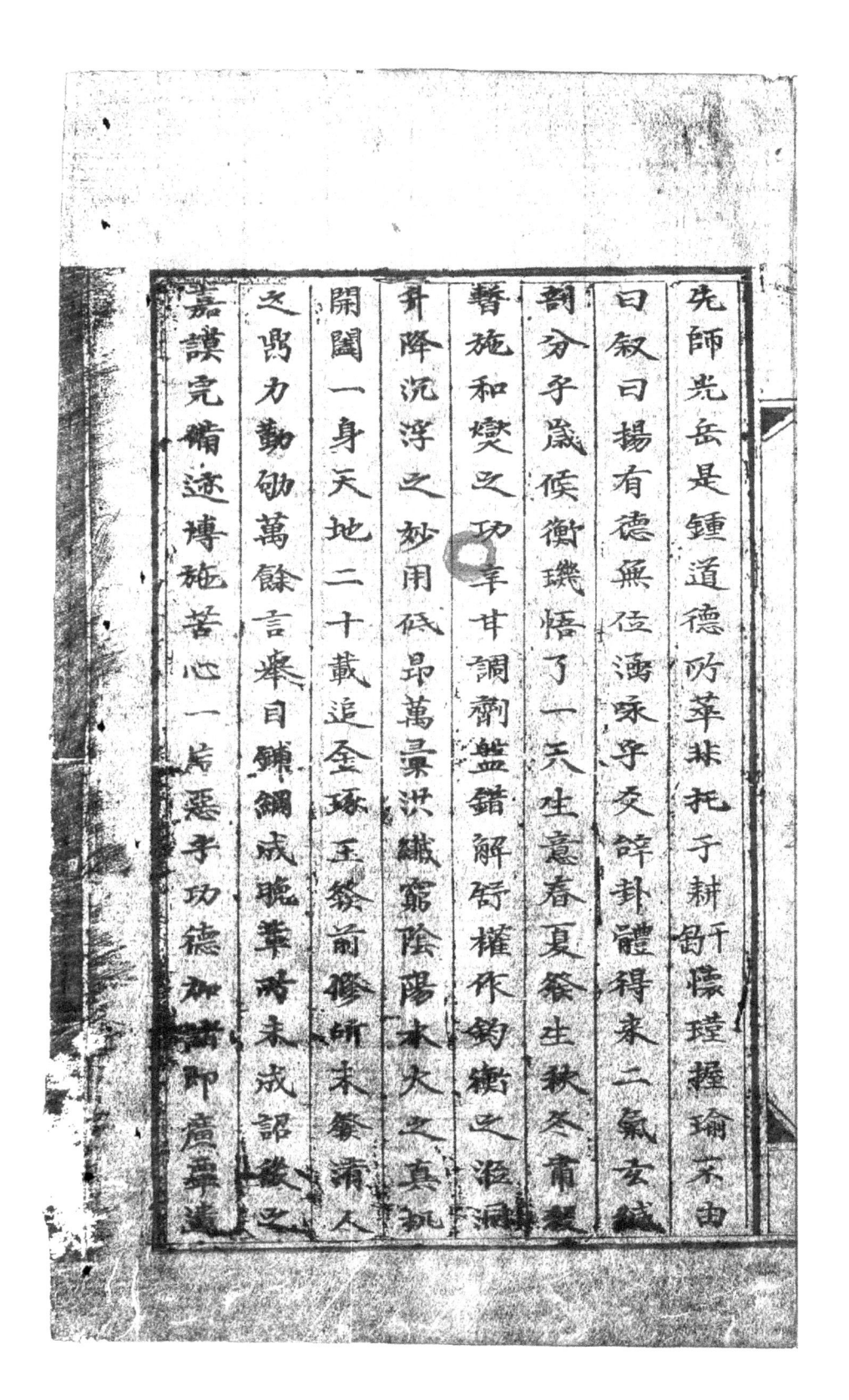

澤萬年豈然堯舜遠矣後學其懿範承懷醫科思黃濂
慇膠常之風味探本求源冀窺賢哲之宫墻鈎玄索秘
應酬世物可供道味之需保佑身家自足雲仍之計相
欲天民永錫尔類在前在後徒切貼依彌高彌堅吕仁
仰止適丁清淑之初陽度設澗潢之薄祭尚其弗遠居
歆溥介有常福履得於心應於手保元還假仙丹覺斯
世壽斯民昭帝自靡崇祉　奉祇薦
神農氏聖帝　伏羲氏聖帝　黃帝氏聖帝　恭請

東配諸位　西配諸位　奉請

左班諸位　右班諸位　暨請

左附同較諸位　右附同較諸位　仍列寫

同附饗　伏惟尚饗

行大禮儀節

春首用該一百二十八條　就位　唱祭員就位　祭官就位

參神鞠躬拜　興　拜　興　拜　興　拜　興平身　詣盥洗所

盥手帨巾　詣香案前　跪　焚香　俯伏　興平身

復位　初獻禮　司樽者舉冪酌酒　詣聖帝位前

跪　奉獻酒　俯伏　興平身　復位　詣先師位前
跪　執事者酌酒　獻酒　俯伏　興平身
復位　詣東配聖師位前跪　執事者酌酒　獻酒
俯伏　興平身　復位　詣西配賢師位前跪
執事者酌酒　獻酒　俯伏　興平身　復位
分獻左班位　分獻右班位　分獻左附位
分獻右附位　詣讀祝位　跪　皆跪　讀祝
俯伏　興平身　鞠躬拜　興拜　興平身

復位　亞獻禮　終獻禮（各依如初獻礼）　獻茶　點茶

辭神鞠躬拜　興　拜　興　拜　興　拜　興　平身　焚祝文　礼畢

當用禮儀

凡余臨重症幸得轉危為安者不問親疎貧富貴賤只憑費了多少心思準定謝禮雖分人之厚圖仁者之美念而活人之命乃醫家之內事安可言功蕪所得有自報本無急故於橫心困慮極力挽回者蔡取禮謝錢七百二十文次者三百十文又次者一百八十文若貧乏無從取辦者祇納金銀紙錢壺酒尚三十

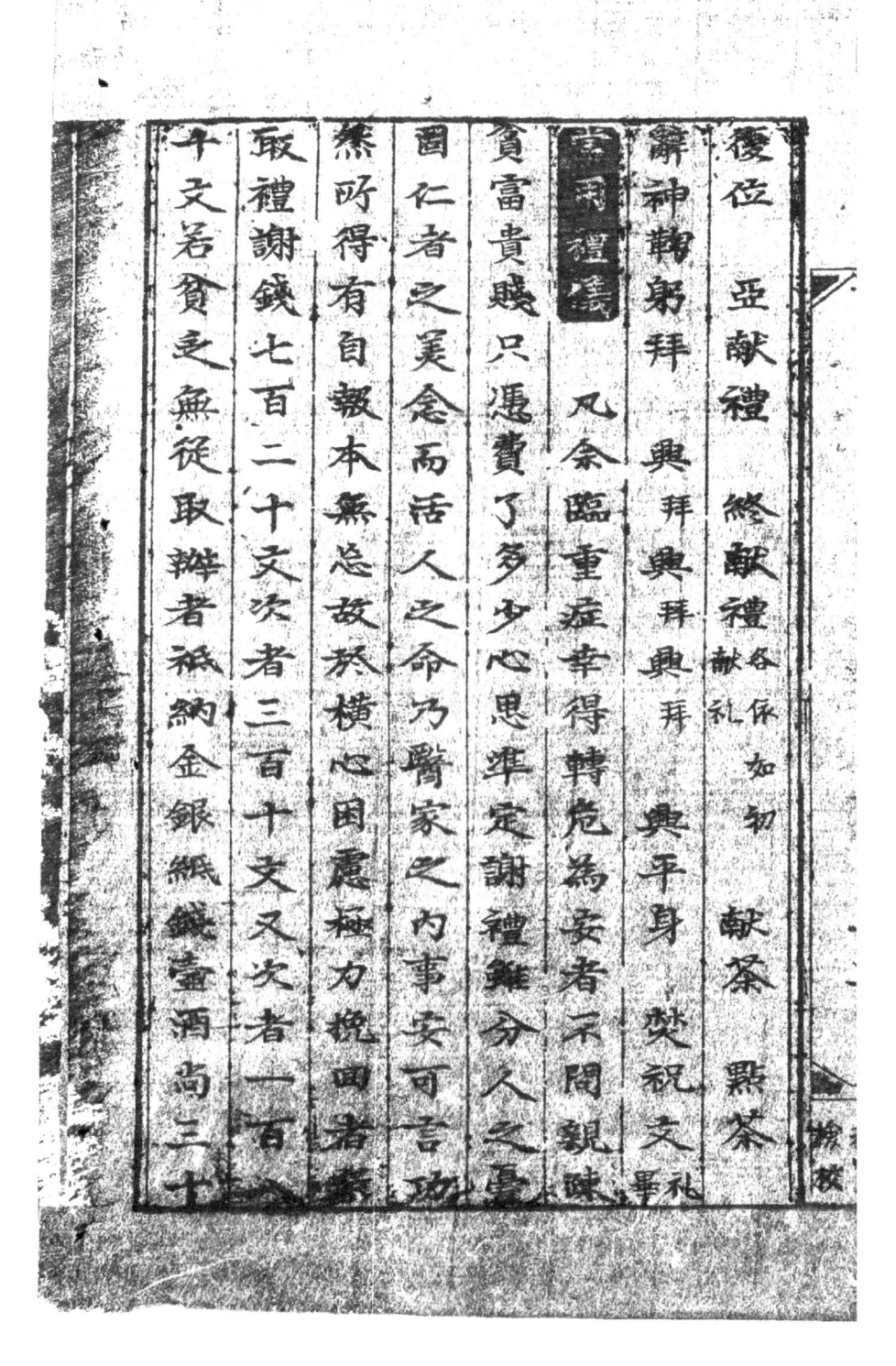

家倘又不能者余自家替謝又其間富貴家自知再世
之功深恩報本仁彼投誠不在例内

告文 常用

維皇號某年干支某月干支朔干支粤某日干支後學
某 謹以某物敢昭告于
天朝先正先師海璽馮氏號楚瞻神位前曰
竊以常。山間通。草。誕敷。獨潛之洪私。覆盆下澤。蘭欽
仰空。青之大德。自禀。本
先師益智。薰陶仁。後學決明。知某才虧貫衆。術監車。前

調五味無能粗效濟人之遠志草木通就劑莫為療病
之靈砭茲其（或親春 或御郡）末諳防已可惻蒺藜只寔流行山
藥暫來而安息當歸獨力因陳誠潔之金銀伏望為德
五加澤瀉降衷百倍玄明故紙上餘師意以五苓百合
白頭翁壽命人中甘遂寄生 暨請
同較諸位先生 同附饗 伏惟尚饗 謹告

儀節 常用 就位 參神鞠躬拜 興拜興拜興拜
興平身 詣香案前 跪 焚香 俯伏 興平身

跪　執事者酌酒　獻酒　分獻　俯伏　興平身
跪　讀告文　俯伏　興平身　復位
獻茶　辭神鞠躬拜　興拜興拜興拜　興平身
焚告文　禮畢　奉先師禮儀畢

醫裡偷閑俚言附志

感興

窺望軒岐廿載餘，寒溫肯放案頭書。掌中禍福心彌懼，胸次方圓嘆不如。植杏豈堪圖厚報，懸壺偶有顧窮廬。功名只病深難療，道德醫吾健起居。

夜月行舟 旁邑人有急病捧舟来迎辰夏末秋初四際
無霞當空一輪明月月色浸波光萬縷金鱗
泛槃耳邊寒山鐘起穿荻漁歌目裡孤村烟鎖斷嶺霜
凝對景含情何處不撩人余欲撫瑤琴三弄燒清聖炊
盃然清人之急忌容已矣在
與清瀾因賦詩以慰無奈

海月俺行棹清霄興轉幽岏花肥得露山影瘦宜秋鍾
出煙林寺歌聞柳浦舟琴樽思一樂争奈為人憂

山居逸興 梅影横斜竹影深紆廻石徑入桃林閑花倚
檻含嬌意古樹窺窗入座陰辰許山人来問藥夜携海
月共鳴琴醉来未起三竿日只為閒癡一片心

[illegible] 一不干榮辱事抱道入窮林債冗難賒酒閒餘更鼓琴活人應積善計利豈初心樂在安貧處何來一飯金

述興 虹蜺萬丈吐鄰闕盜得懸壺入故山竹掩苑花溪水寂雲來書室座中寒塵封寶匣英雄老醉抱桐絲夜月彈長願世間人不病吟詩酌酒對醫閒

又

術淺難醫世病深僅可醫吾利欲心難假硝黃攻濁氣惟憑風月作知音濤關道味宜常服仁義仙方不換金爛醉多辰今已識只嫌瘦骨在狂吟

閒興

醫家閑處似禪家，深坐丹房聽落花。不是鐘聲催萬念，清心養正可驅邪。香山

避亂 辰逆亂悉衆侵冠，余携家南奔城山

皓燁烟火雜雲遷，携抱兒孫處處依。四壁圖書秦焰起，半山松菊襪塵飛。空囊不用琴前利，壯志徒勞酒後詩。剩喜一膛仁術在，幾經顛沛未曾遺。

病中療病 辰逆亂家眷余回香山本方，因兵後病起，余亦卧病月餘，終日為他丐藥，不能養閒

古人得病喜餘閑，我病經旬冗更艱。門外有聲知問藥，床頭無客始開顏。東隣幾喜危機定，北舍偏憂厥勢[illegible]

豈是辛勤圖杏報，活人深念序心閑

春日閒興

桃陰霏影翠生寒，讀罷黃經更倚欄。鳥識人閒偏敢隔，花知春淡強開顔。藥童煮茗眠雲脚，老婦蒸藜盛草盤。可喜虛名無所售，閉門深睡日三竿。

又

山僧閒裡水雲茫，豈似閒醫坐草堂。鳥戀寵幽傳細語，花凝琴韻遞微香。功名分外看流水，仁義珍藏不換衣。諸葛豈憐三顧厚，囊無詩酒薄南陽。

又

山居無事掩柴扉，懶看贏輸半局棊。數點梅梢知景理一陽雷雨悟醫機，花含笑臉來陪酒，鳥練嬌音學做詩。門外桃村紅艷處，辰聞漁笛隔花吹。

○投宿老医家贈别 乃南塘花塢名医，余因定本方，投寓数夕

醫史憐同類，邀余上軟床。契雅交情密，談高道味香。術仁翻造化，學博換陰陽。望隔懸壺處，難消百轉腸。

○春日登山採藥

紆廻石徑達山扉，落雪殘花浸道衣。拂去荒雲登絶巘，鳳凰巢下覓靈芝。

○幽齋卧病

雲水溪子病後閒，桃花深處掩柴關。

山只恨多啼鳥嗃向窓前午睡難

行醫過千仭山懷古　辰南塘縣自特社人来迎

醫囊此度此山行感昔興今未已情野鳥向人言往事
霜苔鎖壁篆山銘殘雲欲起圍城陣山中有五年城落石猶分伏
路兵最是閑情無處瀉斜陽牧笛隔溪聲

行医過洪嶺山阿感興　辰宜春縣扳擢社人来迎

千峰洪嶺多名勝累我醫途未一登樹石叢中皆古剎
煙霞深處隱山僧斜陽雙鶴棲松嶺明月孤猿拜佛燈

野叟指言香積寺，中峰高出白雲層。

行醫夜過千仭山 辰南塘縣雲會村人有急病馳邀

浮空一色白霙霙，石髮雲根不辯顔。樹影斜分知路徑，煙鬟高捲認山巒。城邊燐火和霜冷，霧裡鵑聲起夜寒。此夕辛勤忘所苦，濟人之急任艱難。

題中美村古寺 寺在中年社野味尚澗辰余行医在此因遊玩云

醫裡偷閒處，携笻入上方。鳥聲穿樹影，野色雜煙光。寺古苔為壁，花殘雪吐香。詩情無盡處，洪嶺半斜陽。

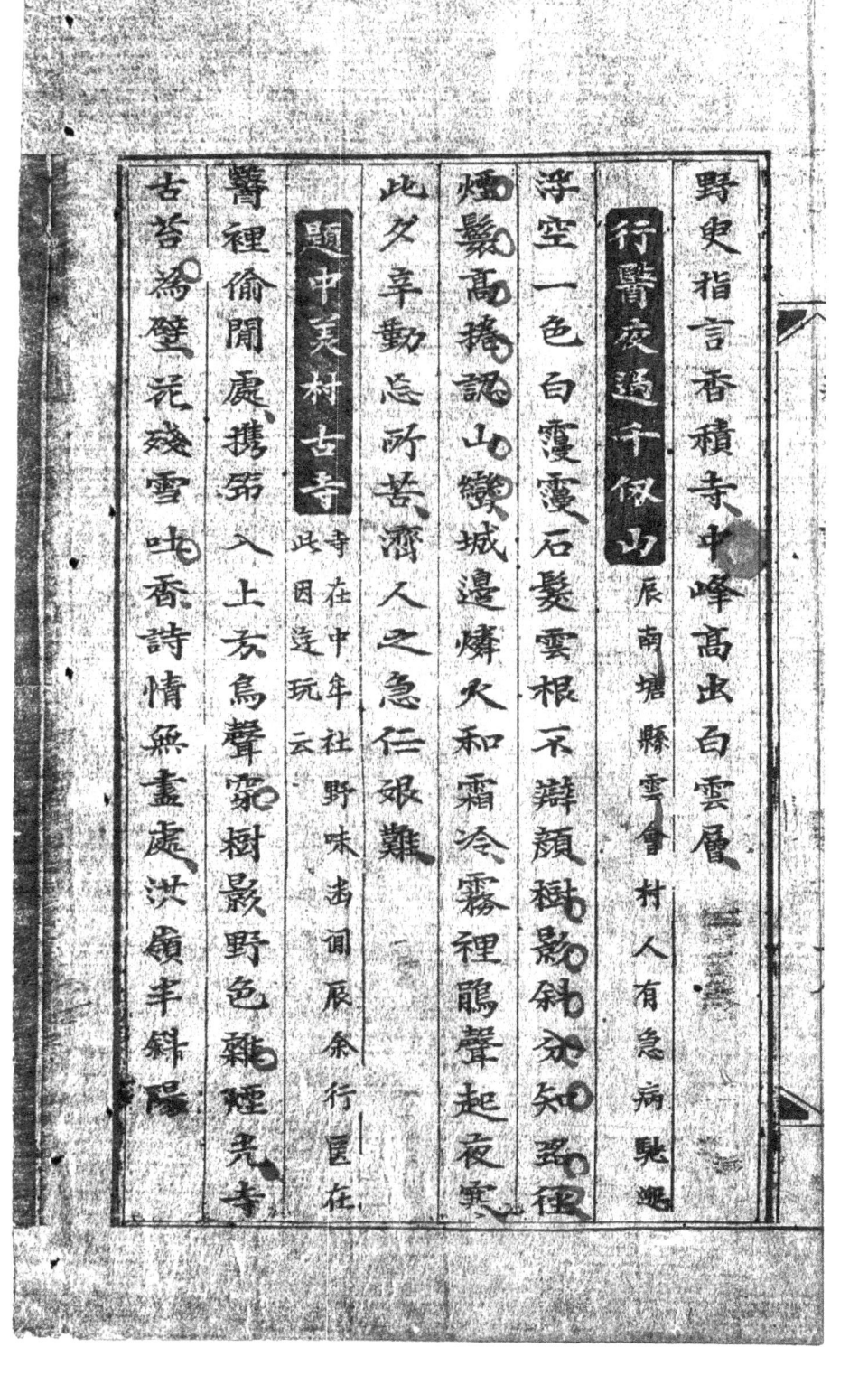

重逢山光寺 寺在涌泱渡口 累我醫司十載間如今始得暫偷閒石床獨酌無知己谿谷傳聲有異顏西望洪山爭地立東流浪水接天還千峰夕照斜分影水色嵐光動筆端

答香安老医二首

酸甘世味幾經嘗放懶窮林事事慈萬卷無非心孔孟一言終是見岐黃活人架上無靈藥教子囊中有義方幾度臨風憶知己蕉山雲擁更遐疆

又

六年城外萬峯低遙望仙翁下玉池學海想君心底見觀天慚我管中窺高流韻入驚風夢伐木

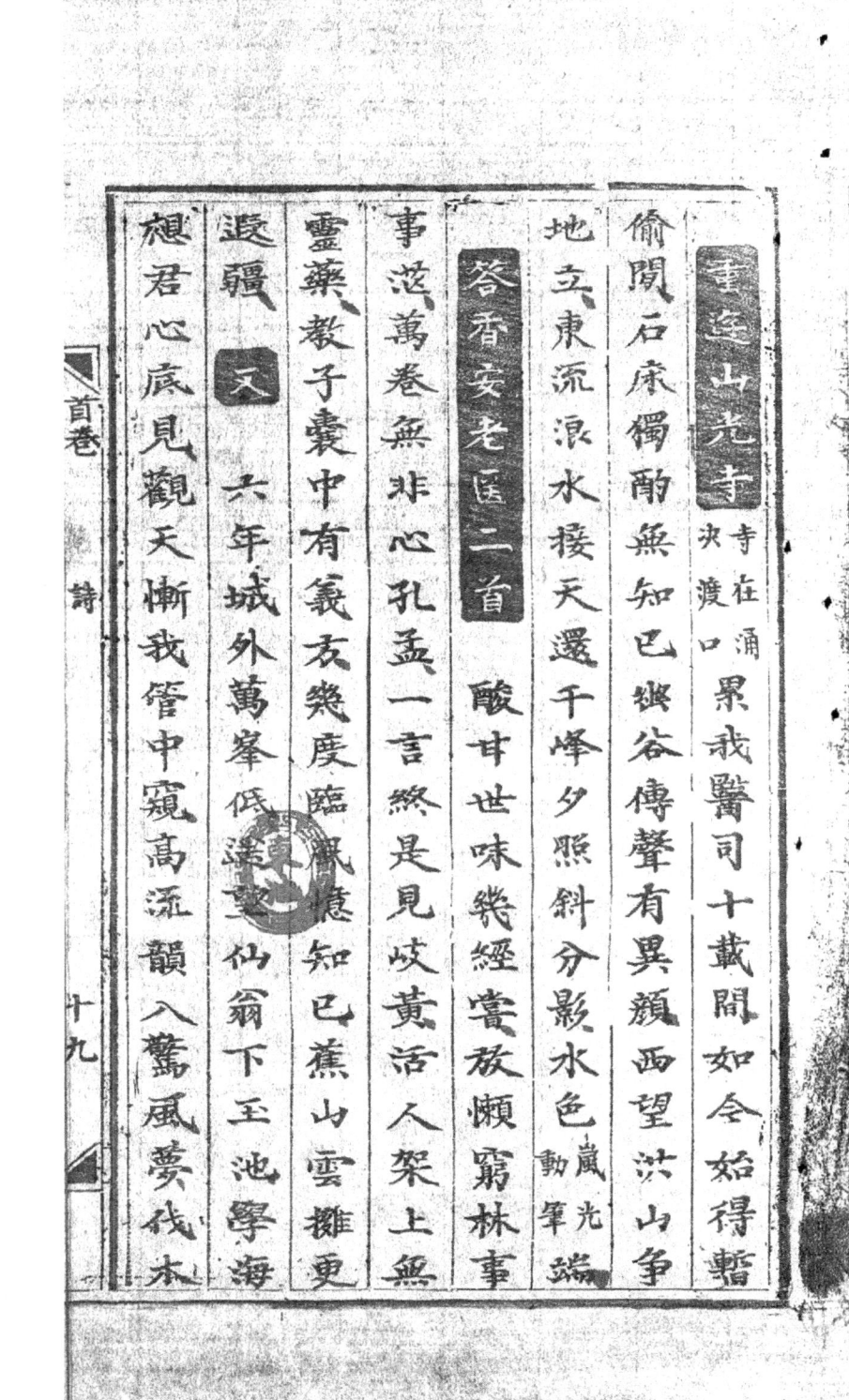

歌殘對月兒濁味何堪邀處士蕭蕭黃菊滿東籬

投宿安邑哥阮老医 約老医相會因暮雨不能如約

東隣一望無多遠驟雨狂風起劍閃有龍村鷄嫌客思
無端暮鼓作秋寒明知道德相爭易暗想琴樽聚會難
啼鳥一聲無限恨起看斜月入蕉山

行医冒雨過蒙山 因他有急病不辞雨夜而行

四箇田夫担懶翁衝泥冒雨入崗中岐嶇伏石當行逕
飄渺嵐煙掩亂峰野鳥怯寒枝上宿晚花護粉葉頭封

濟人之急當章甚事所當為不問功

遊蓬萊寺

寺在平林間古樹連雲清湖把月趣味甚沉諸村老歆邀余駐此設教

偷閒媒別興攜手拜金僊寺古難明迹松高不記年林平雲散漫樹密鳥留連醫道能窮理忘机可定禪

別菩提諸生還山

診一危症勢在不起乃辭歸

膏肓無計却空還竹杖芒鞋入故山磨鈍讀書君壯志攜琴酌酒我酡顏庭前月色留秋興墻外砧聲起夜寒別後諸君如憶我雲煙深處可重看

題墨水溪 溪在蒙山裏余行匡過此

亂山無處入、一水來橫奔、鳥立高低樹樵歌一二言雲根開地戶、石髮掩天門只爲尋人急此處當琴樽

行匡過蒙山感興

幾度行醫入此中青山一不踐蕭屐頻嗟余勞碌憂人念不覺今秋鬢已斑

題福山寺 行匡過此登遊

斜風和細雨隨我入山關、興淺登高處詩狂對景閒塵峰連北去、一水遠西還檢我司人外塵雲總是閒

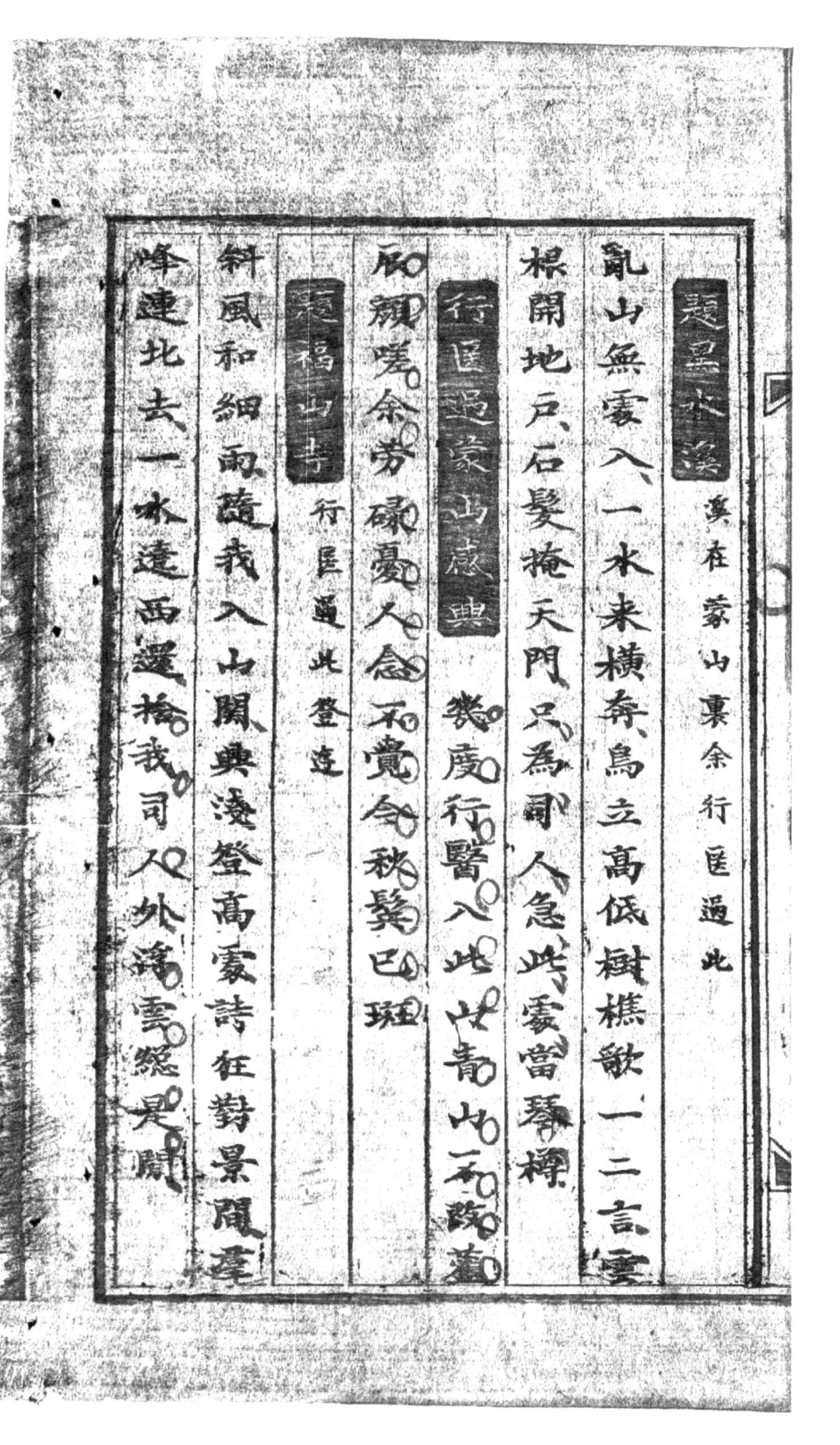

医訓格言

述古

一凡學醫必須參透儒理，儒理一通，學醫自易。稍有餘閒，便將古今明醫諸書，手不釋卷，一一閘明，融化機變，得之於心，慧之於目，自然應之於手，而無差謬矣。

一凡病家請看，當以病勢之緩急為赴診之後先，勿以富貴貧賤而診視便有先後之分，用藥更有上下之別。此心一有不誠，難圖感格功效。

一凡診視婦女及孀婦尼姑，必有侍者在傍，然後入房觀看，以杜絕嫌疑，即至唱妓人家，必要存心端正，視如良

家子弟不可一毫見戲以取不正之名必獲邪淫之報
一凡醫者當以利物為念不可仁意行樂登山携酒遊
玩片辰離寓倘有暴病求援寧無負倒懸望救之思誤
人性命垂危之慘要知所司者何事
一凡遇危殆之症欲盡力挽回此雖美念然必須與病
家講明方可下藥更必釐鈙藥者則服藥有效人自知
感如服無效則疑怨難加於我我亦自無愧矣
一凡置備藥材必須重價選買藥品謹察雷公立法授

務虔制收藏有應依方修合者有應隨病加減者存乎細微古哲至意勿可杜撰撮合試以湯散宜夙備丸丹宜預製庶可隨病利濟勿致臨用縮手

一凡遇同道之士切須謙和謹慎不可輕侮慢人年尊者恭敬之有學者師事之驕傲者遜讓之不及者薦拔之如此存心德厚可載福矣

一凡診視貧窘之家及孤寡煢獨尤宜格外加意蓋富貴者不患無人調治貧賤者無力延請名師何妨裁施

一刻之誠心他便得一生之活命至於孝嗣賢婦至貧而致病者付藥之外量力周給蓋有藥而無飲食同歸於死務必生全方為仁術至於遊手流蕩貧病者不必憐惜

　一凡病愈之後切勿圖求厚禮蓋受人賜者當畏人況富貴之人喜怒不常求榮恒多受辱至於賊人情圖厚利尤多變生故清高之術尤必要立清高之家

懶

按先哲格言並訓慈濟之心含育之德嚴且備矣醫之為道仁術也專司人命憂人之憂樂人之樂惟以活

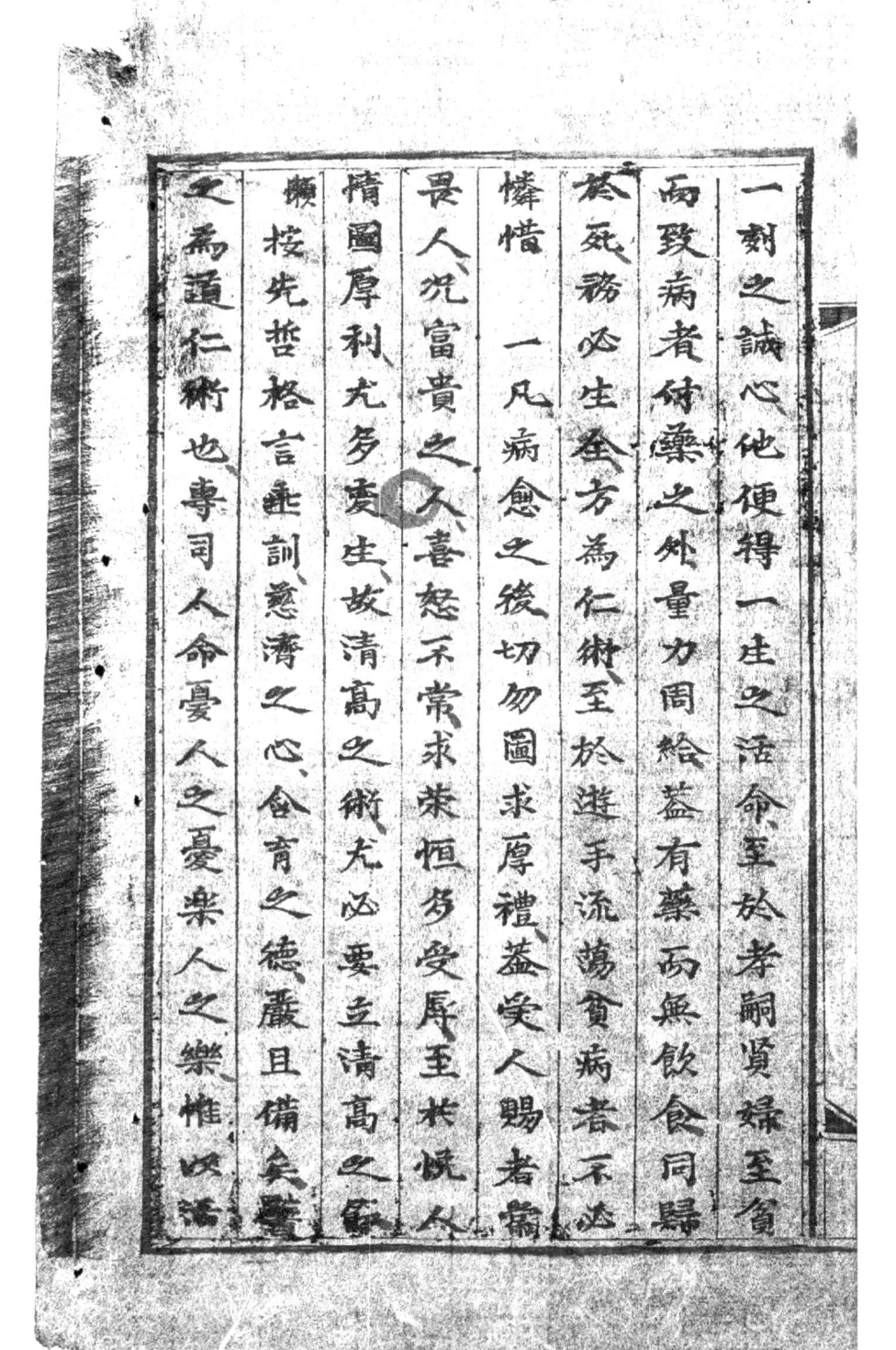

人為分內事不可圖利計功雖無陽報自有陰騭諺云三世為醫後世必有卿相豈非培植之有自耶每見世醫或乘人父母之驚危或厄人兩夜之困急易者云難治難者云不治詭譎以售營求立心既不良也用於膏紈者則熱念以圖其利欲用於蓬蓽者則冷然而戾其死生嗟乎以仁術為稱輸之術以仁心為市井之心陽責陰誅無容議矣懶絕志功名放情雲水古人云不為良相亦不失為良醫故思罄其所當為深其博濟以普

其心無俯仰之愧然於臨症之間倘勢出無能自是天命每有勢可幹旋而束手以觀其變力不得盡心不能酬惟有短嘆長吁付之無奈越公云輕身重財二不治也衣食不能適三不治也遇此等輩彼輕而我重之彼不能適而我周旋之何憂不濟噫恒産恒心似難兩得力不從心其於醫術尚欠太半

醫訓格言畢

凡例

一醫道乃衛生之至術植德之大端具聞見者不可不知知者不可不深以人命懸在吾手吉凶判自着

端存亡立見頃刻可不謹哉余就醫懸刺廿載閲苦心
求通期以到底為無愧秦既之生知之智又無師資之
功學習愈增孤陋徒懷鑽源窮流之志那堪涉海問津
之迷雖然識淺而念深盡吾愚庸刻意求誠而已矣乃
奉內經為本錦囊景岳為提綱先哲羣書參合或遵取旨
意或辯解疑難或續編未備或閱驗心得十載餘瀝盡肝
腸吐盡底蘊方能就緒書成分為二十八集該六十大
卷每集各著頭額小引目次以別門派

一首集內叙目錄及醫藥神章

一內經要旨集奉纂黄岐格言分列爲病機諸條目以便讀誦　一醫家冠冕集纂要陰陽卦數五行干支要

醫理脉要條分縷析以明入門之首務

一醫海求源集撰集諸家於先哲要語彙分爲條目詳加註解以爲心印秘傳

一玄牝發微集明著先天資始之功陰陽之機本末之蘊與別症用藥無不詳備爲医之王道

一坤化採真集凡後天資生之用萬物之母氣血之源論病處方條目分析無餘事矣

一導流餘韻集於方書疑義肯意欠明與前人未暇處孟委曲爲辯論以補所缺

一運氣祕典集採取王氏占雲風角賦與王曆五行篇分列占雲占風主運客運主氣客氣各立成局驗斷以便占閱

一藥品彙要集撰取本草近用者一百五十品分爲五部以便查考簡誦讀

一嶺南本草集凡本草於我嶺南有所産者詳辯稱呼分列門類註釋性治以便採取

一外感通治集論我國無傷寒病凡有所傷率為感冒不事六經形症不必遠求古人方法製為解表三方和裏六方以畢外感諸病

一百病機要集撰取諸家各病門別為審機別症虛實吉凶治法處方用藥以便一覽

一醫中關鍵集凡傳心之奥妙知要之深旨悉會於此

無以加矣　一婦道燦然集撰諸家女科經帶胎產
諸條目去冗還真附以已見列分條目便於究治
一坐草良橫集凡婦人臨產之際安危所係第以諸方
彙演得此失彼仍會為一集條分節目以備緩急
一幼幼須知集凡諸幼科集古成方藥法支離無所統
一使學者困於多岐而其要總不外無陰之一理余不
敢盡去亦訂而正之類分審機別症治法方藥以為悶
槃便續自家心法為樂生篇以畢小兒諸症

一夢中覺痘集遍述諸家痘科增損之更附已意經驗
本末節次意旨兼該痘家之能事無遺蘊矣
一麻疹準繩集撰諸家方法附已經驗訓誡嚴明無季
指麻疹爲熱毒而輕忽於治療
一心得神方集奉先師馮氏新製秘方於錦囊部中症
解方意使學者深明奥妙
一儆儆新方集余每臨危症變幻百出無方可法者蓋
有其病而無其藥者不得不曲盡精思別立方法以[illegible]

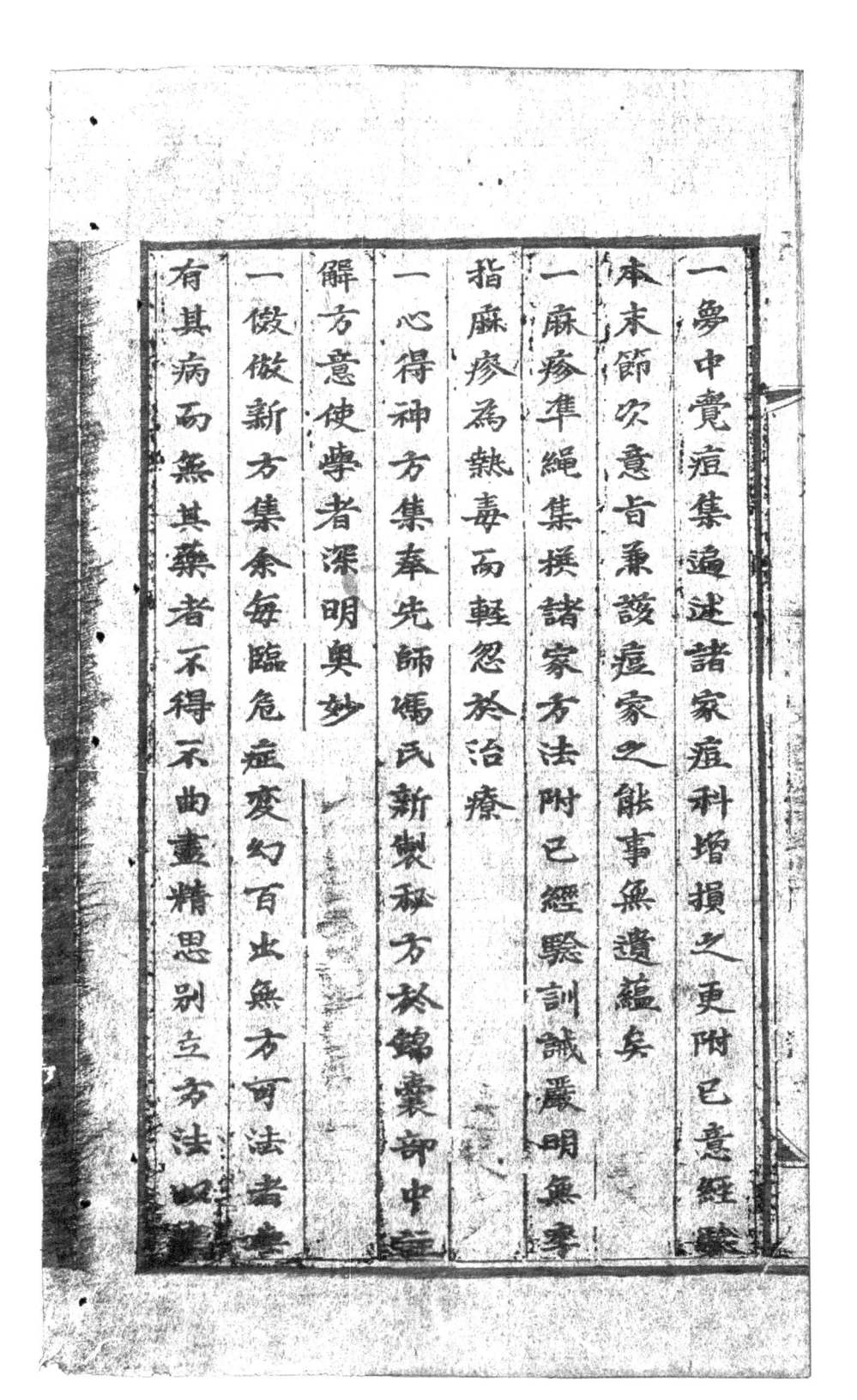

酬於緩急幸得去病甚速仍存之以備未備
一百家珍藏集余奉外祖公傳家秘方又遍求識友日
增月積别分門類每於醫束手處屢建奇功不爲不補
一行簡珍需集畧取本草諸單方凡有便於南北藥品
可通用簡易者以備應酬於倉卒列以八卦名目以便
查究最可愛者眼前草木皆通
一醫方海會集集取諸家方書湯丸重者刪欠者增今
爲日月星三卷服分條目以備一覽

（此頁據中國國家圖書館藏本配補）

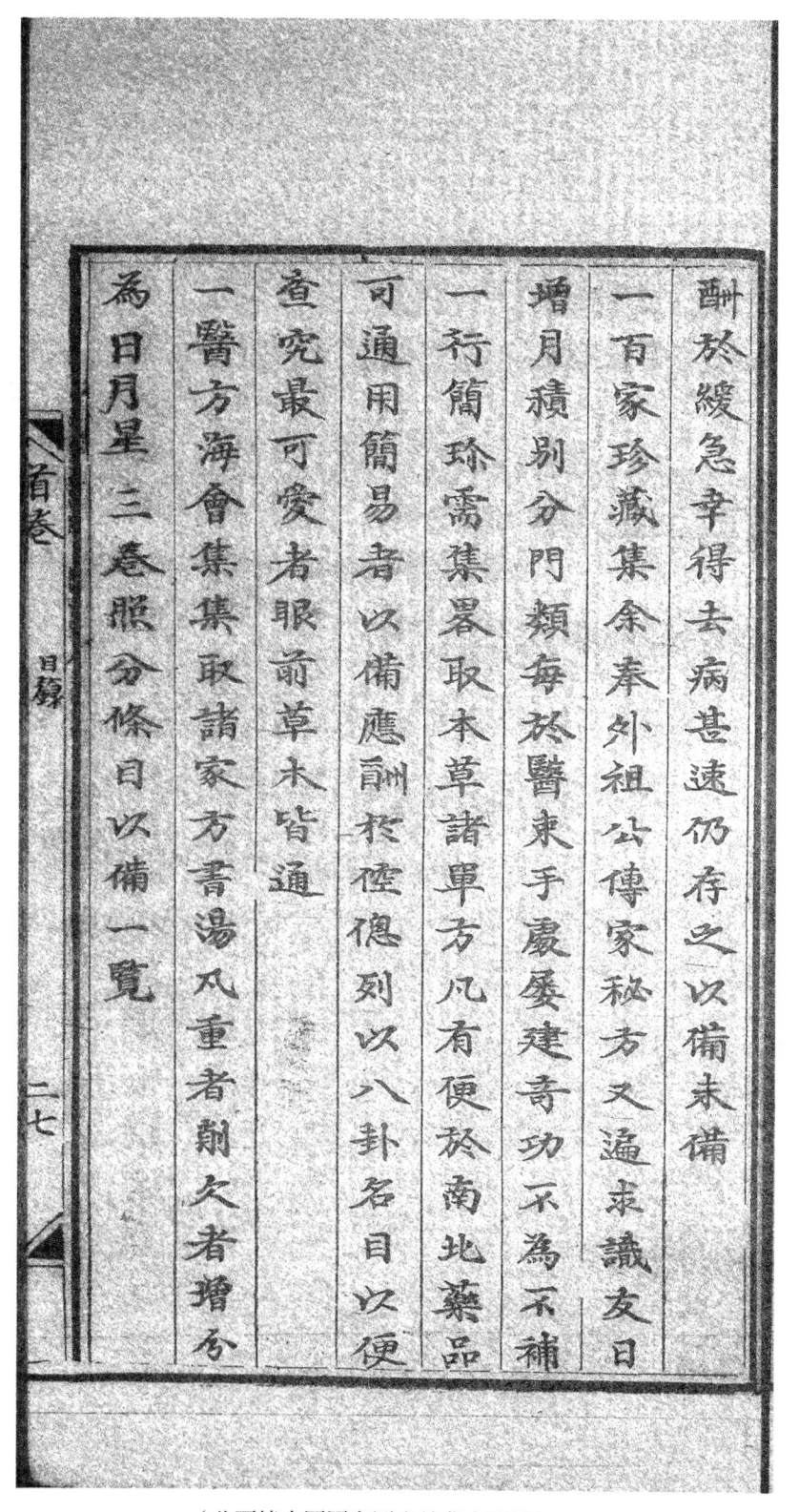

一醫陽案集余臨危症幸得安全者雖出於有緣亦存之以曲盡調停間横心困慮

一醫陰案集余救療大病或勢無能爲不能挽回或極力撑持絶無起意雖云不醫命亦存之以明所詮

一傳心秘旨集凡書中之義理精髓辯論詳悉庶得爲擇術之精爲

一問策集余與雅契香安阮先生往來問對又於講習間其道徒問對凡有得奥旨者仍存之以開蒙路

一尾集乃是上京之日姑記其事以爲留照焉

凡例畢

（此頁據中國國家圖書館藏本配補）

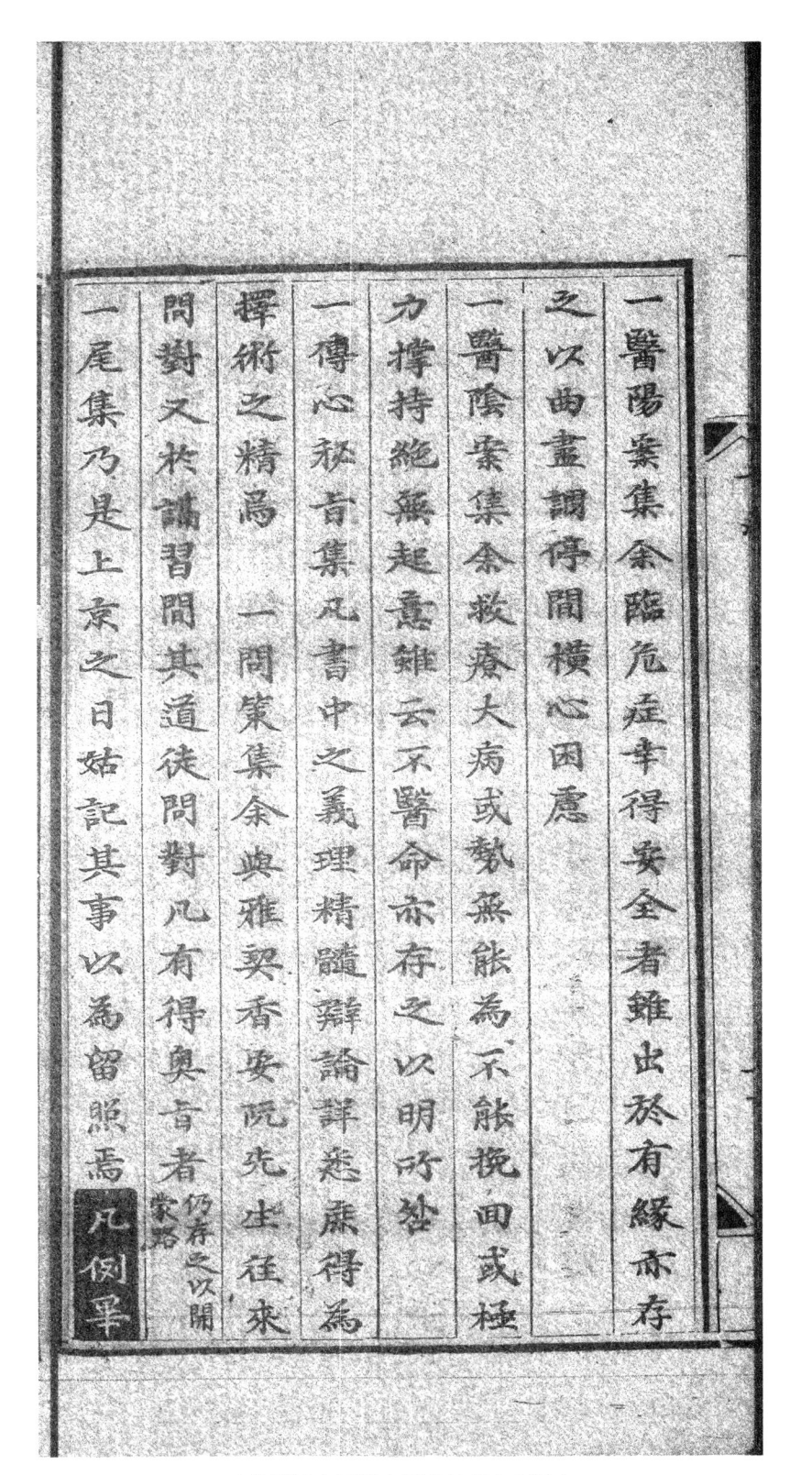

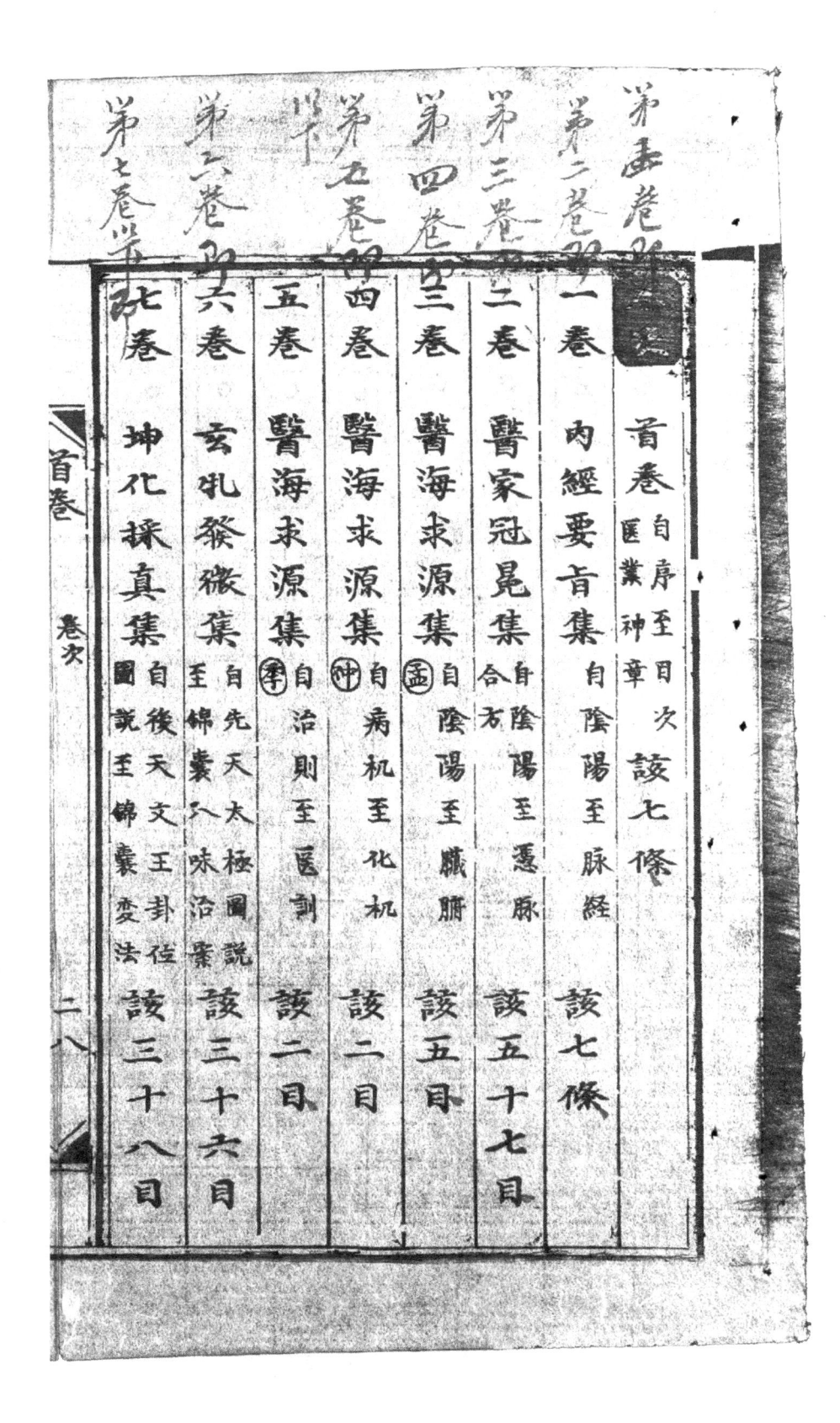

第八卷印
第九卷印
第十卷印
第十一卷
以下印
第十二卷印
原冊

八卷　導流餘韻集　自医理医意論至不能節慾隂盛論　該二十三目
九卷　運氣秘典集　自望氣說至運氣論　該五十目
十卷　藥品彙要集　自五味論至木部㊤　該十三條論六十藥品
十一卷　藥品彙要集　自土部至火部㊦　該九十藥品
十二卷　嶺南本草集
十三卷　嶺南本草集
十四卷　外感通治集　自心得論至五臟論　該四十四目
十五卷　百病機要集㊙

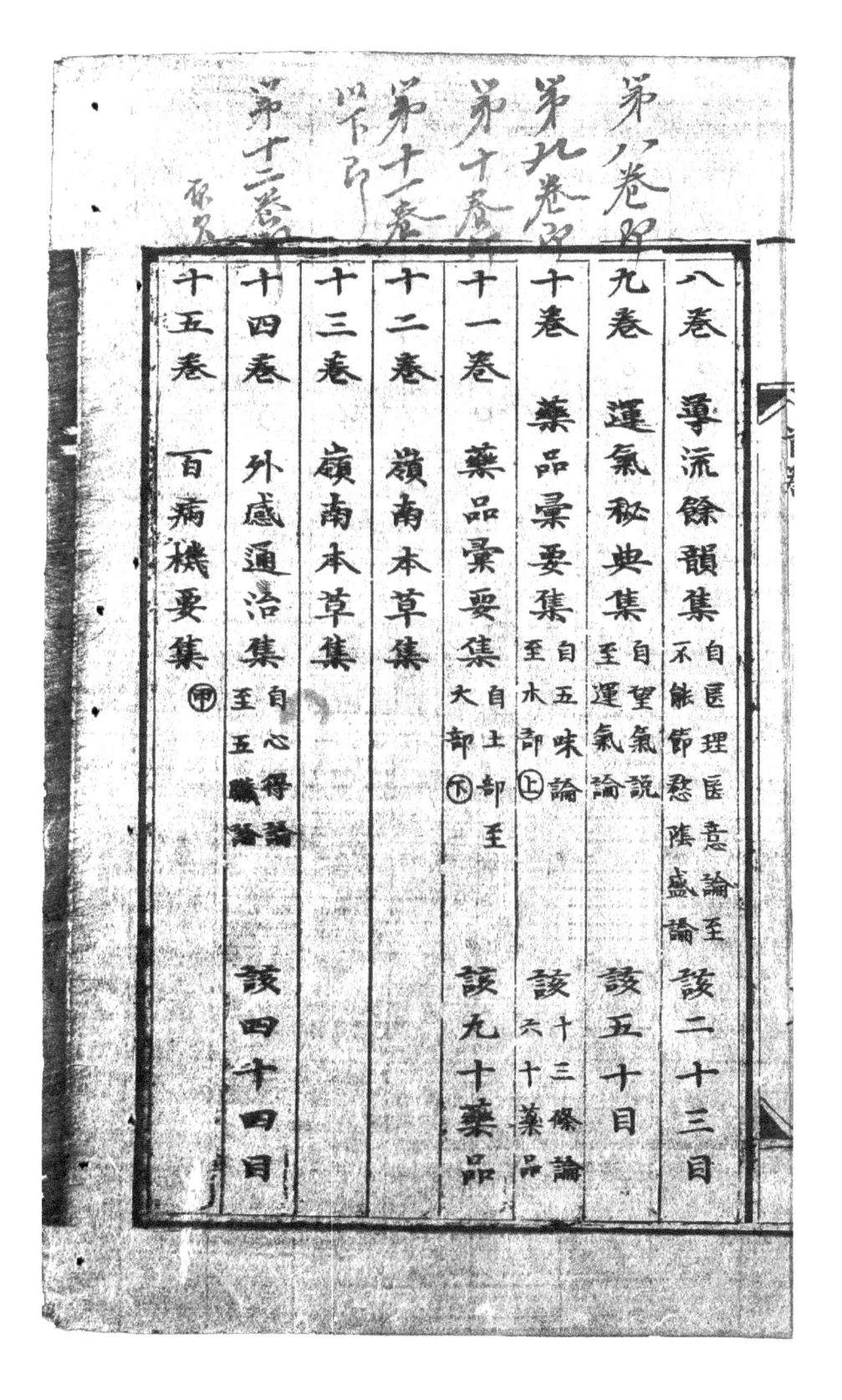

第十三卷印以下

十六卷　百病機要集　㊁

十七卷　百病機要集　㊂　自積聚至燥結　該八目

十八卷　百病機要集　㊃　自開格至血病　該八目

十九卷　百病機要集　㊄

二十卷　百病機要集　㊅

二十一卷　百病機要集　㊆

二十二卷　百病機要集　㊇

二十三卷　百病機要集　㊈

第十四卷以下
第十五卷印
第十六卷 速行 日集
第十七卷
第十八卷
第十九

二十四卷 百病機要集 癸
自中風 至厲風 該九十一目
二十五卷 醫中關鍵集
自月經延論 至姙胎脈 該二十六目
二十六卷 婦道燦然集 前
自胎前條 至乳癰條 該八十三目
二十七卷 婦道燦然集 後
自胎訓條 至算胎法 該二十七目
二十八卷 坐草良模集
自醫家四要 至夜寐驚啼 該五十三目
二十九卷 幼幼須知集 金
自驚風 至語遲 該四十一目
三十卷 幼幼須知集 木
自失聲 至囊腫 該十六目
三十一卷 幼幼須知集 土

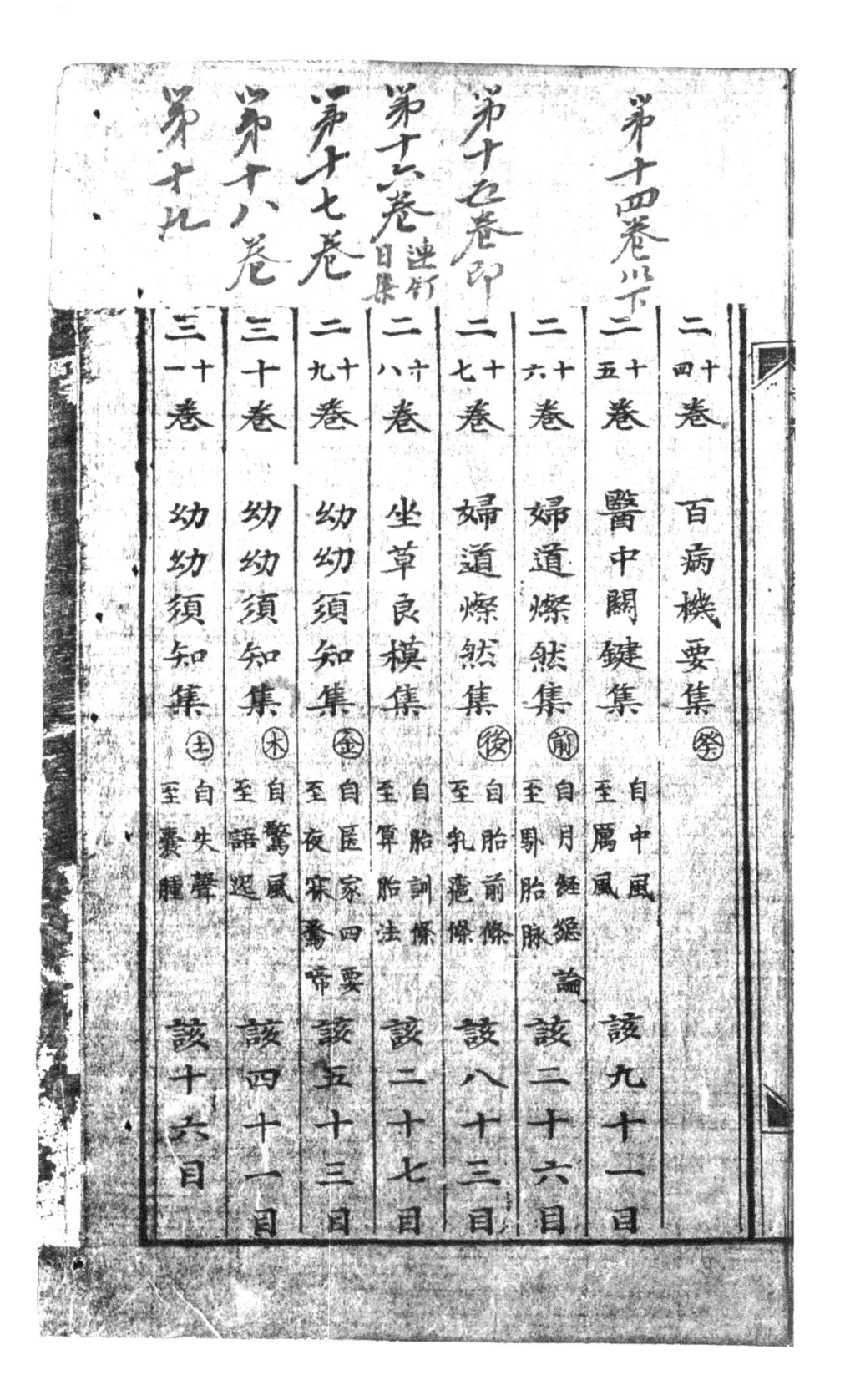

第二十
第二十一
第廿二
第廿三
第廿四

首卷　卷次　三十

三十二卷	幼幼須知集	水	自疳氣至胎毒諸瘡	該三十目
三十三卷	幼幼須知集	火	自樂生篇至兒科諸方	該二目
三十四卷	夢中覺痘集	甲	自總論至卧死症日数歌	該三十六目
三十五卷	夢中覺痘集	乙	自脉法至避穢諸法	該十目
三十六卷	夢中覺痘集	丙	自發熱辨疑至報點藥品	該十八目
三十七卷	夢中覺痘集	丁	自起脹至落痂	該三十五目
三十八卷	夢中覺痘集	戊	自不能食至咳嗽	該十九目
三十九卷	夢中覺痘集	己	自頭面預腫至出不快	該二十二目

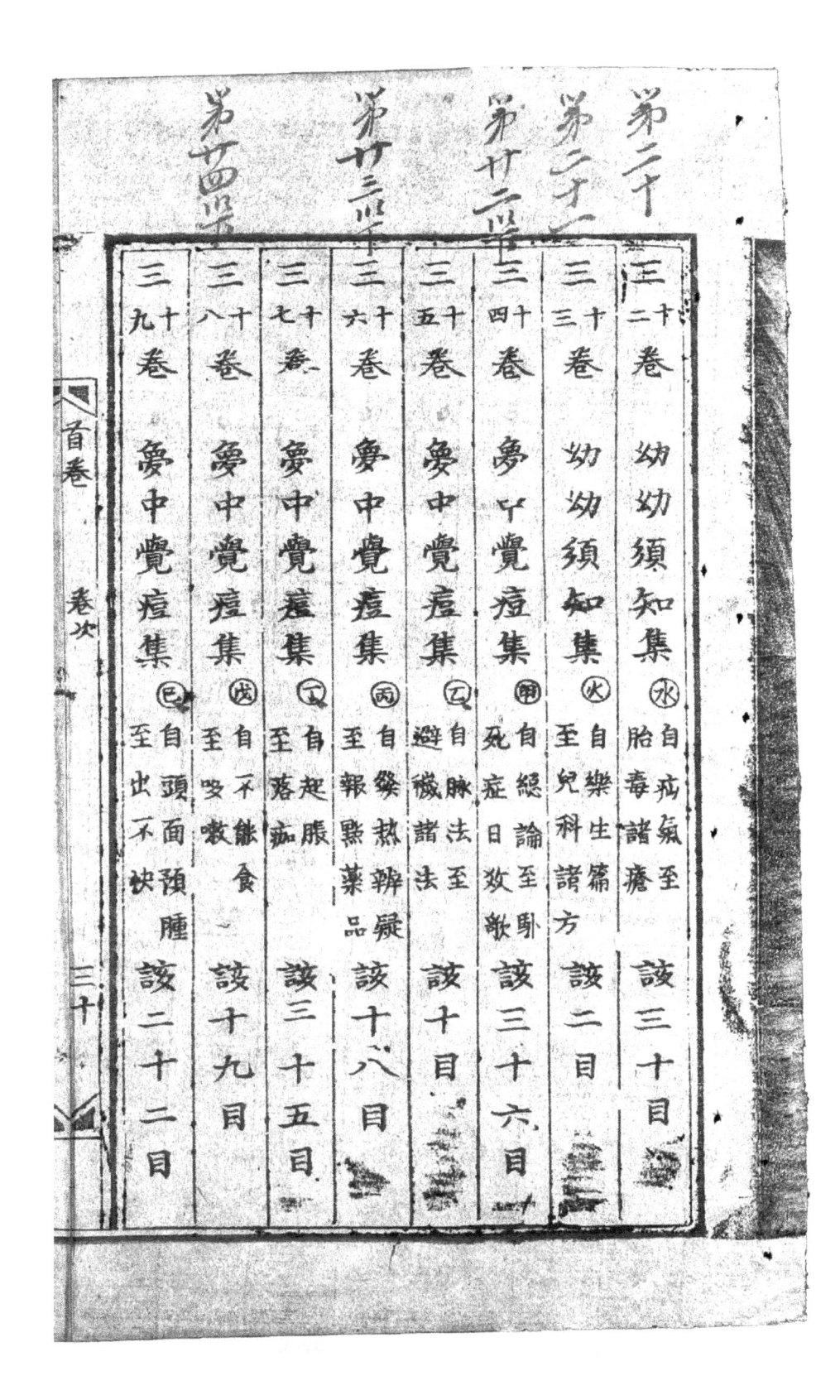

第廿五卷上　第廿六卷上　第廿七　第廿八卷下　第廿九卷上

第三十卷

第三十一卷

四十八卷　百家珍藏集（仲）　自頭痛至救急　該二十五目

四十九卷　百家珍藏集（季）　自女科經病至宮劑　該五十三目

五十卷　行簡珍需集（乾）　自中風至發黄　該十五目

五十一卷　行簡珍需集（坎）　自脚氣至眼病　該十六目

五十二卷　行簡珍需集（艮）　自耳病至哮吼　該十九目

五十三卷　行簡珍需集（震）　自喘急至盜汗　該二十七目

五十四卷　行簡珍需集（巽）　自消渴至脱肛　該十四目

五十五卷　行簡珍需集（離）　自大便秘至産後乳汁病　該十一目

五十六卷　行簡珍需集（坤）自兒科至諸術方　該七目
五十七卷　行簡珍需集（兑）自外科至獸毒傷　該二十一目
五十八卷　醫方海會集（日）[redacted]
五十九卷　醫方海會集（月）[redacted]
六十卷　醫方海會集（星）[redacted]
六十一卷　醫陽案集　自消渴至產雜　該十七條
六十二卷　醫陰案集　自陰亡陽竭至虛勞案　該十二案
六十三卷　傳心秘旨集　珠玉格言篇上下　該二篇

（此頁據中國國家圖書館藏本配補）

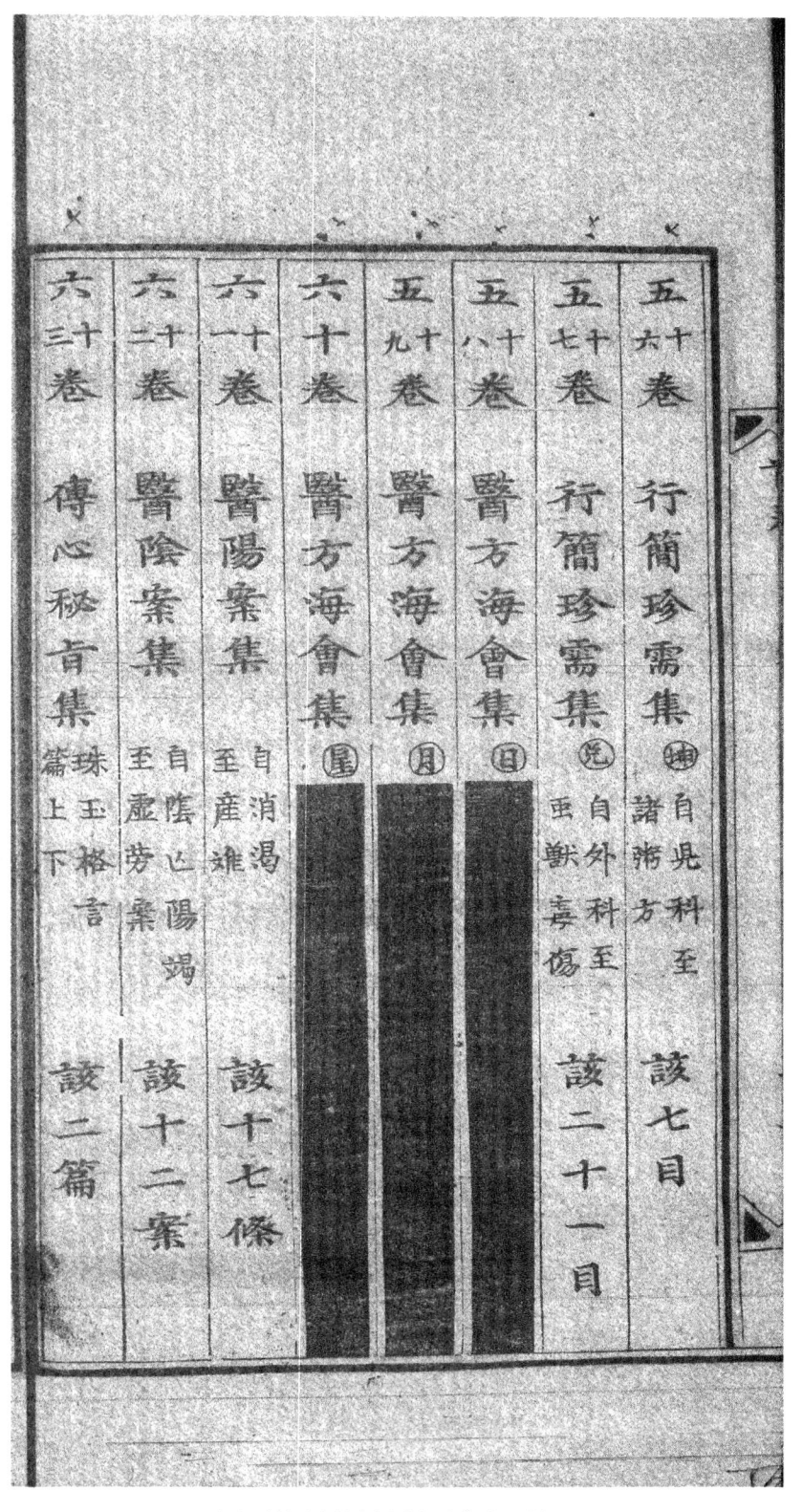

六十四卷　問策集　尾卷　上京記事集自被召至放歸

卷次終

醫業神章

夫醫者人之性命所懸也但世間業醫常以為易哉之業醫自以為甚難何則世間論症者只摸捉標症而已其所以得此症者不暇追檢方書只執縛古方而已其所以用此方者不能舒究故遇症之輕者幸而或中自以為神遇症之歷者不幸而誤人必歸之命滔滔皆射利之心荼毒之手無怪乎醫以為易也我則異於是始

（此頁據中國國家圖書館藏本配補）

則恐己身爲扆醫之所誤終則恐一家之性命爲扆醫
之所陷始奮志醫業博求前古之方書附以自己之意
見求諸經絡則詳於治要求諸脉訣則詳於冠冕然以
其病皆起於傷寒則畧有大成以其症莫險於痘瘡則
有蔘中覺痘又以小兒之藥爲難中之難則詳於幼幼
又看兒之脉色至若胎產一門已有先生保產歌訣用
以爲出入不須再贅凡若此類研精殫思極力搜求輯
岐之奥旨十分僅得其一二自三十至四十始能知醫

自四十至五十僅能少誤自五十至六七十始得無誤間有不治之症皆先對人言之方能無悔此醫之難而我知其難宜乎以爲甚難也豈無徵之言哉況我雖医業而不好醫人蓋恐醫人多則誤多誤多則陰報多求以爲福適以爲禍故不掛醫牌不飾醫刀不輕著足不妄下手惟於族屬鄰里門弟之中義之不可辭理之不得已者無論大人小兒或賜之藥或賜之方其藥錢仁還多少足矣此我之業醫身醫也家醫也非治生之醫

也非逅剩之醫也第念既知之難而有畧得其難豈可以自己而止哉因述所得以為訓夫凡業醫者內明臟腑之表裏外察臟腑之門竅如何先天如何後天如何表裏如何水火如何氣血陰陽又望形色聞聲音察起居問原把以定其表裏寒熱虛實之分又參諸浮數沉遲四大脉以決其表裏寒熱虛實之的斯則表裏寒熱虛實六字為醫家察病第一話法也姑詳其實言之人之一身自膻中以上屬上焦兩乳間應天為陽主氣參矣

病者多為風為火所苦自膻中以下小腹以上屬中焦（即下）臍為半陰半陽交界之關受病者多為濕所苦自小腹以下至足屬下焦應地為陰主血分受病者多為寒所苦五臟並屬陰惟腎有水火兩臟故為六臟以配六腑六腑者並屬陽謂之臟者藏在內而屬血脉之分謂之腑者腑在外而屬職肉之分謂之三焦者猶三元也然陰根於陽陽根於陰故肺與大腸相為表裏（肺居丑土位大腸居卯金位土母金子此子承母故居位相隔而氣合也）屬西方庚辛金司氣出

入（出升于皮膚入引氣歸源）肺名氣管又名氣海心與小腸相為表裏（心居午火位小腸居戌土位此火從水化故居位相隔而氣合也）屬南方丙丁火主煎熬津液成赤色而為血名君火又名君臟此肺心部位皆居上焦間有膈膜攔之使濁氣不得上侵脾與胃相為表裏（脾居未土位胃居酉金位土旺金盛故位居相隔而氣合也）屬中央戊己土胃名倉管主納水穀脾名黃庭主磨水穀脾胃胞絡相附與肺系並一而脾系於肺之臟上為咽門即胃脘下胃脘即胃之上口水穀自此而入胃系膈氣則

自坐門傳入小腸上口傳至小腸下口間有膈膜攔之使渣滓入大腸右邊而出於穀道其濁穢滲入膀胱而為小便此脾胃在中州輸布水穀之清氣于心肝肺腎之四臟焉故曰胃氣曰元氣曰穀氣皆胃之氣也脾胃部位皆在中焦肝與膽相為表裏屬東方甲乙木肝居亥艮木位膽居寅相火位然相火居東方甲乙木謀慮決斷所出寄乎肝故居位相隔而氣合也主發為霧使清氣上升名為雷火又名血海腎與膀胱相為表裏腎居子水位膀胱居辰寒水位水隨腎位主故居位相隔而氣合也屬北方壬癸水左腎

為水名為真陰右腎為火名為真陽又名相火又名君火此肝腎部位皆在下焦又有命門一臟以心胞絡為臟本非正臟脂漫包在內者心也脂漫外者有細筋如絲与心肝相連故曰胞絡也居巳位亦風木位寄于腎故腎屬于命門焉以三焦為腑而非正腑上焦主納心肺中焦主腐水穀下焦主決津液皆引陰陽別清濁以主持諸氣有其名無其形位寄上焦氣海共下焦血海血室男女相共乃榮術停止之所經絡流通之處但男子主陽則運而行之無積而不滿女子主陰則停而止之有積而溢下月經居申位亦相火位寄于腎故腎屬于命門左腎收血化精運藏諸命門男子以此而藏精女子以此而繫胞但男子以氣為主坎水用事故薰氣為精而

色白如帶火者精亦能紅女子以血爲主離火用事故血盈爲經而色紅如掀痰者經亦能白所謂内明臟腑表裏者此也肺爲金臟金生水故肺爲母腎爲子主在咽喉之間内通竅於膀胱外通竅於鼻管一呼者引清氣上升而輸布於皮毛一吸者引清氣下入而歸于腎腎子虛而肺母哭宜滋腎主之以上等項而見病者皆宜責於肺也又金色主白凡病見色白者多爲寒爲痰爲正氣虛又肺熱則憂女子相依兵戈相覓肺虛則憂

洪水田又肺之積名曰息賁在左脇下大如覆杯心為
火臟火生土故心為母而脾胃為子內主血外應舌榮
於髮花於面火炎則多喜笑口糜目黃咽瘡甚則咽路
口消而渴心液乾而無汗宜汗則胃平而皮潤又甚則
血虛上行而鼻衄又於面部則應天庭以上等項見病
者皆宜責於心也又火色主赤凡病見色赤者多為火
為熱為火邪實又心實則憂可憂可驚可惟之事心虛
則憂寃彩揚氣逆於心則憂喜煙火健忘失記此皆心

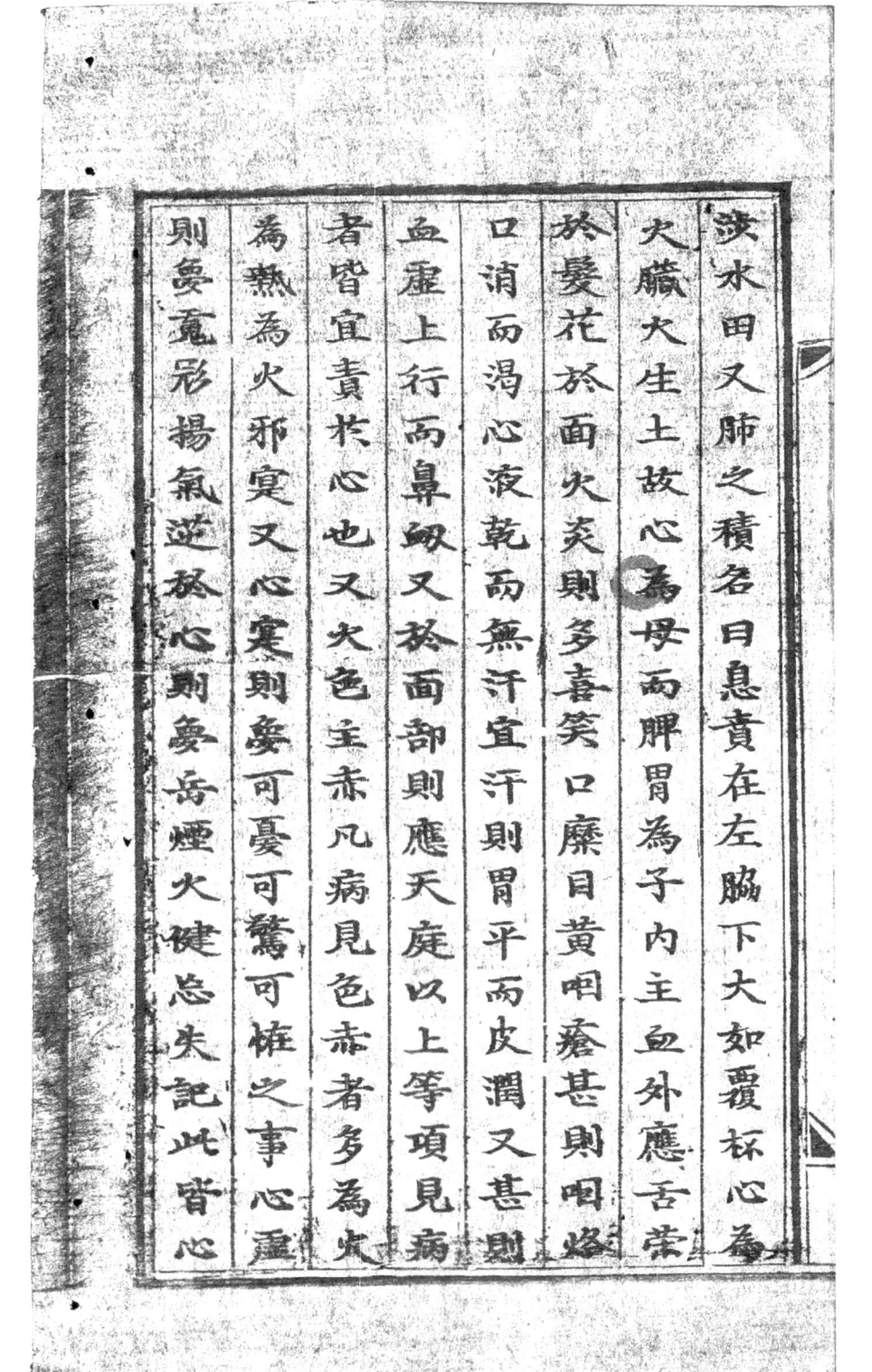

血少也又心之積名曰伏梁形如手臂在臍畔而不動如屋之棟樑然且心系與五臟之系相連輸其氣血滲灌骨髓故五臟病先干於心其系上屬於肺多通於脊者連於腎自腎而之膀胱絡而之溲溺處故凡病真心痛者乃水來克火心脉弦沉死症不治又與小腸同臟小腸者受盛之官竅在人中凡胃中腐熟水穀皆傳入小腸秘別清濁滲入膀胱上口滓穢入大腸上口故病心氣入小腸成頽疝睪丸疼心風入小腸腸鳴作聲小便

成五次淋瀝或為秘澁心熱入小腸煩悶作渴或虛火上逆入胃而為嘔噦小便不通或脹痛急不作渴者未可投淡滲（宜滋腎丸最妙）肝臟魂為木臟木生火故肝為母心為子其竅內見於筋外見於爪旁應於兩脇兩耳上應於兩目巔頂下應於陰門玉莖晝則運其血於四肢夜則藏其血於肝故傷風則筋脉踡縮瘛疽發於筋脉處肝熱則目赤驚狂脇痛肝虛則目赤生花濕熱鬱則小腹牽莖囊痛病各類病血不足則多懼血有餘則多怒

氣逆則頭暈以上等項見病者皆宜責於肝也又肝本色主青凡病見色青者皆屬風青甚而黑者兼有寒也又肝之積名曰肥氣在左脇下肥肉突出之狀且肝有七葉左三右四然木得水而浮肝得水而沉金得水而沉肺得水而浮蓋肝非純木也乙與庚合其意樂金故肝沉肺非純金也辛與丙合其意樂火故肺浮然辛當歸庚故肺熟而復沉乙當歸甲故肝熟而復浮肝血晝行而夜藏故凡人睡起則目赤夜血歸肝故也血不歸

肝則夜卧不眠肝虚爲他藏被熱則血妄行於口鼻或爲便血又主筋凡宗筋縱弛筋瘻轉筋及外瘡發於筋脉皆肝所主關節不利乃肝之虚食至聞腥乃肝之枯又與膽同臟故膽爲風上攻頭眉耳目多傾癲癇吐沫口苦膽熱者食入移易而遷不生肌膚膽虚則目昏多淚不眠善恐如人將捕或憂細草蓋淚者類也胆受水氣與坎同位眠亦水也水得火而煎故心悲則淚出陰從陽也老人膽汁堅故哭而無淚笑而有淚者火盛水

髓也腎爲水臟水生木故腎爲母肝爲子其系連脇下對臍曲糉脊膂上與心系通爲一所坎北離南水火相感者也左腎納氣收氣化精主以堅爲事故腎臟便有補滲之兩已腎火尤極暫用知相宗之兩已男女交媾造化形容是造無而成有男子之強於作用女子之精於技巧由此兩出作強之官也其竅內應於骨髓外應於兩足心旁應於耳之中外前後膽絡常在此故耳目聾亦少陽症中之瞳子口下之承漿身後之兩脇身前之小腹牙齒

之骨陰門莖囊之間乙癸同源 肝腎同治故腎有風則目儀儀無所見腎有熱則唇燥舌乾咽痛由心系貫腎絡於肺故也腎氣虛則骨痿齒搖夢寐遺精亦有挾大邪而夢遊者量加炒黑知栢腎氣衰則囊寒有心風入腎則足心熱便溲血濕熱入胃則發黃疸腎氣絶則莖縮股内後臁痛腎氣動則飢不欲食喘急中鳴又腎之積名曰奔豚在小腹之上心之下如豚之奔然奔豚症忌用鐵器以上等項見病者皆宜責於腎也又腎水色主黑故[illegible]

黑色者多為寒亦有熱甚紫而至於黑如瘧症不可不知又與膀胱同藏腑同津液有下竅而無上竅得氣海之氣施化（氣海即肺也）則溲便泄瀉氣海之氣不足則秘隱不通膀胱積邪於小腸則惡聞食臭謂之惡心症惟水臟而有相火則火伏於水中故謂相火為龍水衰則相火浮越肝以震木而發雷故曰龍雷之火凡病見面赤暴發驚狂口鼻衄血者宜責之相火與肝不可專責君火也脾為土臟土生金則脾為母肺為子其竅應於四體

之䐪肉上應於兩肩通於口唇及面肉之潤澤下應於兩臂之肥滿與兩目之胞瞼鼻準之間齒床之內故脾傷風則脾積不行隧道不利筋骨䐪肉無氣以生輕則四肢怠惰不利手足癱瘓（謂運動不利也）肌肉膶動謂之肉痿食肥則腠理密令人內熱食甘令人中滿內熱則氣炎轉為消渴蓋脾熱則胃液滲泄乾而為渴能食不生肌肉成羸瘦之病此乃大腸移熱於胃病名食積節緩者脾之脈絡有病也寒則身體重痛塞則百節縱弛腸癖

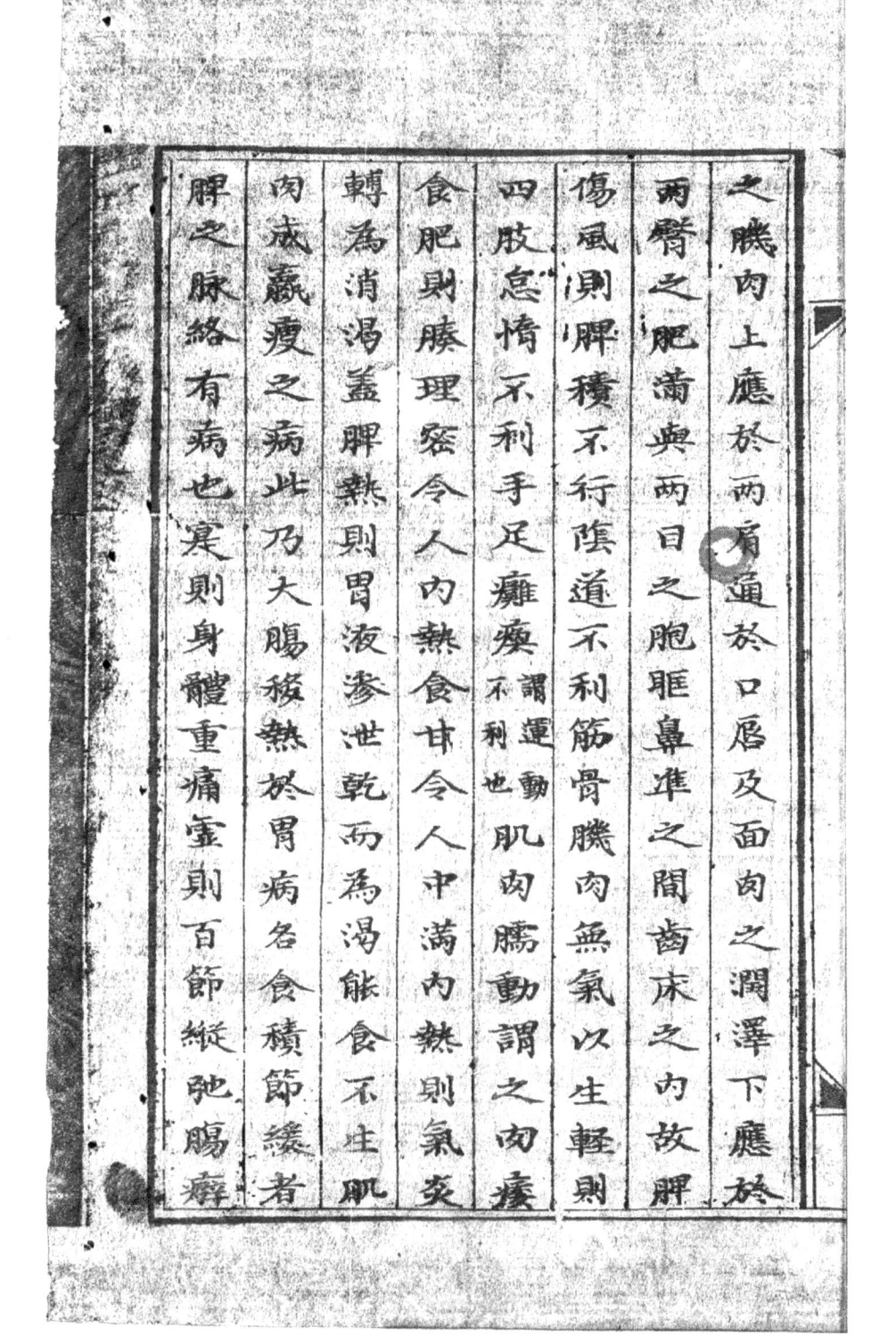

者精氣内消下焦無主以守持乃稼熱於脾脾虚不能制水而受病治腸癖者消除也而氣下則生禁止者死吐瀉轉筋者傷於風而木乘土也宜藥中加木瓜脾氣滯則心腹痛膨脹水腫痞塞不通又脾之積名曰痞氣在胃脘或在右腹大如覆杯乃氣積於中非有形也凡脾虚則憂飲食憂取子脾寔則憂築垣蓋屋又與胃同臟胃脉起自鼻循外入齒縫侠口環唇下交承漿循頤後下臁至人迎循咽入缺盆下乳膈腹裏至氣街而合

故胃傷風則口眼喎斜咽喉痺頸汗膈寒腹大肥人風不得外泄則寒中而目淚出上喘者陰氣上逆邪客臟腑驚水而喘腹滿脹悶者腹屬脾絡胃故胃病則煩悶腹滿得後與氣（後大便也氣失氣也）則快乃衰（蓋陰氣衰而陽氣搏出也）嘔者陽明病氣則喜嘔嘔已乃衰嘔腥水者挾寒嘔甘水者挾風嘔酸水者挾濕噦者舊有寒氣因穀氣入胃上注於肺寒氣與穀氣相攻相併而為乾噦心痛者氣鬱胃脘當心而痛乳痛主陽明乳房也胃熱惡火氣人聲

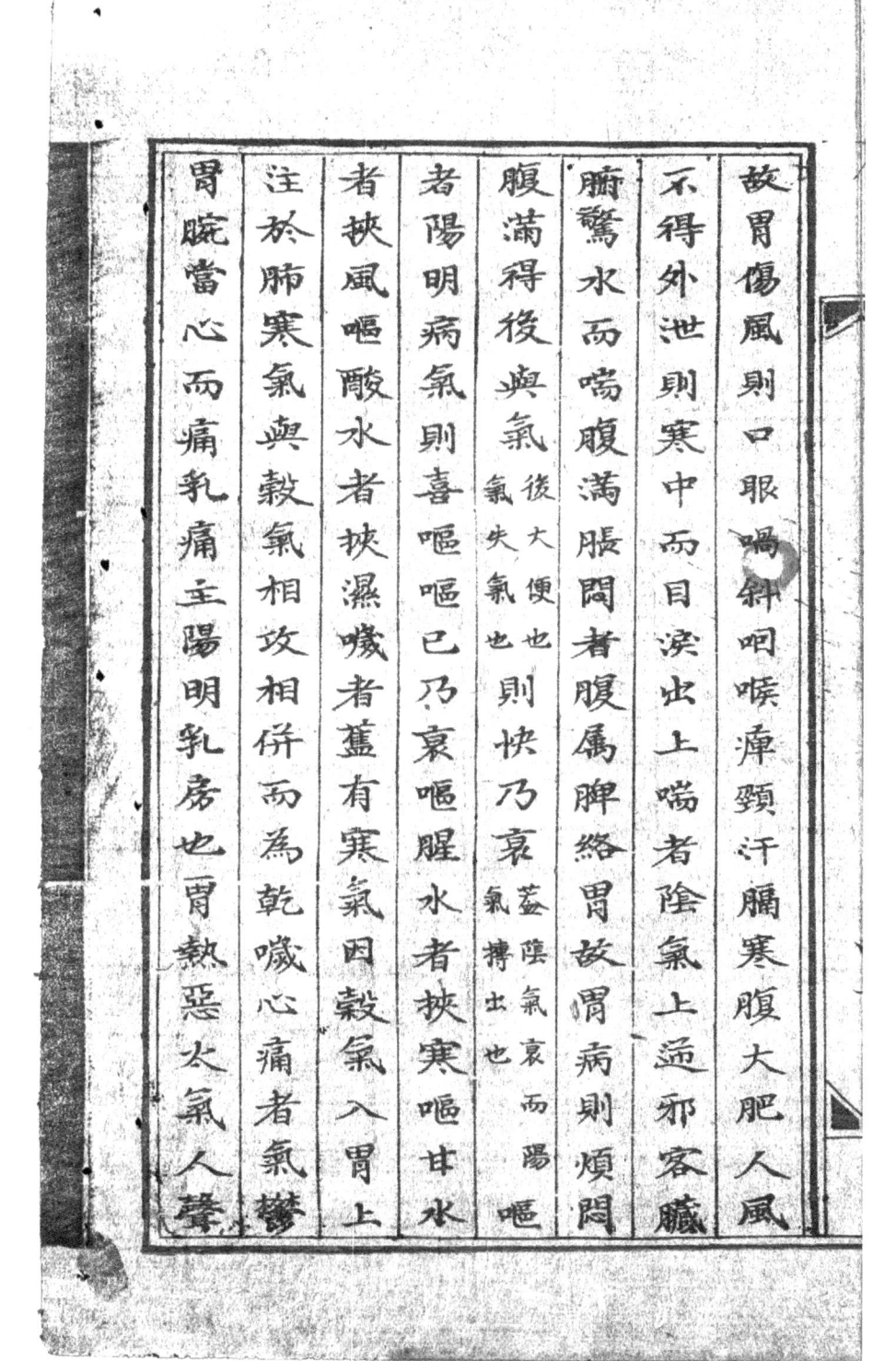

口昜流涎登高發狂蓋陽盛則升高也胃虛惡木聲喜鐘聲蓋木克土而土生金也噫者陽氣上入陽明胃胃絡屬心故上心為噫腹響者腹中漉漉有聲胃氣寒也脛寒脛枯或腫者胃陽虛陰氣上與陽拒故也面目俱浮者胃虛寒也腰痛不能回者亦胃虛寒也振寒鼓頷者胃陽虛而氣冷也翻胃吐清水不止者胃冷敗症也腸風下血者胃風在下也面腫者胃風在上也酒癖食癥蠱痓皆胃氣不行血瘀與痰相結而成也以上等項

見病者皆宜責於脾胃又土色主黄凡病見色黄者多爲脾胃虚與濕熱之症所謂外察臟腑之門竅者此也先天者何也蓋命門居兩腎之中爲身中之太極如腎之左一點黑竅徽涼屬水即真水腎之右一點白竅徽温屬火即真火水爲火制而不敢泛溢火爲水制而不敢升騰所謂真水真火真陰真陽而寔無真形皆得於父母之初生人之壽夭皆系於此故曰先天後天者何也蓋人之既生飲食入於胃運化賴於脾使水穀之清氣上

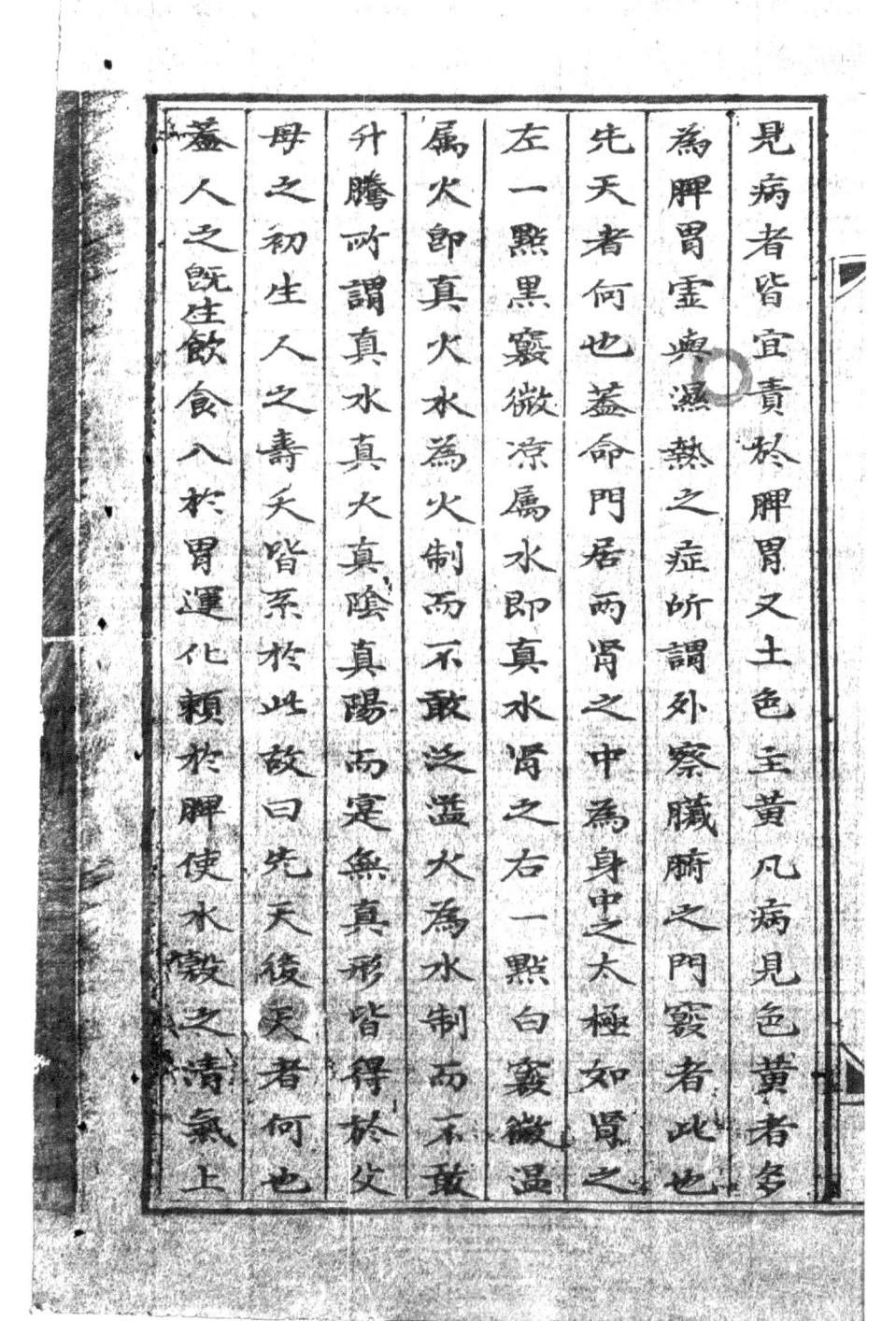

升精華者衛於外而為氣津液榮於内而為血其濁氣下降而為大小便與心肝肺腎之有形者是皆得於旣生之後故曰後天要之先天之水所以生後天之血後天之血所以培先天之水是水即血而血即陰也先天之火所以生後天之氣後天之氣所以培先天之火是火即氣而氣即陽也乃知水本無形而血則有形蓋心火煎熬津液以成赤色而為血其見於内者如月經之見血鼻衂之見血刀傷之見血此有形之實也而其見

於外者發為眼之淚鼻之涕口之涎身之汗小便之水謂之五液者此血之餘也充而為毛髮之蒼黑肌肉之紅活筋脉之柔軟非血之有形乎火本無形而氣則有形蓋胃氣薰蒸以成白色而為氣其見於內者如変嫣之精氣息之溫此有形之寔也而其見於外者發而為兩手之脉息晝夜之呼吸肌肉之充寔皮膚之溫潤非氣之有形乎推此則氣陽也夫也為血之引導血陰也婦也為氣之依附可相有而不可相無故血虛而善補

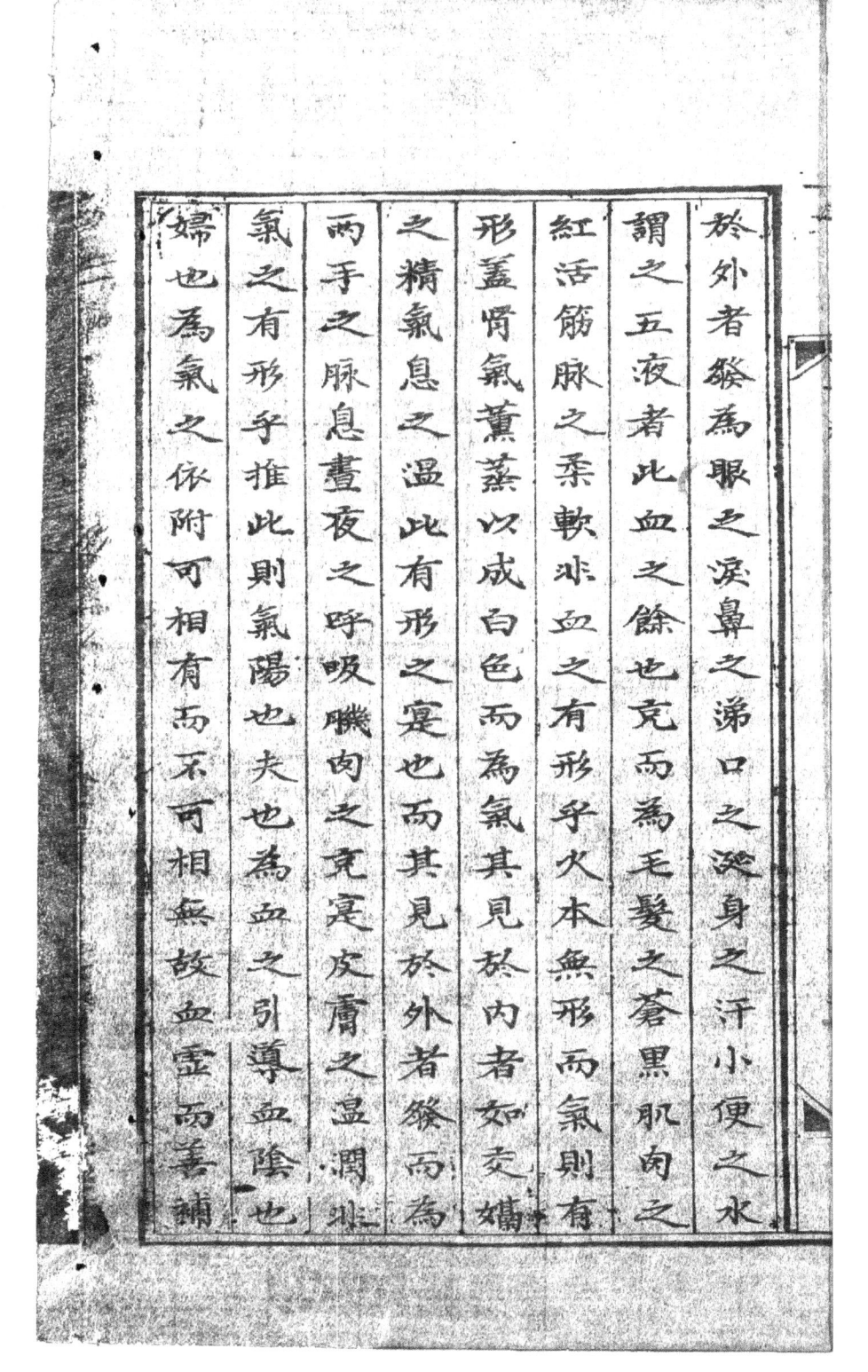

血者求諸氣如補陰益陰而有參附之類是也為其氣能統血故也氣虛而善補氣者求諸血如補氣益氣而有歸熟之類是也為其血能接氣故也此以上所謂氣血陰陽水火者此也然形症多端病情難識又望其形色之紅赤光亮察其聲音之響亮頻長認其起居之反側躁動則病情為熱為在表為外邪寔若察其形色之青白暗昧聞其聲音之短澁柔弱認其起居之安靜踡攣則病情為寒為在裏為正氣虛又問其得病之原故

或冒暑濕風寒而得之或食燒熱凉冷而得之以知內傷外感之因如病果熱果表果外邪實果得之外感而隨其人之強弱而汗散之清解之少壯而強則從表散少壯而弱則從微汗小兒老人則補中兼發發中兼補方為合宜如病果寒果裏果正氣虛果得之內傷而隨其人之強弱而溫補之消導之少壯而強則消導中兼溫補少壯而弱則溫補中兼消導小兒老人則溫補為先消導為後方為合法此以上所謂望形色聞聲音臨

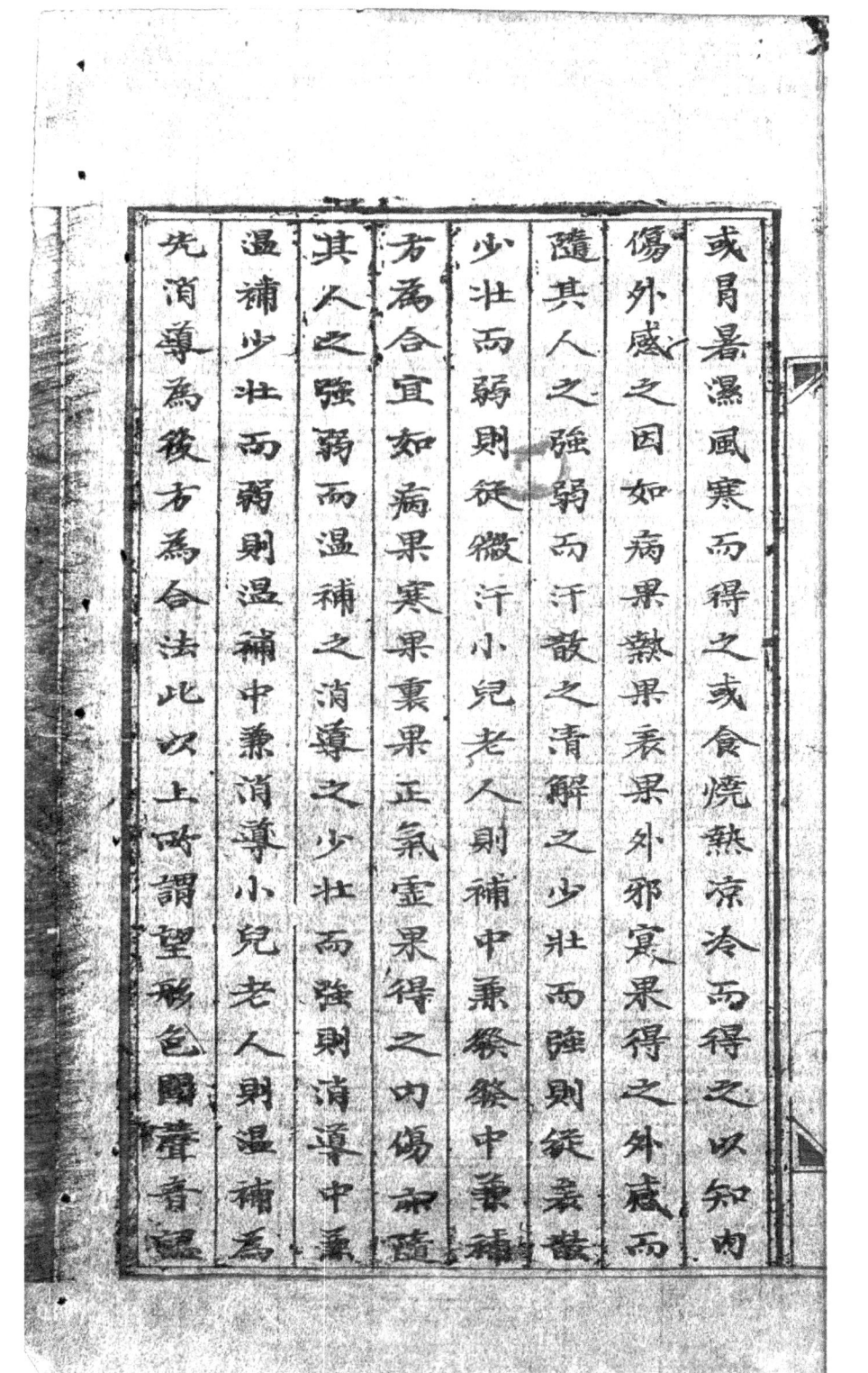

起居問原犯者此也雖然察之於外僅得其大意驗之於內方得以無疑故參之於脈焉夫脈乃人之氣血寓於呼吸之息而形於兩手也每手分三部寸口爲陽尺爲陰關爲半陰半陽交界之間以當脈言之逐部單看左寸心與小腸屬火浮大而散爲平左關肝與膽屬木弦而軟爲平左尺腎與膀胱屬水沉而滑爲平右寸肺與大腸屬金浮而濇爲平右關脾與胃屬土和而緩爲平右尺腎與心胞絡三焦屬相火沉而實爲平合三部

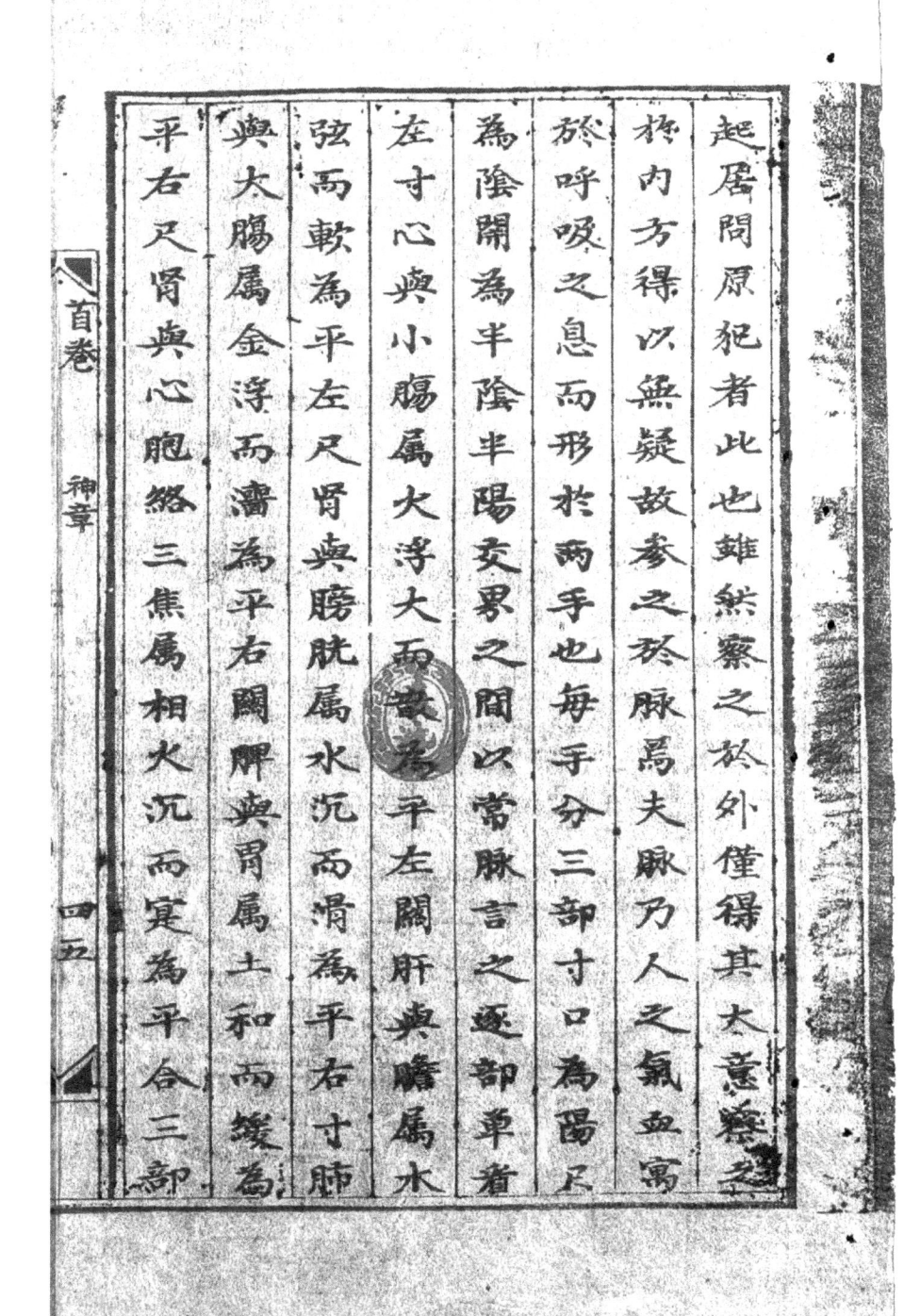

統看者一息四至以我一呼出一吸入為一息以一息計之而脉出於皮入於骨凡四度是為四至不沉不浮不遅不數往来和緩意思悠悠此乃平常之脉無病也至於得病必隨其人之氣血盛衰寒熱而脉則变其常焉人之氣血盛而熱者則六淫之邪風寒暑濕燥火外感之其脉必变為浮為數為洪為長為活為太為弦為緊為芤為寔類皆陽脉此為外感為病在表為[illegible]寔人之氣血虚而寒者則七情之邪内傷之喜怒憂悲驚恐其脉必变為沉為遅為軟為弱為弱為濇為緩為伏為[illegible]

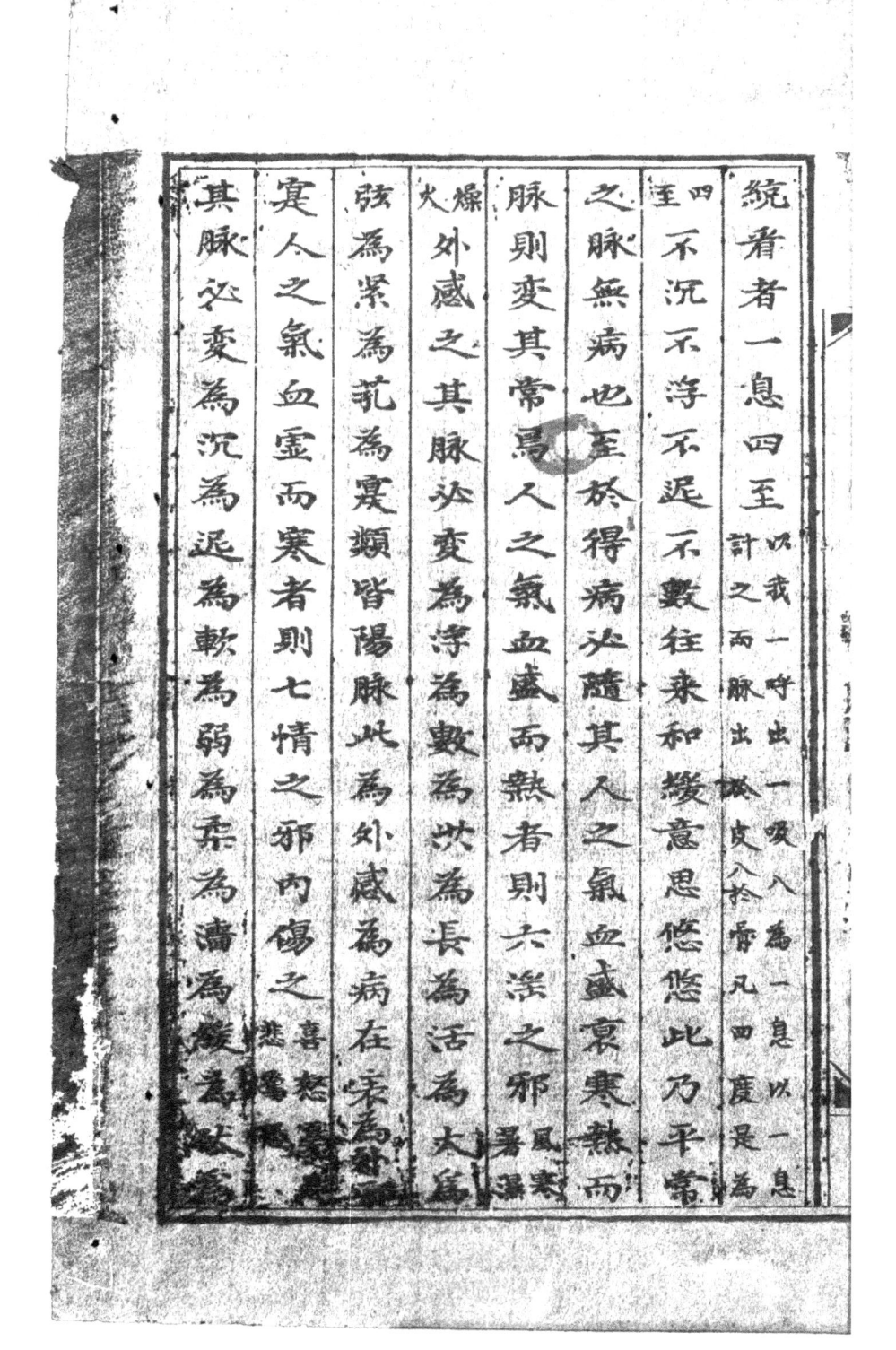

細爲靈類皆陰脉此爲内傷爲病在裏爲正氣虛是脉有二十七類叔和脉訣其論詳識亦已發諸脉訣矣但脉名繁洪脉理微玄難於推測今始約言之浮數一陽脉類沉遲一陰脉類謂之四大脉使人易於推求耳以指頭求之輕手按之於皮膚而見脉此浮脉也以呼吸求之一息五六至此爲數也但重手按于肌肉其脉鼓挙于指頭愈重按于近骨而脉力不衰者此爲浮數有力則浮爲風數爲熱無疑矣必逐風清熱而何姑若漸

漸重按之而脉力愈衰指頭不見鼓擊者此浮數而無力則為虛火虛熱或為氣血虛皆以内傷治之不可純以為風為熱也推之洪大滑長之類皆然以指頭求之輕手按於皮膚而未見脉重按於肌肉而始見脉漸漸重按于近骨其脉益顯此為沉脉以呼吸求之一息而三至或不及三至此遲脉也但漸漸重按之指頭不見鼓擊愈按而脉力愈衰者此沉遲為無力則沉為寒遲為冷無疑矣必熱藥温補而何害若漸漸重按之其鼓擊

于指頭愈重按而脉力愈盛者此沉遲爲有力則爲積聚或爲癥瘕在傷寒或爲熱入臟腑宜温補藥以消積聚宜下藥以利燥糞不可槩以爲寒爲冷也推之虛細濡濇之類皆然書云浮數愈深其虛愈甚蓋言其浮數之無力也沉遲而寔勿用温補蓋謂其沉遲之有力也要之陽脉而有力可以陽論清解之汗散之若陽脉而無力當以爲虛寒論陰脉而無力可以陰論温散之温補之若陰脉而有力當以爲寔熱論然則脉之有力無力

案病之準的歟抑脉之緩者然或驚怯而脉伏者有之或痛甚而脉伏者有之暴吐暴瀉而脉伏者有之不可以一槩論也但脉有胃氣則生無胃氣則死故輕按以取腑氣重按以取臟氣中按以取胃氣中按者不輕不重之謂也然不獨是也春肝木旺六脉俱帯弦而微弦夏心火旺六脉俱帯洪而微洪秋肺金旺六脉俱帯毛而微毛冬腎水旺六脉俱帯石而微石四季之脉脾土旺六脉俱帯和緩此爲有胃氣若一於弦於洪於毛於

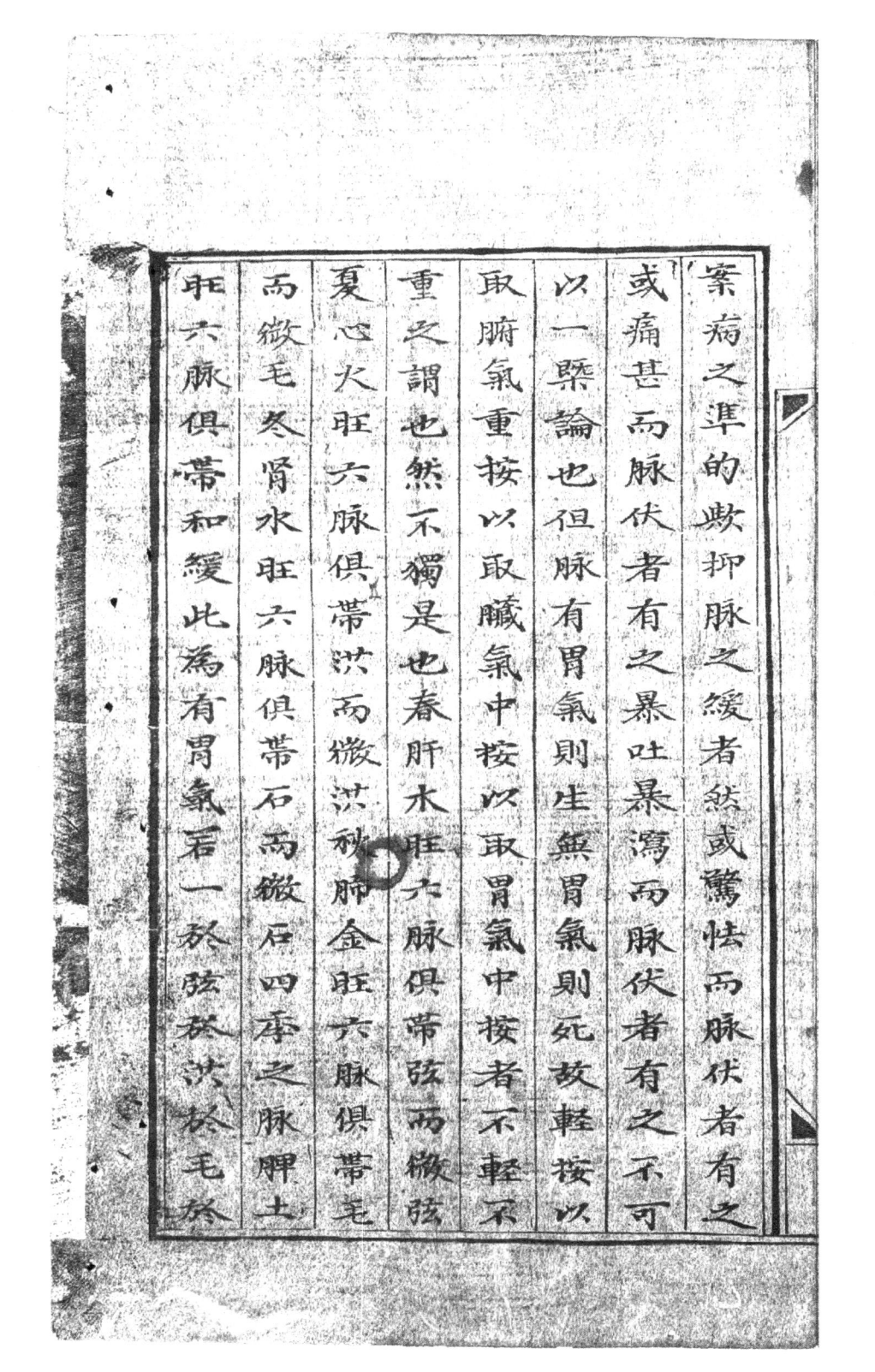

石而無和緩意思此爲真臟脉無胃氣也又小兒脉宜洪數少壯脉宜洪滑新病脉宜洪長陽病見陽脉此爲脉病相合其病易治然於洪滑中少有和緩意思不至過剛方爲有胃氣新產脉宜細弱老人脉宜濡弱久病脉宜濡細陰病得陰脉此爲脉病相合此病易治然於濡弱中猶有往來流利意思不爲過柔方爲有胃氣若洪數一於洪數柔弱一於柔弱亦無胃氣也宜洪數而反遲濡宜遲濡而反洪數陽病而得陰脉陰病而得陽脉

此為脉病相反最為難治其如熱厥寒厥陰極陽極等脉已詳在脉訣不労再辯此以上所謂參四大脉以决其表裏寒熱虛實之的者此也又以四辰六脉之宜忌者言之春脉宜弦忌濇為金克木也夏脉宜洪忌沉為水克火也秋脉宜毛忌洪為火克金也冬脉宜沉滑忌緩為土克水也单看之左寸心部忌沉左關肝部忌濇左尺腎部忌緩右寸肺部忌洪右關脾部忌弦右尺大部忌遲此单看診之大畧不可不知又有五行生克之

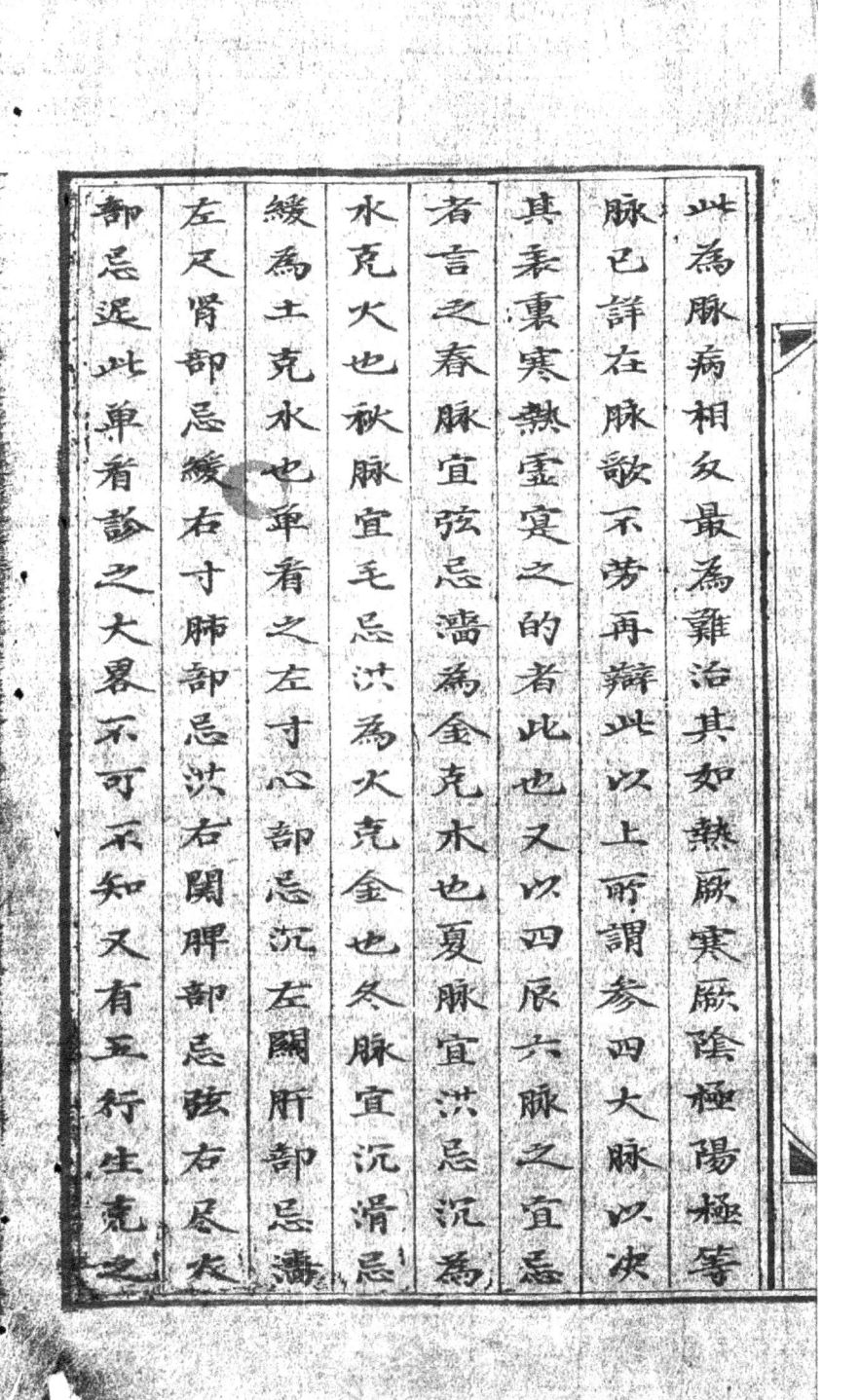

理經絡運行之序陰陽同異之機醫者所宜熟讀語相
生則腎水生肝木肝木生心火心火接命門相火生脾
土脾土生肺金肺金復生腎水終而復始無有間斷医
者知此以明其虛補母寔瀉子之理爲語相克則左尺
水克右尺火左關木克右關土左寸火克右寸金左右
對待相攻克制醫者知此以明夫損太過益不及之理
焉所謂五行生克之理者此也此經絡者何經直行絡
従經中交别而旁行姑畧舉晝夜運行而言之手太陰

肺每日寅辰從中府穴旋乳上三筋間循臂下行至少商穴止（乃兩足兩指端大足內側）手陽明大腸卯辰自少商穴交與商陽穴（乃壚指內側）循肘上行鼻旁迎香穴止（乃鼻陷中）足陽明胃辰辰自迎香入交與承泣穴（乃目下七分上有童子）上跴至頭準穴（乃額角髮際）過人迎（乃咽喉旁一寸半大筋外）循胸腹至足指兌厲穴止（乃兩足大指次指之端）足太陰脾巳辰自衝陽穴（乃足次指三指岐骨陷中上三寸）過交與隱白穴（乃足大指端內側）循腿腹上行至腋下大包穴止（乃側脇部腋下三寸）手少陰心午辰自大包穴交至腋

下極泉穴（乃腋下筋間脈入胸處）循臂行至少衝穴止（乃兩手手內側）手太陰小腸未辰自少衝穴交與少澤（乃手小指端外側）循臂上行咱宮穴（乃耳前珠子旁）足太陽膀胱申辰自咱宮交與睛明（乃目內眥紅肉陥中）循頭頸下背腰臂腿至足至陰穴（乃足小指端外側）足少陰腎酉辰自至陰穴交與湧泉（乃脚掌中）穴循膝腹上行至胸俞府穴止（乃巨骨下）手厥陰心胞絡戌辰自俞府穴交與天池穴（乃乳下二寸側陥中）循手臂下行至中衝穴止（乃手中指端陥中）手少陽三焦亥辰自中衝穴交與關衝穴（乃手四指端外）

側循臂上行至面耳門穴（乃耳起肉當耳缺處）足少陽三焦子辰自耳門穴交與目眥瞳子穴（乃目外背五分）循頭目側脇下行至足小指竅陰穴止（乃足大指端）循膝股上行至腹期門穴止（乃乳下三節端）足厥陰肝經丑辰自竅陰穴交與大囊穴（乃足大指端）循膝股上行至腹期門穴止寅辰復行於肺經也此臟腑十二經應十二脉週而復始醫者知之以驗其受病之原焉乃知手太陰肺手少陰心手厥陰心胞絡皆從腹走手故曰手三陰手太陽小腸手陽明大腸手

少陽三焦皆從手走頭故曰手三陽足太陰脾足少陰腎足
厥陰肝皆從足走腹故曰足三陰足太陽膀胱足陽明
胃足少陽三焦膽皆從腹走足故曰足三陽此以上經
絡運行之序也以陰陽同異言之天道左旋故人以左
耳目手足爲陽地道右轉故人以右耳目手足爲陰陽
主清故左耳目手足小於右陰主濁故右耳目手足大
於左陽清而守故左耳目明於右而手足弱少有作爲
也陰濁而賤故右耳目不明於左而手足強多所運動

也男子得陽多盛極則其氣自上而下配於陰故有鬚而玉莖舒長其脉左強右弱寸強尺弱為順也女子得陰多盛極則其氣自下而上配於陽故陰縮而乳舒長聲音小而無鬚其脉右彊左弱尺強寸弱為順也若男脉右強於左尺強於寸是男得女脉為不足也女脉左強於右寸強於尺是女得男脉為太過也醫者宜參之以損益焉雖然左陽右陰天地之道則然但血陰而屬於左氣陽而屬於右此乃陰陽互藏其宅之妙也左腎

水生肝木肝木生心火皆血分故左爲血之隧道焉右腎火生脾土脾土生肺金皆氣分故右爲氣之隧道焉至於足太陽行身之背故寒入膀胱面背多寒足陽明行身之前故面部胃氣流行冬月不寒而面腫則治胃風足少陽行身之側故耳聾脇痛則用小柴以治膽註云此皆男女之所同萬古不易所以異者男則以身後爲陽身前爲陰主足太陽女則以身前爲陽身後爲陰主足陽明故婦人姙娠男胎面向母背向外其腹突而

硬女胎背向母面向外其腹平而軟未產之前驗其腹之硬軟而知男女焉及其產也男子則俯臥而背向上女子則仰臥而面向上纔產下則知其男女矣況人之溺死男溺死身必俯女溺死身必仰從陰從陽自然之理也又論督任二脉督之爲言都也謂陽脉之都會男子之主督脉背部中行屬陽自長強穴(乃背脊骶尾骨下陷中)循脊而行至齗交穴止(乃唇内齒上縫)任之爲言任也謂生養之源女子之主任脉腹部中行屬陰自會陰穴(乃陰[illegible][illegible]陰門[illegible][illegible])

陰門循腹上而行至承漿穴止乃下唇下腕之陷中此內齒上縫之下承漿之上正中央處乃任督之會也又論胎脈經月不來一二期按兩尺脈數而滑來而不斷此胎脈也其數爲熱滑爲痰血當以滑爲驗左尺數而滑爲男右尺數而滑爲女此以上陰陽同異之辯也又以表裏寒熱虛實而剖分之由表有虛實表無汗爲實治宜發汗有汗爲虛治宜解肌裏有實虛裏渴燥爲實治宜下溏泄爲虛治宜溫寒有上寒下寒內寒外寒真寒假寒之不同

内寒者氣虛而生治宜温補外寒者感冒而得治宜散
熱熱鬱生於下而寒格於上治宜凉藥而熱飲火浮於
上而寒生於下治宜温藥而冷飲以引火歸源真寒者
寒邪直中於陰經治宜温熱以散之假寒者陽極似陰
或陽極拒陰於外身冷外寒如水治宜凉藥而熱飲熱
有内熱外熱寔熱虛熱真熱假熱之所異内熱者陰虛
於下熱生於内治宜補陰而熱自退外熱者寒邪鬱而
蒸蒸發熱治宜散寒而熱自愈大寔發熱身熱無汗而

脉洪數治宜涼散之火虛發熱身微汗而脉洪數治宜溫解之真熱者熱鬱結燥或傷寒熱入胃腑而為燥糞治宜利下假熱者陰極似陽或陰極格陽於外身熱似火治宜熱藥而冷飲經之寒消之以熱熱折之以寒此正治也若上熱下寒上寒下熱內寒外熱內熱外寒四者並屬假熱假寒之症治宜熱藥冷飲以引之所謂寒因熱用熱因寒用此從治也從治即反治也虛者主氣虛也或陽虛氣虛則陰勝而多寒或陰虛血虛則陽勝

而多熱治宜從之損其所勝以益其所不勝耳寔者客邪寔也但詳察風邪寒邪濕邪火邪燥邪之的而施治也又以用藥製藥之方法論之用藥者劑有十一曰宣散鬱寒之病必以藥宣散之如生姜橘皮之類是也氣鬱而寔香附川芎以開之氣鬱而虛補中益氣以運之火鬱微則山梔青黛以散之火鬱甚則升陽解肌以發之濕鬱微則蒼术白朮以燥之濕鬱甚則風藥以勝之痰鬱微則南星橘皮以化之痰鬱甚則瓜蒂以吐之血

鬱微則桃仁紅花以行之血鬱甚則或吐或利以逐之
食鬱微則山查神曲以消之食鬱甚則上吐下利以去之
以上皆宜宣散之劑也二曰通劑留滯不利之病必藥
通之如木通之類是也如濕熱留于氣分痛痺淋閉者
必木通淡味之類上助肺氣下達小便如濕熱流入血
分爲痺痛腫注走注者二便不通宜苦寒之藥下道通
其二便防風之類是也是通劑也三曰補劑陽虛陰虛
氣虛血虛虛則補其母生姜辛補肝炒鹽鹹補腎甘草

甘補脾五味酸補肺黄栢苦補腎茯苓補心氣生地補心血人參補脾氣白朮補脾血熟地補腎血川芎補肝氣當歸補肝血是也四曰洩劑洩可去實實則瀉其子也肝實則瀉以澤瀉又以葶藶能洩肺氣利小便大黄能洩血閉利之順也五曰輕劑輕可去閉如麻黄葛根之類表閉邪客皮膚宜輕劑發汗裏閉火熱鬱邪發爲瘡痳宜解肌上閉如外寒内熱上焦氣閉發爲咽痛宜辛熱以揚散之飲食寒冷邪鬱陽氣發爲脹滿宜揚清

高抑濁下開如陽氣下陷裏急後重必升其陽而大便
自順所謂下者舉之是也燥熱傷肺寒閉于上而膀胱
閉于下此宜升發之類探吐之上竅通則小便自利所
謂在下取之上是也六曰重劑重可去怯蓋怯者氣浮
宜重折之於劑有四有驚而氣亂發而氣逆病狂善怒
宜鐵粉雄黃之類以平其肝有神不守舍多驚健忘宜
硃砂石英之類以鎮其志又恐則氣下而畏如人將捕
宜磁石沉香之類以安其腎有諸風掉眩驚癇痰喘吐

逆不止及胃等症浮大痰涎為害更宜重劑壓墜之七
曰活劑活可去著著者乃濕熱有形之邪留于臟腑當
用活藥以去之非如木通猪苓只去無形之邪者之類
是也如大便澁者三稜牽牛之類小便澁者車前榆皮
之類精竅澁者黃栢槐花之類胎肥澁者黃葵子王不
留行之類半夏茯苓能引痰涎自小便出五葉藤萱草
根能引瘡毒自小便出蓋半夏南星能辛而涎活能瀉
濕氣通大便此辛能潤燥能走氣能化液或以為燥物

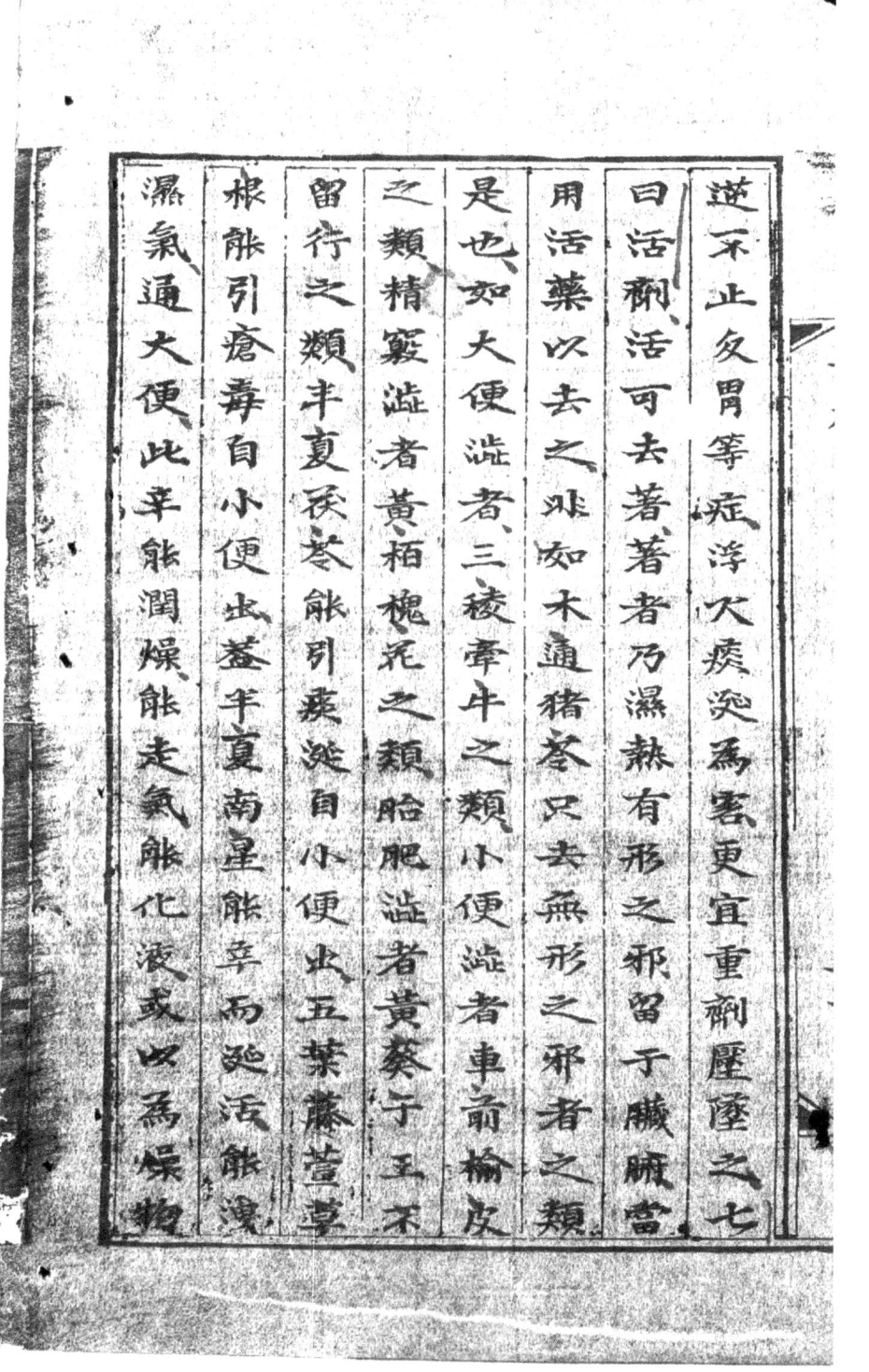

謬也。但漏去則上燥也。八曰澁劑。澁能去脫。血脫、神脫、皆散而不收，當用酸收溫平之藥以歛其耗散。如汗出亡陽、精脫不禁、泄利不止、大便不固、小便自遺、久嗽亡津者，氣脫也。下血不止、崩中暴下、諸大亡血者，血脫也。宜牡礪、龍骨、海藻、螵蛸、五倍子（即文蛤）、五味、烏梅、榴皮、訶子、粟殼、蓮房、赤石脂、麻黄根之類選用。氣脫兼補氣藥，血脫兼補血藥，又氣藥。蓋氣者血之師也。若陽脫者見鬼，陰脫者目盲，此神脫也，非澁藥所能收也。九曰燥劑。燥可去濕蓋濕氣淫藤腫滿脾濕必燥劑以除之如桑皮小豆之類然濕有外感内傷有在上在下在中在經在皮在表在裏外感之濕得於雨露内傷之濕得於飲食與脾弱腎強故風藥有以勝濕燥藥有以勝濕淡藥有以勝濕泄小便可以引濕利大便可以除濕吐痰涎可以袪濕濕有熱必黄連黄栢梔子苦寒之類燥之濕有寒必姜附胡椒辛熱之類燥之十曰潤劑潤可去枯潤劑猶温劑也凡因風拂甚則血液枯涸而為燥病上燥則

濇下燥則結、筋燥則攣、皮燥則揭、肉燥則裂、骨燥則枯、肺燥則痿、腎燥則消、凡麻仁、阿膠、柔潤之類皆潤劑也補血則當歸地黃之類生津則麥門栝蔞根之類益精則菟絲枸杞之類也以上十劑當察精而用藥以切病也

方有七一曰大方如病有兼症不可以一二味治之也必君一、臣三、佐九之大方、肝腎二經及在下部病道之遠者必分兩大而頓服之大方二曰小方、心肺二經及在上部病道之近者必分兩小而頓服之小方三曰緩

方補上治上反治主者宜以緩其中有甘少緩之病在胸腹取其留妄也有凡以緩之病在中焦取其行遲緩也有品節併像力以多之緩方取其相拘制而緩也有無毒治之緩方取其此無毒則微而緩之也有氣味便薄之緩方取其氣味薄而長于治上從至下則藥力已衰矣蓋聖人治上不犯下治下不犯上治中不犯上下所以食而過之如治腎則礙於心服藥宜急過之使滑藥不得緩心又如用黄芩治肺必妨脾用茯苓治腎妨

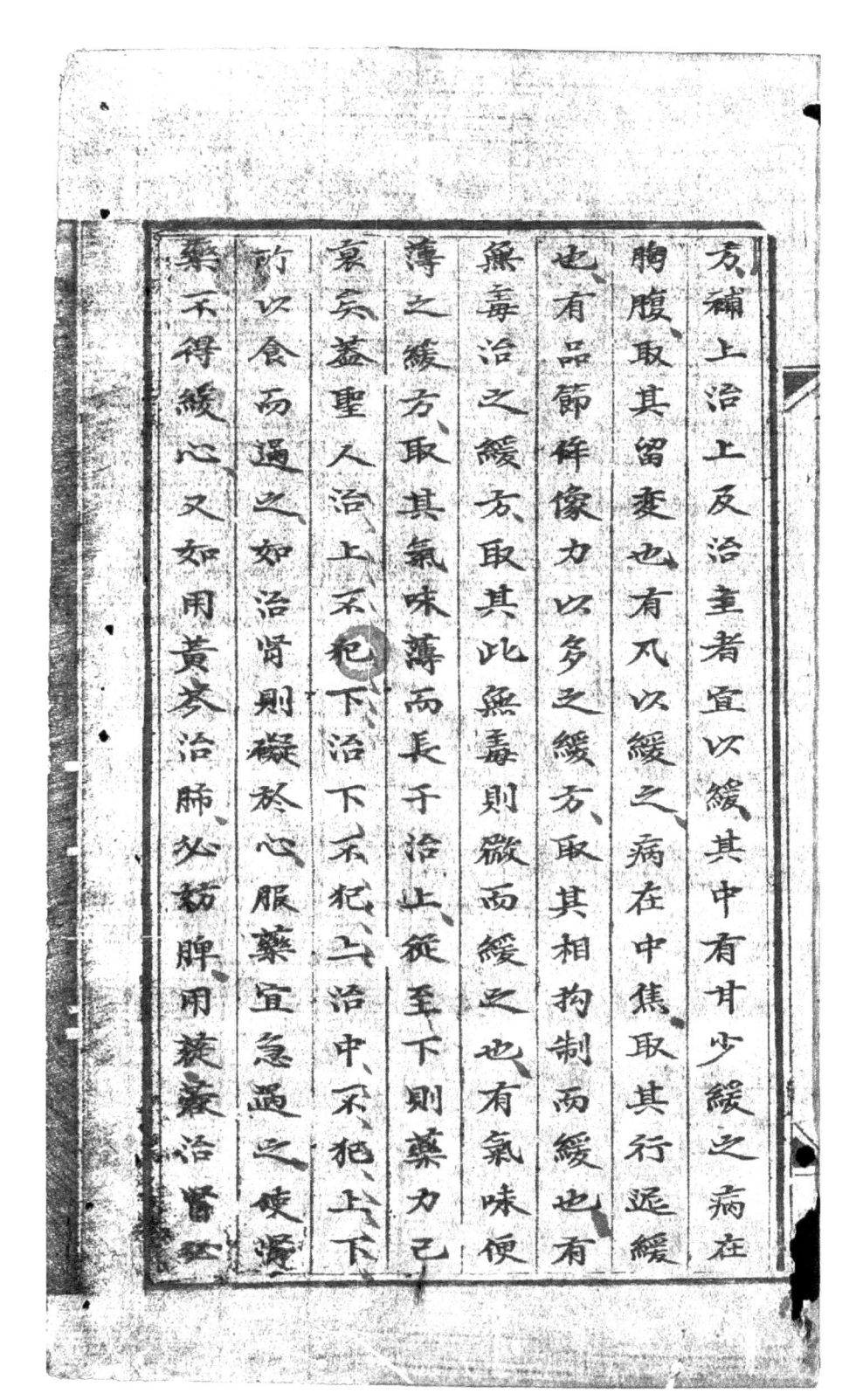

傷心脈絕宴治中必脩上脈附子以補腎必涸水以此
側推宜用緩方四曰急方補下治下及治客者宜以急
有甚病急攻之急方如中風關格之病是也有湯蕩滌
之急方取其下咽易而行速也有毒藥之急方取其毒
能上吐下瀉以奪其勢也有氣味便厚之急方取其便
厚則直移于下而力不衰也五曰奇方有獨用一物之
奇方病在上而近者宜之有藥合陽數之奇方如一三五七九之數
病在裏而近者宜之如小承氣奇之小方大承氣奇之

大方取其攻裏兩用之可下不可汗所謂汗不以奇者此也六曰偶方有兩味相配之偶方有二方相合之偶方病在下而遠者宜之有藥合陰數之偶方如二四六八十之數病在表而遠者宜之如桂枝麻黃偶之小方葛根青龍偶之大方因其發散兩用之可汗而不可下所謂下不以偶者此也七曰復方復者再之奇不可去以偶偶不可去以奇所謂重復之意如十補一泄數泄一補者也有數方相合之復方如桂枝越婢湯五積散之屬是也

有本方之外加調藥如調胃承氣加連翹薄荷黃芩梔子為涼膈散之屬是也有分兩均齊之復方如胃氣湯各等分之屬是也此以上七方當察病而用藥以速效也製藥者貴在適中火製四煅炮炙炒也外有曰爛曰烘曰焙水製三漬泡洗也水火共製蒸煮二者而已煅者或用土或用麵包藥在內入火而通烘炮者或酒或水與藥併入甕中外以火燒也炙者入火炭上而炙之炒者格火上而炒之漬者入藥酒水中而漸漬之也泡

者用熱酒而浥以去其渣滓也洗者或酒或水入藥而畧洗之也煨者入藥熱灰中而煨熟之也炒者近火氣以乾之也焙者微炒勿令焦傾下入藥而焙乾之也蒸者隔水上而蒸之也煮者入藥水中而煮之也造法雖多不離于此欲升提者酒製欲發散者生姜製欲入胃而軟堅者盬製欲注肝而走痛者醋製欲除劣性而下降者童便製欲去燥性而和中者米泔製欲潤枯生血者乳粉製欲甘緩益元者蜜製壁土製者竊其氣驟補

中焦（即脾胃）麥麵製者抑酷性勿傷上膈爲豆湯甘草湯漬曝並解毒令致和平羊脂油猪脂油塗燒煆滲治容易脫去穰者免脹抽心者除煩況藥有宜凡宜散宜湯宜酒宜膏凡者緩也治本者宜之散者急也治標者宜之湯者蕩滌也去久病者宜之散寒濕者宜酒浸補虛羸者宜膏服病至高者宜酒[illegible]去寒濕者宜姜煎補元者宜棗煎發散者宜葱煎去上痰宜蜜煎上病者凡宜極小中病者凡宜次小下病者凡宜極大用醋酒凡者

取其易散，用米糊丸者取其易化，用蜜丸者取其緩化，用蠟丸者取其難化，使速行不傷胃氣，以上大槩具陳，初學最宜深玩，不行辦據。

一論五味所禁，肝病宜甘禁辛，心病宜酸禁鹹，脾病宜鹹禁酸，肺病宜酸禁苦，腎病宜辛禁甘，凡五臟不足之病，畏其所勝，而培其所不勝。

一論五味偏勝，酸入肝，苦入心，甘入脾，辛入肺，鹹入腎，久之則增其味，益其氣，若久服黃連苦參，反熱從苦化之類也服有偏勝必有偏絶故藥中不具五味不滿四氣而久服必能致夭凡大寒大熱之藥當從權用之氣平而止也　一論標本以身論之外爲標内爲本腑爲標臟爲本以病論之先受病者爲本後傳遍者爲標如先生輕病後生重病亦先治其輕後治其重則邪氣乃服否則邪氣滋甚其病益增惟中滿及大小不利則無問先後標本必先治其大小不利爲其急也所謂緩則治其本急則治其標者此也又如頭痛病者標也所以致

頭痛者或風或寒之類，必先治其風，後治其寒，頭痛自止。此亦治本，推之諸病皆然。

一論七情爲内傷：喜傷心脉虚，思傷脾脉結，憂傷肺脉濇，恐傷腎脉沉，驚傷膽脉動，怒傷肝脉弦，悲傷胞絡脉緊。此七情爲内傷也。

一論六淫爲外感：寒傷腎脉緊，暑傷心脉虚，燥傷肺脉濇，濕傷脾脉濡細，風傷肝脉浮，熱傷心脉弱。此六淫爲外感也。夫凡内傷外感，各從類屬，喜屬暑火，故在心慈

屬風木故在肝思屬溼土故在脾憂屬燥金故在肺恐
屬寒水故在腎推之外感亦然

首卷終

高平省布政使范虞弼按察使嚴春芳續助銀拾肆元
侍郎商辦高平省務梁俊秀助錢陸拾貫
副領兵陳光才捐助錢叁拾五貫
海陽省布政使武肅大人續助錢叁拾貫
海陽省正提督尊室[redacted]續助錢貳拾貫
海陽省按察使[redacted]大人續助錢貳拾貫

北寧省多福府知府杜文璦捐助叁拾貫
山西省原永祥府知府武輝璟捐助錢貳拾貫
北寧省嘉平縣知縣鄧陳光捐助錢叁拾貫
北寧省安豐縣知縣阮輝焰捐助錢貳拾貫
北寧省安豐縣訓導阮琉助錢拾貫
北寧省良才縣知縣黄茲達捐助錢叁拾貫
海陽省南策府知府阮文中助銀拾元
壽昌縣知[illegible]黄文啟助銀五元
太保院沙門奉書

R.AM15

新鐫海上醫宗心領全帙內經要旨卷之一

海上懶翁黎氏纂輯　　後學唐鄗武春軒奉較

小引

醫家之有內經，猶儒家之有五經，此皆聖賢至語，玄機奧理，盡在其中，千古垂訓，昭如日月。凡學醫之士，宜先讀內經，以為傳心之首務。景岳公云：聖書可讀，正謂此也。第以經文浩瀚，問對諸篇，益謁繁衍，余資非甚敏，未克多岐，乃纂輯經義，分為七條，不但避繁就簡，要得語脈相接，井井有條，易於記誦云耳。

黎氏别號海上懶翁引

凡例

一纂輯内經問對諸篇採取章句義脉分爲七條其經一字不敢增損

一經中註釋·凡有支離繁襍者亦删定之

一集中陰陽化機臓腑病能治則頤養脉經各隨經文斷章取義分類編註·凡例畢

目次

陰陽　化機　臓腑　病能　治則　頤養

脉經

目次畢

陰陽

四辰陰陽者萬物之根本也（辰序運行陰陽變化天地合氣生育萬物萬物之根悉歸於此）故陰陽四辰者萬物之終始也死生之本也逆之則灾害生從之則苛疾不起是謂得道（得其養生之道）陽氣者若天與日失其所則折壽而不彰（人之有陽若天之有日天失其所則日不明人失其所則陽不固人壽夭折）故天運當以日光明是故陽因而上衛外者也（所以明陽氣運行之部分）○陽氣者精則養神柔則養筋（此又明陽氣之運養也然陽氣者內化精微養於神氣外為津液柔軟以固其筋）故陽氣一日而主外（晝行則陽氣在外周身行二十五度）平旦陽氣生日中而

陽氣隆日西而陽氣已虛氣門乃閉隆高也盛也夫氣之有者皆自火而至壯積爍以成炎炎極又涼物之理也故陽氣平曉生日中盛日西而已虛藏也氣門謂玄府也發泄經脉營衛之氣故曰氣門是故暮而收拒無擾筋骨無見霧露反此三辰形乃困薄皆所以順陽氣陽出則出陽藏則藏暮陽氣衰內行陰分故宜收斂以拒虛邪擾筋骨則逆陽精耗見霧露則寒濕俱侵故順此三辰則天真久遠也○陰者藏精而起亟也陽者衛外而為固也起亟謂數作為守言在人之用也陰不勝其陽則脉流薄疾并乃狂薄疾謂虛極而急數也并謂盛實也狂謂狂走也陽并於四肢則狂四肢諸陽之本也陽盛則四肢實極則登高而歌熱盛於身故棄衣欲走如是者皆為陰不勝陽也陽不

勝其陰則五臟氣爭九竅不通九竅者內屬於臟外設為官五臟氣爭則九竅不通是以聖人陳陰陽筋脉和同骨髓堅固氣血皆從如是則內外調和邪不能害耳目聰明氣立如故邪氣不克故真氣獨立而如常○陽強不能密陰氣乃絕陽自強而不能閉密則陰泄瀉而精氣絕矣陰平陽秘精神乃治陰氣和平陽氣閉密則精神日益治也陰陽離訣精氣乃絕陰不和平陽不閉密強用施瀉耗損天真則精氣不化乃絕流通也

平旦至日中天之陽陽中之陽也日中至黃昏天之陽陽中之陰也日中陽盛故曰陽中之陽黃昏陰盛故曰陽中之陰陽氣主晝故平旦至黃昏皆為

（天之陽而其中復有陰陽之殊）合夜至鷄鳴天之陰陰中之陰也鷄鳴至平旦天之陰陰中之陽也（鷄鳴陽氣未出故曰天之陰平旦陽氣已升故曰陰中之陽）故人亦應之。夫言人之陰陽則外為陽内為陰言人身之陰陽·則背為陽腹為陰言人身之藏腑中陰陽則藏者為陰腑者為陽（藏謂五神藏腑謂六化腑）肝心脾肺腎五藏皆為陰膽胃大腸小腸膀胱三焦六腑皆為陽故背為陽陽中之陽心也（心為陽藏位處上焦以陽居陽故為陽中之陽靈樞曰心為牡藏牡陽也）背為陽陽中之陰肺也（肺為陰藏位處上焦以陰居陽故謂陽中之陰靈樞曰肺為牝臓牝陰也腹為陰陰中之陰腎也腎為陰臓位處下焦以陰居陰故謂陰中之陰靈樞曰腎為牝臓牝陰也腹為陰陰中之陽肝也肝為陽臓位處中焦以陽居陰故謂陰中之陽靈樞曰肝為牡臓牡陽也腹為陰陰中之至陰脾也脾為土位居中焦以太陰居陰故為陰中之至陰靈樞曰脾為牝臓牝陰也此皆陰陽表裏内外雌雄相輸應也故以應天之陰陽也○陰陽者天地之道路也謂變化生成之道也萬物之綱紀滋生之用也陽為之正氣以生陰為之主持以立故為萬物之綱紀也變化之父母異類之用也何者鷹化為鳩田鼠化為鴽腐草化為螢雀入大水為蛤雉入大水為蜃知此皆異類因變化而成物也生殺之本始寒暑之用也萬物假陽氣温而生因陰氣寒而死故

生殺本始是陰陽之所運為也神明之府也言所以生殺變化之多端者以其神明居其中也故積陽為天積陰為地陰靜陽燥陽生陰長陽殺陰藏明前天地生殺之妹用也神農曰天以陽生陰長地以陽殺陰藏神者陰也位西南隅辰在六月七月之交萬物所盛長也安謂陰無長之理乾者陽也位戌亥之分辰在九月十月之交萬物之所收藏也哀謂陽無殺之理以是明之陰長陽殺之理可見矣陽化氣陰成形清陽化氣濁陰成形重陽必陰必変陰症重陰必陽必変陽症言傷寒傷暑亦皆如是天地者萬物之上下也観其覆載萬物之上下可知矣陰陽者氣血之男女也陽主氣陰主血陰生女陽生男左右者陰陽之道也陰陽間氣左右循還故左右為陰陽

之道路也陰氣右行陽氣左行水火者陰陽之徵兆也觀水火之氣則陰陽之徵兆可知矣陰陽者萬物之能始也謂能為變化生成之元始也故曰陰在內陽之守也陽在外陰之使也陰靜故為陽之鎮守陽動故為陰之役使陰氣少而陽氣勝故熱而煩滿也言病有熱而煩滿者陰氣少而陽氣勝也陽氣少而陰氣勝多故身寒如水中出言病有寒從中生者陽氣少而陰氣多也○天以陽生陰長地以陽殺陰藏生長者天之道藏殺者地之道天陽主生故以陽生陰長地陰主殺故以陽殺陰藏天地雖高下不同而各有陰陽之運用也天有陰陽地亦有陰陽天有陰故能下降地有陽故能上騰是以各有陰陽也陰陽交泰

故變化由之而成也木火土金水天地之陰陽也生長化收藏故陽中有陰陰中有陽陰陽之氣極則隨亢故各兼之陽中兼陰陰中兼陽易卦離中虛坎中滿此其義象也

化機天不足西北故西北方陰也而人右耳目不如左明也在上法天故地不滿東南故東南方陽也而人左手足不如右彊也在下法地故東方陽也陽者其精并於上并於上則上明而下虛故使耳目聰明而手足不便也西方陰也陰者其精并於下并於下則下盛而上虛故其耳目不聰明而手足便也俱感於邪其在上則右甚在下

則左甚此天地陰陽所以不能全也故邪居之陰陽之應天地猶水之在器器圓則水圓器曲則水曲也人之血氣亦如是故隨其不足則邪氣留之故天有精地有形天有八紀地有五里陽為天降精氣以施化陰為地布和氣以成形五行為生育之井理八風為變化之綱紀八紀為八節之紀五里謂五行化育之理故能為萬物之父母陽天化氣陰地成形五里運行八風鼓析收藏生長無替辰宜故能為萬物變化之父母也清陽上天濁陰歸地天地之動靜神明為之綱紀清陽上天濁陰歸地然其動靜由神明為之綱紀耳蓋天氣通於肺地氣通於嗌以納至清之氣以象天以納水穀之濁以象地風氣通於肝風生木故也雷氣通於心雷象

火之有聲故也谷氣通於脾谷空虛脾受納故也雨氣通於腎注水故也六經爲川流注不息故也腸胃爲海以皆受納故也九竅爲水注之氣清明者象水之內明傳送者象水之流注以天地爲之陰陽以人事配象則近指天地以爲陰陽陽之汗以天地之雨名之陽之氣呼吸之氣也以天地之疾風名之夫人汗泄於皮膚者是陽氣之發泄爾此其取類於天地之詞則雲騰雨降而相似也陽氣發散疾風彩陽故以應之暴氣象雷逆氣象陽故治不法天之紀不用地之理則災害至矣背天之紀違地之理則六經反作五氣更傷真氣既傷則災害之至可知矣

女子七歲腎氣盛齒更髮長老陽之數極於九少陽之數次於七女子爲少陰之

氣故以少陽效偶之陰陽氣和乃能生成其形体故七歲腎氣盛齒乃更髮乃長也二七天癸至任脉通太衝脉盛月事以辰下故有子癸謂壬癸北方水干名也任脉衝脉皆奇經脉也腎氣全盛衝任流通經血漸盈應辰而下天真之氣降與之從事故云天癸也然衝為血海任主胞胎二者相資故能有子謂之月事者平和之氣以三旬而一見也三七腎氣平均故真牙生而長極真牙謂牙之最後生者腎氣平而真牙生者表牙齒為骨之餘也四七筋骨堅髮長極身體盛壯女子天癸之數七七而終年居四七材力之半故身体壯盛長極於斯五七陽明脉衰面始焦髮始墮陽明之脉营於面循髮際故其衰也髮墮面焦六七三陽脉衰於上面皆焦髮始白三陽之脉盡上於頭

故三陽衰面焦髮白所以衰者婦人有餘於氣不足於血以其經月數脫泄之故者也七七仁脉虛太衝脉衰少天癸竭地道不通故形壞而無子也仁水絶止是為地道不通衝仁衰微故形㼝無子出上古天真論

丈夫八歲腎氣實髮長齒更老陰之數極於十少陰之效次於八男子為少陽之氣故以少陰效合之易繫辭曰天九地十則其效也二八腎氣盛天癸至精氣溢瀉陰陽和故能有子男女有陰陽之質不同則精血之形亦異陰靜海滿而去血陽動應合而洩精二者通和故能有子易繫辭曰男女媾精萬物化生三八腎氣平均筋骨勁強故真牙生而長極四八筋骨隆盛肌肉滿壯丈夫天癸八八

而終年居四八衰材力之半也　五八腎氣衰髮墮齒槁　腎主骨齒爲骨餘腎氣既槁精無所養故髮墮齒槁血衰故髮墮骨塚故齒枯　六八陽氣衰竭於上面焦髮鬢班白　陽氣陽明之氣也足陽明脈起於鼻俠口環唇交承漿上耳前至額顱故衰於上則面焦髮鬢白也　七八肝氣衰筋不能動天癸竭精少腎臟衰形體皆極　肝氣養筋肝衰不能動腎氣養骨腎衰形体疲極天癸已竭故精少也　八八則齒髮去　陽氣竭精氣衰故齒髮不生離形骸矣　腎者主水受五臟六腑之精而藏之故五臟盛乃能瀉　五臟六腑精氣淫溢而滲灌於腎腎乃受而藏之非腎一臟而獨有精故曰五臟盛乃能瀉　今五臟皆衰筋骨解墮天癸盡矣髮鬢白身

體重行步不正而無子耳（物壯則老謂之天道也）有其年已老而猶有子者此其天壽過度氣脈常通而腎氣有餘也（稟天真之氣有餘也）此雖有子男不過盡八八女不過盡七七而天地之精氣皆竭矣（雖老而生子子壽亦不過天癸之数出上古天真論）

清陽為天濁陰為地地氣上為雲天氣下為雨雨出地氣雲出天氣（陰凝上結則合以成雲陽散下流則注而為雨雨從雲以施化故言雨出地雲憑氣以交合故言雲出天天地之理且然人身清濁亦如是也）故清陽出上竅濁陰出下竅（氣本乎天者親上氣本乎地者親下各從其類也上竅謂耳目口鼻下竅謂前陰後陰）清陽發

腠理濁陰走五臟腠理謂滲泄之門故清陽可以發散五臟為色藏之所故濁陰可以走之清陽實四肢濁陰歸六腑四肢外動故清陽實之六腑內化故濁陰歸之水為陰火為陽水寒而靜故為陰火動而燥故為陽陽為氣陰為味氣惟散布故陽為之味曰從形故陰為之味歸形形歸氣氣歸精精歸化形食味故味歸形氣養形故形歸氣精食氣故氣歸精化生精故精歸化精食氣形食味氣化則精生味和則刑食故云食之也化生精氣生形精微之液惟血化而成形氣之有資氣行營立故斯二者各奉生也○精不自生生於運化之神形不自生生於無形之氣味傷形氣傷精逆其節也精化為氣氣傷於味精承化養則食氣精若化生則不食氣精血內結鬱為癥腐攻胃則五味倨然不得

入也女人重身精化百日皆傷於胃也陰味出下竅陽氣出上竅味有質故下流於便
溺之竅氣無形故上出於呼吸之間味厚者為陰薄為陰之陽氣厚者為
陽薄為陽之陰陽為氣氣厚者為純陽陰為味味厚者為純陰故味薄者為陰中之陽氣薄者
為陽中之陰味厚則泄薄則通氣薄則發泄厚則發熱陰氣洞下
故味厚則泄利陽氣炎上故氣厚則發泄味薄為陰少故通泄氣薄為陽少故汗出發泄謂汗出也
壯火之氣衰少火之氣壯火之壯者壯已必衰火之少者少已則壯壯火
蝕氣氣蝕少火壯火散氣少火生氣氣生壯火故云壯火蝕氣少火滋氣
故云氣食少火以壯火食氣故氣得壯火則耗散以少火生氣故氣得少火則生長年四十陰

氣自半也起居衰矣（人生四十腠理始疎榮華稍薄髮班白起居衰衰之日也）年五十體重耳目不聰明矣（衰之漸也）年六十陰痿氣大衰九竅不利下虛上實涕泣俱出矣（衰之甚也）故曰知之則彊不知則老（知謂知七損八益全形保生之道也）愚者不及知者有餘有餘則耳目聰明身體輕彊老者益壯壯者益治

東方青色入通於肝開竅於目藏精於肝南方赤色入通於心開竅於耳藏精於心中央黃色入通於脾開竅於口藏精於脾西方白色入通於肺開竅於鼻藏精於

肺北方黑氣入通於腎開竅於二陰藏精於腎天覆地載萬物方生未出地者命曰陰氣名曰陰中之陰（處陰之中故曰陰處形未動出亦是為陰以陰居陰故曰陰中之陰）則出地者命曰陰中之陽（形動出者是則為陽以陽居陰故曰陰中之陽）陽與之正陰爲之主（陽施生氣萬物方生陰為主持羣形乃立）故生因春長因夏收因秋藏因冬失其常則天地四塞（失其常通則四辰之氣閉塞陰陽之氣無所運行矣）天以六六之節以成一歲人以九九制會計人亦有三百六十五節以為天地久矣（以為同於天地也。六六之節謂六竟於六甲之日以成一歲之節候九九制會謂九周於九野之效以制人形於會通言人之三百六十五節以應天之六六之節久矣夫六六之節九九制會者所以正天之度氣之數也六六之節天之度也九九制會天之氣數也所謂氣數者生成之氣也天度者所以制日月之行也氣數者所以紀化生之用也制謂準度紀謂綱準日月之行度者所以明日月之行遲速也紀化生之用也所以彰氣至而斯應氣應無差則生成之理不替遲速以度大小之月生焉故日異長短月殊寒暑生長收藏無失宜天為陽地為陰日為陽月為陰行有分紀周有道理日行一度月行十三度而有奇故大小月三百六十五日而成歲積氣餘而盈閏矣日行遲故晝夜周天

之一度而三百六十五日一周天而猶有度之奇分矣月行速故晝夜行天之十三度而二十九日一周天也言有奇者謂十三度外復行十九分度之七故云月行十三度而有奇也終以二十七日月行一周天凡行三百六十一度二十九日日行二十九度月行二百八十七度少七十一度而不及日也至三十日日復遷升率至十三分日之八月方及日矣此大盡之月也大率其升率至十三分日之中者亦大盡法也其升率至日十三分日之五之六而及月者小盡之月故云大小月三百六十五日而成歲也積餘盈閏者以月之大小不盡天度故也

立端於始表正於中推餘於終而天度畢矣立端於始言先王之正辰也履端於始以冬至之日為歲首表正於中舉中氣以正月推餘於終月有餘日則歸於終積而為閏故能令天度畢矣

天以六六為節地以九九制會天有十日日

六竟而周甲甲六復而終歲三百六十日法也十日謂甲乙丙丁戊己庚辛壬癸之日十者天地之至數也易繫辭曰天九地十則其義也六十日而周甲子之數甲子六周而始復則終一歲之日是三百六十日之歲法也夫自古通天生之本本於陰陽其氣九州九竅皆通乎天氣天氣即天真也形假墜命惟天賦故奉生之氣通系於天稟於陰陽而為根本也故曰人生於地懸命於天天地合氣命之曰人地列九州人施九竅精神往復氣共參同故其生五其氣三形之所存假五行而運動徵其本始從三氣以生成故云三而成天三而成地三而成人非惟人獨由三氣以生天地之道亦由是矣故易乾坤諸卦皆必三決三而三之合則為九九分為九野九野為

九臟九野應九臟而為義也邑外為郊郊外為甸甸外為牧牧外為林林外為坰坰外為野此之謂也形臟四神臟五合為九臟以應之也形臟四者一頭角二耳目三口齒四胸中也形合於外故以名焉神臟五者心肝脾肺腎也神藏於內故以名焉神臟者肝䰟心神脾意肺魄腎志也天食人有五氣地食人以五味五氣食人者燥氣湊肝焦氣湊心香氣湊脾濕氣湊肺腐氣湊腎也五味食人者酸味入肝苦味入心甘味入脾辛味入肺鹹味入腎清陽化氣而上為天濁陰成味而下為地故云五氣入鼻藏於心肺上使五色修明音聲能彰五味入口藏於腸胃味有五所以藏養五氣氣和而生津液相成神乃自生心榮面色肺主音声故氣藏於心肺上使五色修潔分明

声音彰著氣為水母故味藏於腸胃内養五氣五氣和化津液方生津液與氣相制化成神氣乃能生而宣化也○正月二月天氣始方地氣始發人氣在肝三月四月天氣正方地氣正發人氣在脾五月六月天氣盛地氣高人氣在頭七月八月陰氣始殺人氣在肺九月十月陰氣始氷地氣始閉人氣在心十一月十二月氷復地氣合人氣在腎　此舉天氣地氣人氣而言之也方正也殺肅也正二月者寅卯月也月建屬木木治東方天氣始正地氣始發人氣在肝以肝屬東方木也

三四月者辰巳月也月建屬土與火治東南方天氣正方地氣之發者巳定人氣在脾以脾屬土而土又生金也五六月者午未月也月建屬火火治南方天氣已盛地氣已高人氣在頭頭屬南方火也七八月者申酉月也月建屬金金治西方天地之陽氣已下陰氣已上始皆肅殺人氣在肺以肺屬西方金也九十月者戌亥月也月建屬水陰氣始冰地氣始閉人氣在心陽氣入臟也十一月十二月者子丑月也月建屬水水治北方冰

已復凝地氣已合人氣在腎以腎屬北方水也

諸脉者皆屬於目（脉者血之府久視傷血明諸脉皆屬於目也）諸髓者皆屬於腦（腦者髓海故諸髓皆之）諸筋者皆屬於節（筋氣之堅結者皆絡於骨節之間也久行傷筋明諸筋皆屬於節也）諸血者皆屬於心（血居脉內屬於心也血氣者人之神縂神者心之主由此故謂血皆屬於心也）諸氣者皆屬於肺（肺主氣故也）故人臥血歸於肝（肝藏血心行之人動則血運於諸經人卧則血歸於肝何者肝主血故也）肝受血而能視（言其用也目為肝之官故肝受血而能視）足受血而能步（氣行乃血流故足受血而能行步也）掌受血而能握（以當把握之用）指受血而能攝（以當攝受）

之用也血氣者人之神故所以受血者能皆運用也

食氣入胃散精於肝淫氣於筋肝養筋故胃散穀精之氣入於肝則浸淫滋養於筋絡矣食氣入胃濁氣歸心淫精於脈濁氣穀氣也心居胃上故穀氣歸心淫溢精微入於脈也何者心主脈故也脈氣流經經氣歸於肺肺朝百脈輸精于皮毛脈氣流連乃歸六經經氣歸宗上朝於肺肺為花蓋位復居高治節由之故受百脈朝會乃布化精氣輸於皮毛也毛脈合精行氣於腑府謂氣之所聚處也是謂氣海在兩乳間名曰膻中也府精神明留於四臟氣歸於權衡膻中之布氣者分為三隧其下者走於氣街上者走於息道宗氣流於海積胸中命曰氣海也如是分化乃四臟安定三焦均平中

外上下各得其可權衡以平氣口成寸以決死生三世脉法晉以三寸為寸
開尺之分故中外高下氣緒均平則氣口之脉而成寸也氣口者脉之大要會也百脉尽朝故以決其死生也
飲入于胃遊溢精氣上輸於脾水飲流下至於中焦水化精微上為雲霧雲霧
散變乃注於脾上焦如霧下焦如漚脾氣散精上歸于肺通調水道下
輸膀胱水土合化上滋肺金金氣通腎故調水道轉注下焦膀胱稟化乃為溲矣下焦如瀆此之謂也
水精四布五經並行合於四時五臟陰陽揆度以為常
也水精布經氣行筋骨成血氣順配合四時寒暑證符五臟陰陽揆度盈餘用為常道天溫日明
則人血淖音鬧溺也液而衛氣浮故血易瀉氣易行天寒日

陰則人血凝泣而衛氣沉泣謂如水中居雪也月始生則血氣始精衛氣始行月郭滿則血氣實肌肉堅月郭空則肌肉減經絡虛衛氣去形獨居是以因天寺而調氣血也

八正者所以候八風之虛邪以寺至者也八正謂八節之正氣也八風者東方嬰兒風南方大弱風西方剛風北方大剛風東北方凶風東南方弱風西南方謀風西北方折風也虛邪謂乘人之虛而為病也以寺至謂天應太一移居以八節之前後風朝中宮而至也

四寺者所以分春夏秋冬之氣所在以寺調之也八正之虛邪而避之勿犯也四寺之氣所在者謂春氣在經脉夏氣在經絡秋氣在皮膚冬

氣在骨髓也觸冒虛邪動傷真氣避而勿犯乃不病焉圣人避邪如避矢石以其能傷真氣者也

脾不主時何也肝主春心主夏肺主秋腎主冬四臟皆有正氣而脾無正主也脾者土也治中央當以四時長四臟各十八日寄治不得獨主於時也脾臟者常著胃土之精也土者生萬物而法天地故上下至頭足足太陰者三陰也故太陰為之行氣於三陰陽明者表也五臟六腑之海也亦為之行氣於三陽臟腑各因其經而受氣於陽明

天不足西北左寒而右涼地不滿東南右熱而左溫其

故何也（面巽言也）陽明之氣高下之理大小之異也（高下謂地形大小謂陰陽之氣盛衰之異中原地形西北方高東南方下西方凉北方寒東方温南方熱）東南方陽也陽者其精降於下故右熱而左温（陽精下降故地氣以温而和之於下矣陽氣生於東而盛於南故東方温而南方熱氣之多少明矣）西北方陰也陰者其精奉於上故左寒而右凉（陰精奉上故地氣以寒而和之於上陰氣生於西而盛於北故西方凉北方寒君面巽而言臣面乾而對之者也）是以地有高下氣有温凉高者氣寒下者氣熱（六元正紀論云至高之地冬氣常在至下之地春氣常在）陰精所奉其人壽陽精所降其人夭（陰精所奉高之地也陽精所降下之

地也陰方之高地陽不妄泄寒氣外持邪不敢中正氣堅守故壽延陽方之高地陽氣散乱發泄無度風溼效中真氣傾竭故夭折今中原之境西北方人多壽東南方人多夭其中猶各有微甚者尔**西北之氣散而寒之東南之氣收而温之所謂同病異治也**西北方人皮膚閉腠理密人皆食熱故宜散宜寒東南方人皮膚踈腠理開人皆食冷故宜收宜温散謂温洽使中外調達收謂温中不解表也

根於中者命曰神机神去則机息根於外者命曰氣立氣止則化絶凡稟乎天者以神為主稟乎地者以氣為主諸有形之類根於中者生源繫天其所動浮皆神氣為机發之主其所為者物莫之知是以神捨去則机發動用之道息矣又以其生氣之根本乃發自身形之中故曰根中也其根于外者生源繫地故其所生長化成收藏皆為造化

化之氣以所成立其所出也物亦莫之知是以氣止息則生化結成之道絕滅矣其木火水金土燥湿液堅柔雖常性不易及乎外物去生氣離根化絕止則其常体性顏色皆必变移其舊也

氣始而生化氣散而有形氣布而蕃育氣終而象变始動而生化流散而有形布化而成結終極而萬象皆变也

氣反者病在上取之下病在下取之上病在中傍取之下取謂寒逆於下而熱攻於上不利於下氣盈於上則温下以調之上取謂寒積於下温之不去陽藏不足則補其陽也傍取謂氣併於左則藥熨於右氣併於右則藥熨於左以和之者也

数之始起于上而終于下歲半之前天氣主之歲半之

後地氣主之歲半謂立秋之日也上下交互氣交之主歲紀畢矣上下交互則三四氣之所即天地之氣交主之此則一歲之紀畢矣春氣西行夏氣北行秋氣東行冬氣南行覓萬物生長收藏如斯言故春氣始於下秋氣始於上夏氣始於中冬氣始於標春氣始於左秋氣始於右冬氣始於後夏氣始於前此四時正化之常察物以明之可知也故至高之地冬氣常在至下之地春氣常在高山之巔盛夏冰雪汚下川澤嚴冬草生常在之義足明矣春夏之氣本主東南而其氣則降於西北秋冬之氣本主西北而其氣則升於東南故春氣始於往年在下之氣所升秋氣由於今年在上之氣所降夏氣始於

今年中氣所升必謹察之天地温和則經水安靖天寒地凍則經水凝泣天暑地熱則經水沸溢卒風暴起則經水波湧而隴起夫邪之入於脉也寒則血凝泣暑則氣淖澤虛邪因而入客亦如經水之得風者也

臓腑 十二臓之相使貴賤何如心者君主之官神明出焉仁治於物故為君主之官清神攖灵故曰神明出焉肺者相傳之官治節出焉位高非君故官為相傳主行榮衛故治節由之肝者將軍之官謀慮出焉

勇而能斷故曰將軍發未萌故謀慮出焉替胆者中正之官決斷出焉中正果決

故官為中正而不疑故決斷出焉膻中者臣使之官喜樂出焉膻中者在胸中

兩乳間為氣之海心主為君以脉宣教令膻中主氣以氣布陰陽氣和志適則喜樂由生分布陰阳故官為臣

使也脾胃者倉廩之官五味出焉包容五穀是為倉廩之官營養四傍故云五味

出焉大腸者傳道之官變化出焉傳道謂傳不潔之道變化謂變化物之形故云

傳道之官變化出焉小腸者受盛之官化物出焉承奉胃司受盛糟粕受已復化

傳八大腸故云受盛之官化物出焉腎者作彊之官技巧出焉強於作用故曰作強

造化形容故云技巧在女則當其技巧在男則正曰作強三焦者決瀆之官水道

出焉引導陰阳開通閉塞故官司吷瀆水道出焉膀胱者州都之官津液藏焉氣化則能出矣位居膀胱故謂州都部居下而藏津若得氣海之氣施行則溲便注泄故日氣化則能出矣凡此十二官者不得相失也失則灾害至故不得相失故主明則下安以此養生則壽主不明則十二官危使道閉塞而不通形乃大傷以此養生則殃

心者生之本神之變也其華在面其充在血脉為陽中之太陽通於夏氣心者君主之官神明出焉萬物系之以興亡故曰心者生之本神之變也火氣炎上故華在面心養血其生脉故充在血脉心主於夏氣合太陽以太陽居夏火之中故曰阳中之太阳

通於夏氣也肺者氣之本魄之處也其花在毛其充在皮為陽中之太陰通於秋氣肺藏氣其神魄其養皮毛故曰肺者氣之本魄之處也花在毛充在皮也肺藏為太陰之氣上主於秋晝日為陽氣所行位非陰處以太陰居於陽分故曰陽中之太陰通於秋氣腎者主蟄封藏之本精之處也其花在髮其充在骨為陰中之火陰通於冬氣地戶封閉蟄虫深藏腎又主水受五臟六腑之精而藏之故曰腎者主蟄封藏之本精之處也腦者髓之海腎主骨髓髮者腦之所養故花在髮充在骨也以盛陰居冬陰之分故曰陰中之火陰通於冬氣肝者罷極之本魂之居也其花在爪其充在筋以生血氣為陽中之火陽通於春氣夫人之運

動皆筋力之所為肝主筋其神謂魂故曰肝者罷極之本魂之居也爪者筋之餘筋者肝之養故曰花在爪充在筋東方為發生之始故曰以生氣血也以少陽居於陽位而主於春故曰陽中之少陽通於春氣

脾胃大腸小腸三焦膀胱者倉廩之本營之居也名曰器能化糟粕轉味而入出者也皆可受盛轉運不息故曰倉廩之本名曰器也營起於中焦中焦為脾胃之位故曰營之居也然水穀滋味入於脾胃脾胃糟粕轉化其味出於三焦膀胱故曰轉味而入出者也其花在脣四白其充在肌此至陰之類通於土氣口為脾官脾主肌肉故曰花在脣四白脣四白也曰脣之四阿白色肉也脾臟土氣上合至陰故曰至陰之類通於土氣

凡十一臟取決於胆也上從心臟下至於胆為十一也胆者中正剛斷

中正無偏此明十一臟總取決於胆也夫藏在內而形之於外者可閱斯之謂臟象也天之在我者德也地之在我者氣也德流氣薄而生者也故生之來謂之精兩精相摶謂之神隨神往來謂之魂並精而出入者謂之魄所以在物謂之心心有所憶謂之意意有所存謂之志因志而有變謂之思因思而遠慕謂之慮因慮而處物謂之智。腦髓骨脉胆女子胞此六者地氣之所生也皆藏於陰而象於地故藏而不瀉名曰奇恒之府腦髓骨脉雖名為府不正亦神臟相為表裏胆亦肝合而不同大府之傳瀉胞雖出納納則受納精氣出則化出形容形容之出謂化極而生然出納之用有殊於六腑藏而不瀉其藏為奇有恒不變名曰奇恒之府也夫胃大腸小腸三焦膀胱此五者天氣之所生也其氣象天故瀉而不藏此受五臟濁氣名曰傳化之府此不能久留輸瀉也魄门亦為五臟使水穀不能久藏魄门者肛肛门也以肺主魄通於六腑故名之謂五臟者藏精氣而不瀉也故滿而不能寔精氣為滿水穀為寔但藏精氣故滿而不能寔六腑傳化物而不能藏故寔而不能滿以其不藏精氣而受水穀故也所以然者水穀入口則胃寔而腸虛以未下也食下則腸寔而胃虛水穀下也故曰寔而不滿滿而不寔也

臟有要害不可不察肝生於左肝象木生於春春陽發生故生於左

肺藏於右肺象金主於秋秋金收斂故藏於右肝為少陽陽長之始故曰生肺為少陰陰藏之初故
曰藏心部於表陽氣主外心象火也腎治於裏陰氣主內腎象水也心為五藏部主故稱
部腎同動氣內治五藏故曰治脾謂之使營動不已故使之也糟粕水穀胃為
之市鬲肓之上中有父母鬲肓之上氣海居中氣者生之源生者命之主故氣海為
人之父母也又云心下鬲上為肓心為陽父也肺為陰母也肺主於氣心主於血共榮衛於身故為父母
七節之傍中有小心小心謂真心神靈之宮室脊有三七二十一節腎在下七節之傍腎
神曰志五臟之靈當名為神神之所以得名為志者心之神也從之有福逆之有咎八者
人之所以生形之所以成順之則福延逆之則咎至

病能

寒極生熱熱極生寒寒氣生濁熱氣生清清氣在下則生飧泄濁氣在上則生䐜脹此陰陽反作病之逆從也 因於露風乃生寒熱(因於露体觸冒風邪風氣外侵阳氣内拒風阳相搏故寒熱生) 是以春傷於風邪氣留連乃為洞泄(風氣通肝春肝木旺木勝脾土故洞泄生也) 故夏傷於暑秋為痎瘧(夏熱已甚秋阳復救阳熱相攻則為痎瘧痎老也亦日瘦也) 秋傷於湿上逆而欬(秋湿既勝冬水復生水来乘肺故咳逆病生) 發為痿厥(湿氣内攻則咳逆外散筋脉則痿弱) 冬傷於寒春必病温(冬寒且凝春陽氣發寒不為釋阳拂共中寒拂相持故為温病) 四辰之氣更傷五臟(寒暑温凉遞相

（勝負四長之氣更傷五臟之和）春氣者病在頭（肝之應也）夏氣者病在臟（心之應也）秋氣者病在肩背（肺之應也）冬氣者病在四肢（四肢氣火寒毒善傷隨所受邪則為病處）夫精者身之本也故藏於精者春不病溫（冬則精氣伏藏陽不妄升故春無溫病也）

陰勝則陽病陽勝則陰病（勝則不病不勝則病）陽勝則熱陰勝則寒重寒則熱重熱則寒（物極則反猶壯火之氣衰少火之氣壯也）寒傷形熱傷氣（寒則衛氣不利故傷形熱則榮氣內消故傷氣）氣傷痛形傷腫（氣傷則熱結於內分故痛形傷則寒薄於皮腠故腫）故先痛而後腫者氣傷形也先腫

而後痛也形傷氣也先氣症而後病形故曰氣傷形先形症而後病氣故曰形傷氣風勝則動凡勝則庶物皆搖故曰動熱勝則腫熱勝則阳氣内欝浮腫暴作甚則荣氣逆於肉裡聚為癰膿之腫燥勝則乾燥勝則津液渴涸故皮膚乾燥寒勝則浮寒勝則陰氣始於玄府玄府閉藏阳氣内攻故為浮湿勝則濡瀉湿勝則内攻脾胃脾胃受湿則水穀不分故大腸傳道而注瀉也故喜怒傷氣寒暑傷形喜怒所生皆生於氣故云喜怒傷氣寒暑所勝皆傷於形故云寒暑傷形暴怒傷陰暴喜傷陽怒則氣上喜則氣下故暴怒氣上則傷阳暴喜氣則下傷阴厥氣上行滿脈去形厥氣逆也逆氣上行滿於經絡則神氣浮越去離形体也喜怒不節寒暑過度生乃不固灵樞經曰

智者之養生也必順四時而適寒暑和喜怒而安居處若喜怒不常寒暑過度天真之氣何得久長

故天之邪氣感則害人五臟八風發邪以為經風觸五臟邪氣發病故天之邪氣感則害人五臟水穀之寒熱感則害於六腑熱傷胃及膀胱寒傷腸及胆氣地之湿氣感則害皮肉筋脉湿氣勝則榮衛之脉不行故感則害於皮肉筋脉

精神不進志意不治故病不可愈動離於道耗散天真故尔精壞神去荣衛不可復收何者嗜欲無穷而憂患不止精氣弛壞荣泣衛除故神去之而病不愈也精神者生之源營衛者氣之主氣主不輔生源復消神不内居病何能痊

十二經脉之終奈何終謂尽也太陽之

脉其終也戴眼反折瘈瘲其色白絶汗乃出出則死矣

○此先以太陽之終言之也足太陽之脉起於目内眥

上額交巔入絡腦还出别下項循肩髆内俠脊抵腰中

其支别者下循足至小指外側手太陽之脉起於手小

指之端循臂上肩入缺盤其支别者從缺盤循頸上至

目外眦故太陽之終也戴眼謂睛不轉而仰視也反折

瘈瘲謂手足身体反張而或急爲瘈或緩爲瘲其黑則

白足太陽之水主黑手太陽之火主赤其二色不見而

色止白也絶汗乃出謂汗暴出如珠而不復滲八也盖
至於絶汗出則死矣。少陽終者耳聾百節皆縱目睘
絶系絶系一日半死其死者色先青白乃死矣
此舉少陽之終者言之也足少陽之脉起於目鋭眥上
抵頭角下耳後其支别者從耳後八耳中出走耳前手
少陽之脉其支别者從耳後八耳中出走耳前故終則
耳聾少陽主筋故終則百節皆縱其目睘之系則絶盖
至於系絶一日半則死且其死也色必青白以金木相

薄也。　陽明終者口目動作善驚妄言色黄其上下手也足也經盛不仁則終矣　此舉陽明之終者言之也足陽明之脉起於鼻交頞中下循鼻外上入齒中侠口環唇循頰車上耳前循髮際至額顱其支別者從人迎前下人迎循喉嚨入鈌盆下鬲手陽明之脉起於手次指之端循臂至肩出於柱骨之會下入鈌盆絡脉其支別者從鈌盆上頸串頰下入齒中还侠口交人中上侠鼻口故終則口目動作胃病則悪人與火聞木声則惕然

而驚詈罵不避親疏故善驚妄言也黄者土色也上謂
手脉下謂足脉經盛謂面目頸頷足跗腕脛皆躁盛而
動也不仁謂不知痛癢者也此皆氣竭之徵故終也
太陰終者腹脹閉不得息善噫善嘔嘔則逆逆則面赤
不逆則上下不通不通則面黑皮毛焦而終矣
此舉太陰之終者言之也足太陰之脉從股内至前廉
入腹屬脾絡胃上鬲手太陰之脉起於中焦下絡大腸
還循胃口上鬲屬肺惟其從脾絡胃故腹脹閉不得息

為噫為嘔，且嘔則氣逆而上行，故面色赤；不嘔則不逆，不逆則上不通，下又復閉，則上下不通，心氣外燔，故皮毛焦而終矣。何者？足太陰脉支別者，從胃別上鬲注心中也。○少陰終者，面黑，齒長而垢，腹脹閉，上下不通而終矣。此舉少陰之終者言之也。手少陰氣絶則血不流，血不流則皮毛死，故面色如漆而不赤。足少陰氣絶則骨不耎，骨不耎音軟，又音儒，羸弱也。則斷上宣，故齒長而積垢。手少陰之脉起於心中，出屬心系，下鬲絡小腸。足少陰之脉從肾上貫肝鬲入肺中故其終則腹脹閉而上下不通也。

厥陰終者中热嗌乾善溺心煩甚則舌卷卵上縮而終矣此十二經之所敗也

此輩厥陰之終言之也足厥陰之絡循脛上睪結於莖其正經入毛中過陰器上抵小腹俠胃循喉嚨之後上入頏顙手厥陰之脉起於胸出屬心胞故終則中热嗌乾善溺心煩也灵樞曰肝者筋之合筋者聚於陰器而脉絡於舌本故甚則舌卷卵上縮而終也若此者十二

經皆至於敗其死宜矣。夫五臟者身之彊也（臟安則神守神守則身強故曰神之強也）頭者精明之府頭傾視深精神將奪矣背者胸中之府背曲肩隨府將壞矣腰者腎之府轉搖不能腎將敗矣膝者筋之府屈伸不能行則僂俯筋將憊矣骨者髓之府不能久立骨將憊矣（背以所居所由而為之府也）得彊則生失彊則死（強謂中氣強固以護守也此言是五藏為身之強而失強則死矣）知陰盛則夢涉大水恐懼（陰為水故夢涉水而恐懼）陽盛則夢大火燔灼（陽為火故夢大火燔灼）陰陽俱盛則夢相殺毀傷（亦須交上爭之義）

盛則夢恐下盛則夢墮氣上則夢上氣下則夢下甚飽則夢予內有餘甚飢則夢取內不足肝氣盛則夢怒肝在志為怒肺氣盛則夢哭肺声哀則夢哭短虫多則夢聚衆內多短虫神夢應衆長虫多則夢相擊毀傷長虫多則內不安神夢躁擾故夢見矣

五寔死五虛死五寔謂五臟寔五虛謂五臟虛脉盛皮熱腹脹前後不通悶瞀此謂五寔寔謂邪氣盛寔脉盛心也皮熱肺也腹脹脾也前後不通腎也悶瞀肝也脉細皮寒氣少泄利前後飲食不入此謂五虛虛謂真氣不足脉細心也皮寒肺也氣少肝也泄利前後腎也飲食不入脾也其時有生者何也漿粥

八胃泄注止則虛者活身汗得後利則寔者活此其候也歠粥得入於胃胃氣和調其利漸止胃氣得寔虛者得活言寔者得汗外通後得便利自然調乎

人之居處動靜勇怯脉亦為之變乎凡人之驚恐恚劳動靜皆為變也變謂變易常候是以夜行則喘出於腎腎主於夜氣合幽明故夜行則喘息內從腎出也淫氣病肺夜行腎劳因而喘息氣淫不收則病肺也有所恐墮喘出於肝恐生於肝墮損筋血因而奔喘故出於肝也淫氣害脾肝木妄淫害脾土也有所驚恐喘出於肺驚則心無所依神無所歸氣乱胸中故喘出於肺也淫氣傷心驚則神越故氣淫反傷心也度水跌仆喘出於腎與骨湿氣

通腎骨之主故度水跌仆喘出腎骨矣跌謂足跌仆謂身倒當是之寺勇者氣行則已怯者則著而為病氣有強弱神有壯怯故殊狀也故曰診病之道觀人勇怯骨肉皮膚能知其情以為診法也通達性懷得其情狀乃為深識診契勿宜也飲食飽甚汗出於胃飽甚胃滿故汗出於胃驚而奪精汗出於心驚奪心精神氣浮越陽因薄之故汗出於心持重遠行汗出於腎骨勞氣越腎復過疲故持重遠行汗出於腎疾走恐懼汗出於肝暴役於筋肝氣罷極故疾走恐懼汗出於肝搖体勞苦汗出於脾搖体勞苦謂動作施力非疾走遠行也動作用力則穀精四布脾化水穀故汗出於脾夫邪

氣之客於身也以勝相加邪者不正之目凡寒暑濕飢飽勞役是也至其所生而愈謂至己所生也至其所不勝而甚謂至克己之氣至於所生而持謂至生己之氣自得其位而起居所主處謂自得其位也

肝病者兩脇下痛引少腹令人善怒肝厥陰脉自足而上環陰器抵少腹又上貫膈布脇筋故兩脇下痛引少腹其氣實則善怒虛則目䀮䀮無所見耳無所聞善恐如人將捕之肝厥陰脉自脇筋循喉嚨入頏顙連目繫胆少陽脉其支者從耳後入耳中出走耳前至目銳眥後故病如是也恐謂恐懼不安也

心病者胸中痛脇支滿脇下痛膺背肩甲間痛兩臂內

痛心少阴脉支别者循胸出胁又手心主厥阴之脉起於胸中其支别者亦循胸出胁下腋三寸上抵腋下下循臑内行太阴少阴之间入肘中下循臂行两筋之间又心少阴之脉直行者复从心系却上肺上出腋下下循臑内后廉行太阴心主之后下肘内循臂内后廉抵掌後锐骨之端又小肠太阳之脉自臂臑绕肩中交肩上故痛如是。腨音善足肚也。虚则胸腹大胁下與腰相引而痛手心主厥阴之脉从胸中出属心胞下膈历络三焦其支别者循胸出胁心少阴之脉自心系下膈络小肠故痛如是

脾病者身善重饥肉痿足不收行善瘛脚下痛瘛小儿痛脾象土而主肉故身重而肉痿也脾太阴之脉起於足大指之端循指内侧上内踝前廉上腨内肾少阴之脉起於足小指之下斜趋足心上腨内出腘内廉故痛则足不收行善瘛脚下痛也虚则腹满肠

噦飧泄食不化脾太陰從股内前廉入腹屬脾絡胃故病如是灵樞曰中氣不足則腹爲之善滿腸爲之善鳴肺病者喘咳逆氣肩背痛汗出尻陰股膝髀腨胻足皆痛肺藏氣主喘息在變動爲欬故病則喘咳逆氣也背爲胸中之府肩接近之故肩背痛也肺養皮毛邪盛則心腹外泄故汗出也腎少陰之脈從足下上循腨内出膕内廉上股内後廉貫脊屬腎絡膀胱今肺氣不行則腎脉受邪故尻陰股膝髀腨胻足背疾也虛則氣少不能報息耳聾嗌乾氣虛於上故不足以報息也肺太陰之絡會於耳中故聾也腎少陰之脈從腎上貫胸鬲入肺中循喉嚨挾舌本今肺虛則腎氣不足以上潤於嗌故嗌乾也腎病者腹大脛腫喘欬身重寢汗出憎風腎少陰脈起於足而上循腨復從横骨中俠臍循腹裏而上行入肺

故腹大脛腫而喘欬也腎病則骨不能用故身重也腎邪攻肺心氣內微心液為汗故寢汗出也脛既腫矣汗復津液陰凝玄府陽燥上焦內热外寒故憎凡也虛則胸中痛大腹小腹痛清厥意不樂腎火陰脉從肺出絡心注胸中腎氣既虛心無所制心氣薰肺故痛聚胸中也足太陽脉從項下行而至足腎虛則太陽之氣不能盛行於足故足冷而氣逆也清謂氣清冷厥謂氣逆也以清冷氣逆故大腹小腹痛則神躁擾故不樂也志不足

五氣所病心為噫象火炎上烟隨焰出心不受穢故噫出之肺為欬象金堅勁扣之有声邪擊於肺故為欬也肝為語象木枝條而形支別語宣委曲故出於肝脾為吞象土包容物歸於內翕如皆受故為吞也腎為欠為嚏象水下流上生雲霧氣鬱於胃故欠生焉太陽和利而滿於心出於鼻則生嚏也胃為

氣逆為穢為恐胃為水穀之海腎与為閘閘门不利則氣逆而上行也以包容水穀惟喜受寒則寒穀相薄故為噦也寒盛則噦起熱盛則恐生何者胃熱則腎氣微弱故為恐也大腸小腸為泄下焦溢為水大腸為傳道之府小腸為受盛之府受盛之氣既虛傳道之司不禁故為泄利也下焦為分注之所氣窒不瀉故溢而為水也膀胱不利為癃不約為遺溺膀胱為津液之府水注由之然足三焦脉實約下焦而不通則不得小便足三焦脉虛則不約下焦則遺溺也胆為怒中正決斷無私無偏其性剛決故為怒也是謂五病

五精所并精氣并於心則喜精氣謂大之精氣也肺虛而心精并之則為喜灵樞曰喜樂而極則傷魄魄為肺神明心火并於肺金也并於肺則悲肝虛而肺氣并之則為悲灵樞

曰悲哀動中則傷魂魂為肝神明肺金并於肝木也并於肝則憂脾虛而肝氣并之則為憂

灵樞曰憂愁不解則傷意意為脾神明肝木并於脾土也并於脾則畏腎虛而脾氣并之則為畏

灵樞曰恐懼不解則傷精精為腎神明脾土并於腎水也并於腎則恐心虛而腎氣併之則為恐灵樞曰怵惕思慮則傷神神為心主明腎水并於心火也○灵樞曰怵惕驚懼也此言正氣不足而勝氣并之也

是謂五并虛而相并也

五臟所惡心惡熱熱則脉潰濁肺惡寒寒則氣留滯肝惡風風則筋燥急脾惡湿湿則肉痿腫腎惡燥燥則精竭涸是謂五惡

五味所禁辛走氣氣病無多食辛鹹走血血病無多食

鹹鹹先入腎此云走血者腎合三焦血脉雖屬肝心寔爲中焦之道故鹹入而走血也苦走骨骨病無多食苦苦走心此云走骨者水火相濟骨氣通於心也甘走肉肉病無多食甘酸走筋筋病無多食酸是謂五禁

五病所發陰病發於骨陽病發於血陰病發於肉骨肉陰靜故陽氣從之血脉陽動故陰氣乘之陽病發於冬陰病發於夏夏陽氣盛故陰病發於夏冬陰氣盛故陽病發於冬各隨其少也是謂五發

五邪所亂邪入於陽則狂邪入於陰則痺邪居於陽脉之中則四肢熱盛故爲狂邪入於陰脉之內則六經凝澁不通故爲痺搏陽則爲巔疾邪內搏於陽則

脉流薄疾故為上巔之疾搏陰則為瘖邪內搏於陰則脉不流故令瘖不能言也陽入之陰
則靜陰出之陽則怒隨所之而為疾也之往也是謂五亂瘖音因瘖瘂也
五勞所傷久視傷血勞傷於心久卧傷氣勞於肺也久坐傷肉勞於
脾也久立傷骨勞於腎也久行傷筋勞於肝也是謂五勞所傷
夫塩之味鹹者其令器津泄夫鹹為舌而生鹹猶水而有水也潤下而舌泄故能
令器中生津液滲润泄焉弦絕者其音嘶敗弦絕者其音嘶嗄敗易前声也木敷
者其葉發木陳者葉必脫病深者其聲噦噦謂声濁惡也人有此三
者是謂壞府三者謂弦絕葉脫声噦也毒藥無治短鍼無取此皆絕

皮傷肉血氣爭黑病遺於內故毒藥無治短鍼無取皮肉血氣交相爭絶故當血見而色黑也言欲知病徵者須知其候塩之在於器中津液泄於外見津而知塩之有鹹也声嘶者知琴瑟之弦將絶葉落者知陳木之已盡舉此三物衰壞之徵以比声嘶識病深之候故鍼藥不能取以其皮肉血氣各不相得故也

太陰陽明為表裏脾胃脉也生病而異者何也伯曰陰陽異位更虛更實更逆更從或從內或從外所從不同故病異名也脾臟為陰胃腑為陽陽脉下行陰脉上行陽脉從外陰脉從內故言所從不同病異名也春夏陽明為實太陰為虛秋冬太陰為實陽明為虛即更虛更實也夏春太陰為逆陽明為從秋冬陽明為逆太陰為從即更逆更從也陽者天氣也主外陰者地氣也主內是所

謂陰陽異其位者也故陽道實陰道虛是所謂更實更虛也犯賊風虛邪者陽受之飲食不節起居不時者陰受之是所謂或從內或從外也陽受之則入六腑陰受之則入五臟入六腑則身熱不辰臥上為喘呼入五臟則䐜滿閉塞下為飧泄久為腸澼是所謂所從不同病異名也故喉主天氣咽主地氣故陽受風氣陰受濕邪同氣相求也故陰氣從足上行至頭而下行循臂至指端陽氣從手上行至頭而下行至足是所謂更逆更從也靈樞曰手之三陰從臟走手手之三陽從手走頭足之三陽從頭走足足之三陰從足走腹所行而異故更逆更從也

故曰陽病者上行極而下陰病者下行極而上故傷於
風者上先受之傷於湿者下先受之
足陽明之脉病惡人與火聞木声則惕然而驚胃熱內鬱故惡
人與火胃屬土故聞木音而驚病甚則棄衣而走登高而歌或至不食
數日踰垣上屋所上之處皆非其素所能也病反能者
何也四肢者諸陽之本也陽盛則四肢寔寔則能登高
也陽受氣於四肢故四肢為諸陽之本熱盛於身故棄衣欲走也陽盛則
使人妄詈罵正斥曰罵旁及曰詈詈音利也不避親疎而不欲食故妄

走也言胃病所以登高而歌棄衣而走妄言而罵者皆以其邪氣之盛也邪氣故熱盛熱盛故陽盛則三者之症曲盡此矣有温病者汗出輒復熱而脉躁疾不為汗衰狂言不能食病名為何岐伯曰病名陰陽交交者死矣交謂交合陰阳之氣不分别也人之所以汗出者皆生於穀穀生於精言穀氣化為精氣精氣勝乃為汗今邪氣交争於骨肉而得汗者是邪却而精勝也言初汗也精勝則當能食而不復熱復熱者邪氣也汗者精氣也今汗出而復熱者是邪勝也不能食者精無俾也無俾言無可使為汗也穀不化則精不生精不化流故無可使也病而

流者其壽可立而傾也（如是者其人壽命立至其傾危也）汗出而脉尚躁盛者死（汗後脉當遲靜而反躁急以盛滿者是真氣竭而邪盛故知必死也）今脉不与汗相應此不勝其病也其死明矣（脉不靜而躁盛是不相應）狂言者是失志失志者死（志舍於精今精無可使是志無所居志不留居則失志也）今見三死不見一生雖愈必死也（汗出脉躁盛一死不勝其病二死狂言失志三死也）

何謂虗寔邪氣盛則病精氣奪則虗（奪謂精氣減少如奪去也）

不得卧而息有音者是陽明之逆也足三陽者下行今逆而上行故息有音也陽明者胃脉也六府之海（水穀之海）

其氣亦下行陽明逆不得從其道故不得卧也胃不和則卧不安此之謂也夫起居如故而息有音者此肺之絡脉逆也絡脉不得隨經上下故留經而不行絡脉之病人也微故起居如故而息有音者夫不得卧卧則喘者是水氣之客也夫水者循津液而流也腎者水臟主津液主卧與喘也。

百病生於氣也氣之為用虛實逆順緩急皆能為病故發此問怒則氣上喜則氣緩悲則氣消恐則氣下寒則氣收炅則氣泄驚則氣亂勞則氣耗思則氣結九氣不

同何病之生怒則氣逆甚則嘔血及飧泄故氣上矣怒則陽氣逆陽氣逆上肝氣乘脾故甚則嘔血及飧泄也喜則氣和志達榮衛通利故氣緩矣氣脉和調故志達暢榮衛通利故氣徐緩悲則心系急肺布葉舉而上焦不通榮衛不散熱氣在中故氣消矣悲則損於心心系急則動於肺肺衰諸經逆則布肺而葉舉恐則精却却則上焦閉閉則氣還還則下焦脹故氣不行矣恐則陽精却上而下不流故却則上焦閉也上焦既閉氣不行流則下焦陰氣亦還廻不散而聚為脹然上焦固禁下焦氣還各守一處而氣不行也寒則腠理閉氣不行故氣收矣身寒則衛氣沉故皮膚腠理及滲泄之處皆閉藏而氣不流行衛氣

收斂於中而不發散也炅則腠理開榮衛通汗大泄故氣泄矣熱則膚腠開泄榮衛大通津液大泄而汗大泄矣驚則心無所倚神無所歸慮無所定故氣亂矣氣奔越故不調理勞則喘且汗出外內皆越故氣耗矣喪力役則氣奔速故喘息氣奔速則陽外越故汗出喘且汗出內外皆踰越於常經故氣耗損矣思則心有所有神有所歸正氣留而不行故氣結矣繫心不散故氣亦留停以九氣為問故言之也

痺其寺有死者或疼久者或易已者其故何也伯曰其入臟者死其留連筋骨者疼久其畱皮膚者易已入臟者死

以神死也筋骨疼久以其定也皮膚易已以浮越也由斯深淺故有不同榮者水穀之精氣也和調於五臟洒陳於六腑乃能入於脉也正理論曰穀入于胃脉道乃行水入于經其血乃成故循脉上下貫五臟絡六腑也榮行脉内故無所不至也衛者水穀之悍氣也其氣慓疾滑利不能入於脉也悍氣者謂浮盛於氣也以其浮盛之氣故慓疾滑利不能入於脉中者也故循皮膚之中分肉之間薰於肓膜散於胸腹皮膚之中分肉之間謂脉外也肓膜謂五藏之间鬲中膜也以其浮盛故能布散周流之於胸腹之間空虛之處薰其肓膜令氣宣通也逆其氣則病從其氣則愈不與風寒濕氣合故不為痺夫營衛之所行

者如此必通營衛之氣則病而順營衛之氣則愈則皆營衛乃氣也非筋骨肌肉皮脉与五藏六腑之有形氣者也不与风寒湿三氣相合者也故營衛在人不為痺也

痺或痛或不痛或不仁或寒或熱或燥或湿其故何也

痛者寒氣多也有寒故痛也其不痛不仁者病久入深營衛之行濇經絡時疏故不痛皮膚不營故為不仁不仁者皮須不知有無也

其寒者陽氣少陰氣多與病相益故寒也病本生於风寒湿氣故阴氣益之也

其熱者陽氣多陰氣少病氣勝陽遭陰故為痺熱阴氣不勝故為熱也

其汗多而濡者此其逢湿甚也陽

氣少陰氣盛兩氣相感故汗出而濡也
言痺之所以痛者以其寒氣多也有寒故痛也故曰其
寒氣痛者爲痛痺也痺之所以不痛者以病久則邪氣
日深營衛濇經絡之脉有寺而踈故亦不爲痛也痺之
所以不仁者以其皮膚之中少氣血以爲之營運故皮
頑不動而爲不仁痺之所以体寒者以衛氣少營氣多
惟營氣多則其病氣相益故寒冷也痺之所以体熱者
以衛氣多營氣少故邪氣勝則凬氣爲陽陽其營氣相

遭兩陰氣不能以勝之故為痺熱也痺之所以濕者以其遇濕甚也衛氣火營氣多兩陰相感故汗出而濕也痺之所以躁者雖未之言兩郎濕以交見之則衛氣多而營氣火遇熱太甚兩陽相感則可以知其燥矣

夫痺之為病不痛何也痺在於骨則重在於脉則血凝而不流在於筋則屈不伸在於肉則不仁在於皮則寒故具此五者則不痛也凡痺之類逢寒則虫逢熱則縱虫謂皮中如虫行縱謂緩縱不相就

○五臟使人痿何也痿謂痿弱無力以運動也

肺主身之皮毛心主身之血脉肝主身之筋膜〔膜者皮下肉上筋膜也〕脾主身之肌肉腎主身之骨髓〔所主不同痿生亦各歸其所主〕故肺熱葉焦則皮毛虛弱急薄著則生痿躄也〔躄音壁足癈也謂攣躄足不得伸以行肺熱則腎受熱氣故尒也〕心氣熱則下脉厥而上上則下脉虛虛則生脉痿樞折挈脛縱而不仁地也〔心熱盛則火光炎上腎之脉常下行今火盛炎上用事故腎脉亦隨火炎爍而逆上行也陽氣厥通火復內燔陰上隔陽下不守位心氣通脉故生脉痿腎氣主足故膝腕樞紐如折脛筋縱緩而不能仁地也〕肝氣熱則胆泄口苦筋膜乾則筋急而攣發而筋痿〔胆納肝葉而汁味至苦肝熱則胆液〕

滲泄故口舌也肝主筋膜熱則筋膜乾而攣急發爲筋痿脾氣熱則胃乾而渴肌肉不仁發爲肉痿脾與胃以膜相連脾氣熱則胃液滲泄故乾而渴脾主肌肉熱薄於內則肌肉不仁發爲肉痿腎氣熱則腰脊不舉骨枯而髓減發爲骨痿腰爲腎府又腎脉上股內貫脊屬腎故腎氣熱則腰脊不舉腎主骨髓熱則骨枯而髓減發爲骨痿

厥之寒熱者何也陽氣衰於下則爲寒厥陰氣衰於下則爲熱厥陽謂足之三陽脉陰謂足之三陰脉下謂足也此言以厥病之分寒熱者以足之陰陽六經其氣有偏勝也熱厥之爲熱也必起於足下者何也陽主外而厥在內故同之陽氣起於足五指之表陰脉者集於足下而聚於

足心故陽氣勝則足下熱也足太陽脉出於足小指之端外側足少陽脉出於足小指次指之端足陽明脉出於足中指及大指之端並循足陽而上肝腎脾脉集於足下聚於足心陰弱故足下熱也此言熱厥之熱在陰分者以其陽勝陰也

寒厥之為寒也必從五指而上於膝者何也陰主内而厥在外故問之陰氣起於五指之裏集於膝下而聚於膝上故陰氣勝則從五指至膝上寒其寒也不從外皆從内也足太陰脉起於足大指之端三毛中足少陰脉起於足小指之下斜從足心並從足陰而上循股陰入腹故云集於膝下而聚於膝之上也此言寒厥之暇上於膝以其陰勝陽也

○厥或令人腹滿

或今人暴不知人或至半日或遠至一日乃知人者何也陰氣盛於上則下虛下虛則腹滿脹陽氣盛於上則下氣重上而邪氣逆逆則陽氣亂陽氣亂則不知人也陰氣盛於上則腹脹滿者乃寒厥陽氣盛於上則不知人者乃熱厥也

人有卧而有所不安者何也伯曰臓有所傷及精有所之寄則安故人不能懸其病也言有卧而不安以臓氣傷而精氣耗矣蓋五藏為陰各藏其精臓有所傷而精耗者卧不安也必精有所寄各在本藏而無失則卧斯安矣寄者藏也如肝藏䰟肺藏魄之類凡卧不安者血不歸肝衛氣不能入於陰此人之所以不能懸其病者也懸者絶也

人之不得偃臥者何也〔謂不得仰臥也〕肺者藏之蓋也〔居高布葉四藏下之故言肺者藏之蓋也〕肺氣盛則脉大脉大則不得偃臥〔肺之邪氣盛滿則氣促喘奔故不得偃卧〕有病怒狂者此病安生生於陽也〔怒不慮禍故謂之狂〕陽氣者因暴折而難決故善怒也病名曰陽厥〔言陽氣被折鬱不散或曾因暴折而心不疎暢皆阳逆燥極所生故病名阳厥〕治之奈何奪其食則已夫食入於陰長氣於陽故奪其食則已〔食火則氣衰故節去其食則病自已〕使之服生鐵落爲飲夫生鐵落者下氣疾也〔取金平肝也〕人有重身九月而瘖此爲何也〔重身謂身中有身則懷妊者也瘖謂不言語者〕

姙娠九月足少陰脉養胎胞之絡脉絶絶謂脉斷絶不流通而不能言非天真之氣斷絶也胞絡繫於腎少陰之脉貫腎繫舌本故不能言也少陰腎脉氣不營養故舌不能言無治也當十月復十月胎出胞絡復通腎脉上營故脉復音而言也無損不足益有餘以成其疹疹謂久病反法而治則胎死不去遂成久凋之疹病也

人有病頭痛以數歲不已此安得之名為何病頭痛之疾不當踰月數年不愈故怪而問之也當有所犯大寒内至骨髓髓者以腦為主腦逆故令頭痛齒亦痛腦為髓主齒是骨餘腦逆犯寒骨亦寒故令頭為之痛齒亦痛病名曰厥逆人先生腦有腦則有骨髓齒骨之本也

有病口甘者病名為何何以得之此五氣之溢也名曰脾癉癉熱也脾熱則四藏同禀故五藏上热也生因脾热故曰脾癉夫五味入口藏於胃脾為之行其精氣津液在脾故令人口甘也脾热内滲津液在脾胃穀化餘精氣隨溢此口通脾氣故口甘也津液在脾是脾之濕肥美之所發也此人必數食甘美而多肥也肥者令人内热甘者令人中滿故其氣上溢轉為消渴食肥則腠理密阳氣不得外泄故肥令人内热甘者性氣和緩而發散逆故令人中滿然内热則陽氣炎上炎上則欲飲而嗌乾中滿則陳氣有餘有餘則脾氣上溢故曰其氣上溢轉為消渴也治之以蘭除陳氣也

蘭草也言蘭除陳久甘肥不化之氣以辛能發散之者也有病口苦取陽陵泉口苦者病名為何何以得之病名曰胆癉亦謂熱也胆汁味苦故口苦夫肝者中正之將也取決於胆咽為之使肝為將軍之官謀慮出焉胆者中正之官決斷出焉肝與胆合氣性相通故諸謀慮取決於胆咽胆相應故咽為之使焉此人者數謀慮不決故胆虛氣上溢而口為之苦治之以胆募俞胸腹曰募背脊曰俞胆募在乳下二筋期门下同身寸之五分俞在脊第十四椎下兩傍相去各同身寸之一寸半○有癃者一日數十溲此不足也身熱如炭頸膺如格人迎躁盛喘息氣逆此有餘也是陽氣太盛於

外陰氣不足故為有餘也太陰脉細微如髮者此不足也其病安在名為何病癃小便不滑也溲小便也頸膺如格言頸與胸膺如相格拒不順應也人迎躁盛謂結喉兩傍脉動盛滿效急非常躁速也胃脉也太陰脉細縷如髮者謂手大指後同身寸之一寸骨高脉動處脉則肺脉也此正手太陰脉氣之所流可以候五藏也病在太陰其盛在胃頗在肺病名曰厥死不治病癃效溲身熱如炭頸膺如格息氣逆者皆手太陰脉當洪大而效今太陰脉反微如髮者是病與脉相反也何以至之肺氣逆陵於胃上使人迎躁盛故曰病在太陰其盛在胃也以喘息氣逆故云頗在肺也病曰氣逆症不相應故病名曰厥死不治也此所謂得五有餘二不足也所謂五有餘者五病之氣有餘也二不足者

亦病氣之不足也令外得五有餘内得二不足此其身不表不裏亦正死明矣外五有餘者一身熱如炭二頸膺如格三人迎躁盛四喘息五氣逆内二不足者一病癃日數十溲二太陰脉微細如髮在表則内有二不足在裏則外得五有餘表裏既不可憑補瀉固难為法故曰此其身不表不裏亦正死明矣人生而有病巔疾者病名為何安所得之百病皆生於風雨寒暑陰陽喜怒始生未犯邪氣已有巔疾豈邪氣素傷巔謂上則頭首也巔病名為胎病此得之在母腹中長其母有所大驚氣上而不下精氣并居故令子發為巔疾也精氣謂阳之精氣也言人初生有頂巔之疾者胙中之病也在腹之辰母有大驚氣上而不下精氣并居於上令子

發為巔疾氣實形實氣虛形虛此其常也反此者病形歸氣故虛實同焉形氣相反故病生氣脉氣形身形穀盛形盛穀虛形虛此其常也反此者病營氣之道內穀為寶穀入於胃氣傳於肺精者上行經墜故穀氣虛實占必同焉候不相應則為病也脉實血實脉虛血虛此其常也反此者病脉者血之在故虛實同焉反不相應故為病也如何而反氣虛身熱此謂反者也氣虛為陽氣不足陽氣不足當身寒反身熱者脉氣當盛脉不盛而身熱症不相符故謂反也。甲乙經曰氣盛身寒氣虛身熱此謂反也穀入多而氣少此謂也穀入於胃脉道乃行今穀入多而氣少者是胃氣不散故反也穀不入而氣多此謂反也胃氣外散肺并之也脉盛血少此謂反也脉少血多此謂反也經脉行氣絡脉行血經氣入絡絡受經氣候不相合故皆反常◦氣盛身寒得之傷寒氣虛身熱得之傷暑傷觸冒也寒傷形故氣盛身寒暑傷氣故氣虛身熱◦百病之始生也必先於皮毛邪中之則腠理開開則入客於經絡脉留而不去傳入於經留而不去傳入於府廪於腸胃廪者謂積也聚也邪之始入於皮也泝然起毫毛開腠理者也泝然惡寒也起毫毛謂毛起竪也腠理謂皮空及文理也其入於絡也則絡脉盛色变盛謂盛滿变謂变易其常其入客於經也則感虛乃陷下經虛邪入故曰感虛脉虛氣少故陷

下也其畱於筋骨之間寒多則筋攣骨痛熱多則筋弛骨
消肉爍胂破毛直而敗攣急也弛緩也消爍也寒則筋急熱則筋緩寒勝為痛熱勝為
氣消胂者肉之標故肉消則胂破毛真而敗也。胂者音申也夾脊肉也
任脉者起於中極之下以上毛際循腹裏上關元至咽
喉上頤循面入目。言任脉之所起所止也任脉奇經
八脉之一也中極臍下四寸起於中極之下始於會陰
穴也兩陰間任由會陰而行腹督由會陰而行背從會
陰以上曲骨之毛際橫骨上中極下一寸陥中動脉應

手復循腹裏之中極上關元氣海下碗中碗上碗巨闕膻中至臁前承漿以上咽喉中其脉至上頤循以入於目也衝脉者起於氣街並少陰之經夾臍下行至胸中而散。言衝脉之所起所止也衝脉亦奇經八脉之一任脉當臍中而上行衝脉侠臍兩傍而上行起於氣街並足少陰腎經侠臍上行至胸中而散也氣街者穴名也在毛際兩傍鼠鼷音奚小鼠也上同身寸之一寸也言衝脉起於氣街者亦從小腹之內共任脉並行而至於足乃循腹也又曰任脉衝脉者皆起於胞中上循脊裏為經絡之海其浮而外者循腹各行會於咽喉別而絡唇中由此言之則任脉衝脉從小腹之内上行並由中極之下氣街之内明矣。 任脉為病男子内結七疝女子帶下瘕聚。言任脉之為病也内者腹也腹之中行乃任脉所行之脉路則宜其為病若是男子為七疝女子為瘕聚七疝者按内經各篇有狐疝尨疝肺疝脾風疝心風疝腎風疝肝風疝有婦人癩疝有男子㿗疝然世但知病在下部者為疝豈知五臟皆有疝蓋皆不考內經故耳瘕聚者積聚也大奇論曰二陽急為瘕後世有八瘕者亦因七疝之名而遂有八瘕名色卽蛇瘕脂瘕青瘕黃瘕燥瘕血瘕狐瘕鱉瘕是也內經無之

衝脉為病逆氣裏急。言衝脉之為病也衝脉起於氣街並足少陰俠臍上行至胸中而散則裏者其所行之脉絡也病則氣逆而不能上何以至胸中而散也氣聚腹中而不能散何以免在裏之急也

督脉爲病脊強反折 ○ 督脉亦奇經也仁脉衝脉督脉者一源而三岐故經或謂衝脉而督脉也何以明之今甲乙及古經脉流註圖經以仁脉循背者謂之督脉自少腹直上者謂之仁脉亦謂之督脉是則以腹背陰陽别其名目仁脉自胞中過帶脉貫臍而上故男子爲病内結七疝女子爲病則帶下瘕聚衝脉俠臍而上並少陰之經上至胸中故衝脉爲病則逆氣裏急也以督脉上循脊裏故督脉爲病則脊強反折也

督脉起於少腹以下骨中央女子入繫廷孔亦猶任脉衝脉起於胞中也其寔乃起於腎下至於少腹則下行於腰橫骨圍之中央也繫廷孔者謂竅漏近所謂前陰穴也以其陰廷系屬於中故名之其孔溺孔之端也孔則竅漏也竅漏之中其上有溺孔者端謂陰廷在此溺孔之上端也而督脉自骨圍中央則至於是其絡循陰器合篡間繞篡後督脉則絡自溺孔之端分而各行下循陰器乃合篡間也所謂篡間者謂前陰後陰之兩間也自兩間之後復分而行繞篡之後也別繞臀至少陰與巨陽中絡者合少陰上股內後廉貫脊屬腎別謂別絡分而各行之也足少陰之絡者自股內後廉貫脊屬腎足太陽絡之外行者循髀樞絡股陽而下其中行者下貫臀至膕中與外行絡合故言至少陰與巨阳中絡合少陰上股內後廉

貫脊屬腎也與太陽起於目内眥上額交巔上入絡腦還出别下項循肩髆内俠脊抵腰中入循膂絡腎接續膂而上行也其男子循莖下至篡與女子等其少腹直上者貫臍中央上貫心入喉上頤環唇上繫兩目之下中央自太陽起於目眥中下至女子等並督脉之别絡也其直行者自尻上循脊裏而至於人中也自其少腹直上至兩目之下中央並仁脉之行而云是督脉所繫由是言之則仁脉衝脉督脉名異而同一体故也此生病從少腹上衝心而痛不得前後為衝疝尋此生病正是仁脉經云為衝疝者正明督脉以别主而異目也其女子

不孕癃痔遺溺嗌乾　亦以衝脈仁脈並自少腹上至於咽喉又以督脈循陰器合篡間遶篡後別遶臀故不孕癃痔遺溺嗌乾謂之仁脈者女子得之以仁養也故經云此病其女子不孕也謂之衝脈者以其氣上衝也故經云此生病從少腹上衝心而痛也謂之督脈者以其督領經脈之海也由此三用經或通呼然仁衝督三脈一源而三岐督由會陰而行背仁由會陰而行腹衝由氣街而行足少陰名色雖異而氣脈不殊其督脈

所行者一如仁脉之行故自少腹直上者貫臍中央上貫心入喉上頤環唇上繫兩目之中央其督脉為病者又如仁脉之病從少腹上衝心而痛不得前後為衝疝其女子之所生之病一如仁衝之病故其脉相交引病亦互名耳。

少陰何以主腎腎何以主水腎者至陰也至陰者盛水也肺者太陰也少陰者冬脉也故其本在腎其末在肺皆積水也陰者謂寒也冬月至寒腎氣合應故云腎者至陰也水主於冬故云至陰者盛水也腎少陰脉從腎上貫肝鬲入肺中故云其本在腎其末在肺也腎氣上逆則水氣客

於肺中故云皆積水也腎何以聚水而生病腎者胃之關也關門不利故聚水而從其類也關者所以司出入也腎主下焦膀胱為腑主其分注關竅二陰故腎氣壯則二陰通二陰閉則胃脹滿故云腎者胃之關也關閉則水積水積則氣停水積氣溢水氣同類故云關閉不利聚水而從其類也。上下溢於皮膚故為胕腫胕腫者聚水而生病也上謂肺下謂腎肺腎俱溢故聚水於腹中而生病也

帝曰諸水皆生於腎乎伯曰腎者牝臟也牝陰也主陰位故曰牝臟地氣上者屬於腎而生水液也故曰至陰勇而勞甚則腎汗出腎汗出逢於風內不得入於臟腑外不能越於

皮膚客於玄府行於皮裏傳於胕腫本之於腎名曰風

水勇而勞甚謂力勞也勇勞汗出則玄府開汗出逢風則玄府復閉閉則餘汗未出內伏皮膚專化為水從

風而水故日風水所謂玄府者汗空也汗液色玄從空而出以汗聚於裏故謂之玄府

此言風水之病本之於腎傳之肺也水俞五十七處者是何主也腎俞

五十七穴積陰之所聚也水所從出入者也尻上五行

行五者此腎俞背部之俞凡有五行當其中者督脈氣所發次兩傍四行者皆太陽脈氣也

故水病下為胕腫大腹上為喘呼水下居於腎則腹至足而胕腫上入於肺

則喘急賁息而大乎也不得卧者標本俱病標本陽為標腎為本是肺腎俱水為病也

分為相輸俱受者水氣之所留也分其居處以名之則是氣相輸應本其俱受病氣則皆水所留也伏菟上各二行行五者此腎之街也街謂道也腹部正俞凡有五行俠臍兩傍則腎藏足少陰脉及衝脉氣所發夾兩傍則足陽明脉氣所發此四行穴則伏菟之上也三陰之所交結於脚也踝上各一行行六者此腎脉之下行也名曰太衝凡五十七穴者皆藏之陰絡水之所客也。經所謂五十七者尻上計者有五行每行計有五穴此腎之俞也其中行繫督脉一經傍四行繫足太陽膀胱經以腎與膀胱為表裏也伏菟上各二行每行有五穴者此腎脉所通之街謂夾中行仁脉兩傍衝脉也且足經三陰之所交者必結於脚内踝上三寸有穴名三陰交腎肝脾三經之所交也其踝上各一行每行六穴者此腎脉之所行名曰太衝以腎與衝脉並皆下行於足合而盛大故曰太衝其穴在内踝之上凡此五十七穴者皆陰臟之陰絡水之所客處也故治水者治此諸穴耳

顧聞病机如何諸風掉眩皆屬於肝凡性動木氣從之

諸寒收引皆屬於腎收謂收斂也引謂急也寒氣收縮水氣同之

諸氣膹音粉鬱皆屬於肺高秋氣涼霧氣薰集涼至則氣熱復甚則氣殫微其物象屬可知矣膹謂膹滿鬱謂奔迫也氣之為用金氣同之

諸濕腫滿皆屬於脾土薄則水淺土厚則水深土平則乾土高則濕濕氣之有土氣同之

諸熱瞀瘈皆屬於火火象徵

諸痛痒瘡皆屬於心心寂則病微心燥則病甚百端之起皆自心生痛癢瘡瘍生於心也

諸厥固泄皆屬於下下謂下焦肝腎氣也夫守司於下腎之氣也門戶束要肝之氣也故

諸厥固泄皆屬下也厥氣逆固謂禁固諸有逆氣上行及固不禁出入無度濕燥不恒皆由下焦之主守也

諸痿喘嘔皆屬於上上謂上焦心肺氣也炎熱薄爍心之氣也承熱分化肺之氣也熱鬱化上故病屬上焦此皆五藏之疾病机由於内動者也

諸禁鼓慄如喪神守皆屬於火熱之内作也

諸痙項強皆屬於濕太陽傷濕也

諸逆衝上皆屬於火炎上之性用也

諸脹腹大皆屬於熱熱鬱於内肺脹所生也

諸躁狂越皆屬於火熱盛於胃及四末也

諸暴強直皆屬於風陽内鬱而陰行於外

諸病有聲鼓之如鼓皆屬於熱 謂有声也

諸病胕腫疼酸驚駭皆屬於火 諸氣多也

諸轉反戾水液渾濁皆屬於熱 反戾筋轉也 水液小便也

諸病水液澄徹清冷皆屬於寒 上下所出及吐出溺出也

諸嘔吐酸暴注下廹皆屬於熱 酸酸水及沫也此皆十二經絡之邪者矣病机由於外入之者也

治則

治病必求其本 阴阳為萬類生殺之変化在於人身同相参合故治病之道必先求之

因其輕而揚之 輕者發揚則邪去也

因其重而減之 重者則減去之

因其衰而彰之因病氣衰攻令邪去則真氣堅固血色分明形不足者溫之以氣精不足者補之以味衛氣者所以溫分肉充皮膚肥腠理司開闔故衛氣溫則形分足矣腎者主水受五藏六腑之精而藏之故五藏盛乃能瀉由此則精不足者補五藏之味其高者因而越之越謂越揚也其下者引而竭之引謂泄引也中滿者瀉之於內内謂腹内也其有邪者漬形以為汗謂邪邪之氣在中於表則汗而出之其在皮者汗而發之在外故汗發泄也其慓悍者按而收之慓疾也悍利也氣候疾利則按之以收斂其實者散而瀉之陽實則發泄陰實則宣瀉審其陰陽以別柔剛陰曰柔陽曰剛陽病治陰

病治陽所謂從陰引陽從陽引陰以右治左以左治右也定其血氣各守其鄉血實宜決之決謂決破其血也氣虛宜掣引之掣讀爲導導引則氣行條暢變化相移以觀其妙以知其要欲知其要則色脈是矣言所以知四時五行之氣變化相移之要妙者何以色脈故也色以應日脈以應月常求其要則其要也言脈應月色應日者占候之期準也常求色脈之差忒是平人之診要也麤工兇兇以爲可攻故病未已新病復起謂麤工不料事宜非病妄治則害反增矣其治之要極無失色脈用之不惑治之大則惑謂惑亂則謂法則也言色脈之應昭然不欺但順用而不亂紀綱則治病審當之大則也

得神者昌失神者息此詳言治法以色脉為要之極而其要之一惟在於得神而已神者病之神氣也其有不從毫毛生而五臟陽已竭矣津液充郭其魄獨居精孤於內氣耗於外形不可與衣相保此四極急而動中是氣拒於內而形施於外治之奈何

不從毫毛言生於內也陰氣內盛陽氣竭滅不得入於腹中故言五臟陽已竭也津液者水也充滿也郭皮也陰畜於中水氣脹滿上攻於肺肺氣孤危魄者肺神腎為水害子不救母故云其魄獨居也夫陰精損削於內

陽氣耗減於外則三焦閉溢水道不通水滿皮膚身体痞
腫故云形不可與衣相保也凡此之類皆四肢脉數急
而內鼓動於脉中也肺動者謂氣急而欬也言如是者
皆水氣格拒於腹膜之內浮腫施於身形之外欲窮
標本其可得乎四極言四末則四肢也
平治於權衡去宛陳莝是以微動四極溫衣繆刺其處
以復其形開鬼門潔淨府精以長復五陽已布疏滌五
臟故精自生形自盛骨肉相保巨氣乃平

平治權衡察脉之輕重浮沉菀積也陳莝陳草也邪氣之在人身猶草莝之陳積五陽五臟皆有陽氣巨氣大氣也正氣也脉浮在表宜汗沉在裏宜泄如去菀積之陳草又微動四肢以導引之温煖其衣以流通之繆刺其處以復其形体盖經脉滿則絡脉溢繆刺之以調其經脉開鬼門以發其汗潔净府以利其来使五臟之精漸以辰復五臟之陽漸以宣布疏滌五臟邪氣去而精自生形自盛骨肉相保巨氣乃平

誅伐無過命曰大惑反亂大經真不可復用寔為虛以邪為真用鍼無義反為氣賊奪人正氣以從為逆榮衛散乱真氣已失邪獨內著絕人長命予人天殃不知三部九候故不能久長哉（非精辨學未詳明且乱大經又為氣賊動為殘害安可久乎）因不知合之四辰五行因加相勝釋邪攻正絕人長命（非惟昧三部九候之為幹若不知四辰五行之代序亦是殞絕其生灵也）邪之新來客也未有定處推之則前引之則止逢而寫之其病立已此亦解鍼經補瀉之法也。天寒無刺（血凝泣而衛氣沉也）天溫無凝月生無瀉月滿無補月郭空無治（言刺法必法天辰也）以身之虛而逢天之虛兩虛相感其氣至骨入則傷五臟以虛感虛同氣而相應也。工候救之弗能傷也（候知而止故弗能傷之）。故曰天忌不可不知也（人忌於天故曰天忌犯之則病故不可不知也）虛邪者八正之虛邪氣也（八正之虛邪謂人品之虛邪以從虛之鄉來襲虛而入為病故謂之八正虛邪也）。正邪者身形若用力汗出腠理開逢虛風其中人也微故莫知其情莫見其形（正邪者不從虛之鄉來也以中人微故莫知其情意莫見其形狀）上工救其萌芽必先見三部九候之氣

盡調不敗而救之故曰上工。下工救其已成救其已敗救其已成者言不知三部九候之相失因病而救之也

治痿者獨取陽明何也陽明者六腑五臟之海陽明胃脉也為水穀之海主潤宗筋宗筋主束骨而利机關也。宗筋謂陰髦中橫骨上下之竪筋也上絡胸腹下貫髖尻又經於背腹上頭項故云宗筋主束骨而利机關然腰者身之大關節所以同屈伸故曰机關

衝脉者經脉之海也靈樞曰衝脉者十二經之海主滲灌谿谷與陽

明合於宗筋。尋此則橫骨上下臍兩傍豎筋正宗筋也衝脉循腹侠臍傍各同身寸之五分而上陽明脉亦侠臍傍各同身之一寸五分而上宗筋脉於中故曰與陽明合於宗筋也以為十二經之海故主滲灌谿谷也肉之大會為谷小會為谿。陰陽總宗筋之會會於氣衝而陽明為之長皆屬於帶脉而絡於督脉

宗筋聚會會於橫骨之中從上而下故云陰陽總宗筋之會也宗筋侠臍下合於橫骨陽明輔其外衝脉居其

中故云會於氣街而陽明為之長氣街陰毛兩傍脉動處也帶脉者起於季脇回身一周而絡於督脉也督脉者起於關元上下循腹故云皆屬於帶脉而絡於督脉也督脉任脉衝脉三者同起而異行也故經文（或參差引之也）

故陽明虚則宗筋縱帶脉不引故足痿不用也

陽明之脉從缺盆下乳內廉下俠臍至氣街中其支別者起胃下口循腹裏下至氣街中而合以下髀抵伏兎下入膝臏（頻上声音殯）下循䯒外廉下足跗入中指內間其

支別者下髎三寸而別以下八中指外間故陽明虛則宗筋縱帶脉不引而足痿不用也

無刺大醉令人氣亂無刺大怒令人氣逆無刺大勞人（經氣越也）無刺新飽人（氣盛滿也）無刺大饑人（氣不足也）無刺大渴人（血脉乾也）無刺大驚人（神蕩越也）此皆不可輕刺之人刺禁之大要也

有在其標而求之於標有在其本而求之於本有在其本而求之於標有在其標而求之於本故治有取標而得者有取本而得者有逆取而得者有從取而得者（得病

之情治知大体則逆從背可施而中者焉故知逆與從正行無間知標本者萬舉萬當道不疑惑哉既深明則無問於人正行皆當不知標本是謂妄行識循偏淺道未高深舉且見違故行多妄夫陰陽逆從標本之為道也小而大言一而知百病之害別陰陽知逆順法明著見精微則小尋其所利而大以斯明少而多淺而博可以言一而知百也著故言一而知百病之害言少可以以淺而知深察近而知遠言標貫多言淺可以料大者可以言一而知百也與本易而勿及雖事極深玄人非咫寸畧以淺近而悉貫之然標本之道雖易可為言而世人識見無能及者○病發而有餘本而標之先治其本後治其標

病發而不足標而本之先治其標後治其本

本而標之謂有先病復有後病也以其有餘故先治其本後治其標標而本之謂先發輕微緩者後發重大急者以其不足故先治其標後治其本也

謹察間甚以意調之。間謂多也甚謂少也多謂多形症而輕易少謂少形症而重難審量標本不足有餘以意調之者也。間者并行甚者獨行先大小不利而後生病者治其本　并謂他脉共受邪氣而合病者也獨

謂一經受病而無異氣相參也并甚則相傳傳急則亦死此論病有標本刺有逆從也

有毒無毒服其約也病有久新方有大小有毒無毒固其常制矣有毒治病十去其六（下品藥毒毒之大也）常毒治病十去其七（中品藥毒毒次小也）小毒治病十去其八（上品藥毒毒之小也）無毒治病十去其九（上品中品下品無毒藥悉謂之平）穀肉菓菜食養盡之無使過之傷其正也。大毒之性烈其為傷也多小毒之性和其為傷也少常毒之性減大毒之性一等加小毒之性一等所傷可知也故至約必止之故十去其或六或七或八卽已然無毒藥性雖和平久而多之則氣有偏勝有偏勝則有偏藏不可長也故十去其九而止服至約已則以五穀五肉五菓五菜隨五臟宜者食養盡之。不盡行服如法法謂前四約餘病不盡然再行之毒之大小至約而止必無過也必先歲氣無伐天和無盛盛無虛虛而遺人夭殃不察虛實但思攻擊盛者轉盛虛者轉虛萬端之病從斯而甚真氣日消病勢日侵殃咎之來苦夭之興難可逃也無致邪無失正絕人長命所謂伐天和也攻虛謂寔是則致邪不識臟之虛斯為失正正既失則為死之由矣夫經絡以通血氣以從復其不足與衆臍同養之和之靜以待辰謹守其氣無使傾移其形乃彰生氣以長。病去而瘠者其經絡已通血氣已順當復其不足之臟而與足者同必養之和之靜以待辰形自彰而不瘠矣。熱無犯熱寒無犯寒柰何發表不遠熱攻裏不遠寒汗泄故用熱不遠熱下利故用寒不遠寒皆謂不犯己而用之者也辰必順之犯者治以勝之也春宜涼夏宜寒秋宜溫冬宜熱此辰之宜用不可不

順無犯熱治以寒犯寒治以熱犯春宜用凉犯秋宜用温是以勝也婦人重身毒之何

如有故無殞亦無殞也謂有大堅癥瘕痛甚不堪則治之以破積愈痛之藥是謂不

救必乃盡死救之存其大也上無殞言母必全亦無殞言子亦不死也大積大聚其可犯

者衰其太半而止過者死衰其太半不足以害生故衰其太半則止其藥若過禁大

盡毒氣内餘無病可攻以當毒藥則敗損中和故過則死木鬱達之火鬱發之土

鬱奪之金鬱泄之水鬱折之然後調其氣

達謂吐之令其條達也發謂汗之令其疏散也奪謂下

之令無壅礙也泄謂滲泄解表利小便也折謂抑之制

其衡适也通謂五泄乃氣可調後乃再兎其虛盛而調理之過者折之以其畏也所謂寫之○過太過也太過者以味寫之鹹寫腎酸寫肝辛寫肺甘寫心過者畏寫故謂寫為畏也○夫氣之勝也微者隨之甚者制之氣之復也和者平之暴者奪之皆隨勝氣安其屈伏無問其數以平為期此其道也○隨謂隨之安之制謂止制平謂平調奪謂奪其勝氣也治此者不以數之多少但以氣平和為度準也此言復之所以反病而又治之之法也

○高者抑之下者舉之有餘者折之不足者補之佐以所利和以所宜必安其主客適其寒温同者逆之異者從之○高者抑之制其勝也下者舉之濟其弱也有餘者折之屈其銳也不足者補之全其氣也雖制勝扶弱而客主須安一氣失所内淫外併而危敗之由作矣同謂寒熱温清氣相比和者異謂水火金木土不比和者氣相得者則逆所勝之氣以治之不相得者則順所不勝之氣以治之此其治主客之大体也

氣有高下病有遠近症有中外治有輕重適其至所為故也臟位有高下腑氣有遠近病症有表裏藥用有輕重調其多少和其緊慢令藥氣至病所為故勿太過不及也。大要曰君一臣二奇之制也君二臣四偶之制也君二臣三奇之制也君三臣六偶之制也

奇謂古之單方偶謂古之複方單複一制皆有小大故奇方云君一臣二君二臣三偶方云君二臣四君三臣六也病有大小氣有遠近治有輕重所宜故云制也

故云近者奇之遠者偶之汗者不以奇下者不以偶補

上治上制以緩補下治下制以急急則氣味厚緩則氣味薄適其所至此之謂也汗藥不以奇方氣不可以外發泄下藥不以偶方藥毒攻而致過治上補上方迅急則止不住而廹下治下補下方緩慢則滋道路而力又微制急方而氣味薄則力亦緩苛制緩方而氣味厚則労異急同如是緩不能緩急不能急厚而不厚薄而不薄大小非制輕重無度則虛寔寒熱臟腑紛撓無由致理豈神靈而可望安哉

近而奇偶制小其服也遠而奇偶制大其服也大則數少小則數多多則九之少則二之
湯凡多少凡如此也近遠謂臟腑之位也心肺為近肝腎為遠脾胃居中三陽胞膓胆亦有遠近身三分之上為近下為遠也或誤見高遠權以合宜方奇而分兩偶方偶而分兩奇如是近而偶制多數服之遠而奇制少數服之故曰小則數多大則數少
奇之不去則偶之是謂重方偶之不去則反佐以取之

所謂寒熱温凉反從其病也。方與其重也寧輕與其毒也寧善與其大者寧小是以奇方不去偶方主之偶方病在則反其一佐以同病之氣而取之也夫寒與熱背熱與寒違微小之熱爲寒所折微小之冷爲熱所消甚大寒熱則必能與違性者争雄能與異氣者相格声不同不相應氣不同不相合如是則且憚而不敢攻之攻之則病氣與藥氣抗衡而自爲寒熱以開閉固守矣是以聖人反其佐以同其氣令声氣相應復令寒熱參

合使其終異始同浸潤而敗堅剛強必折柔脆同消亦

此言約方之法不越奇偶而必當曲盡其制也

李東垣七方圖

大　君一臣三佐九制之大也　遠而奇偶制大其服也大則數少少則二之肝腎位遠服湯散不厭頻而多

小　君一臣二制之小也　近而奇偶制小其服也小則數多多則九之心肺位近服湯散不憚頻而少

緩　補上治上制以緩緩則氣味薄治主以緩緩則治其本

急　補下治下制以急急則氣味厚治客以急急則治其標

奇　君一臣二奇之制也君二臣三奇之制也陽數奇

偶君二臣四偶之制也君二臣六偶之制也陰数偶複奇之不去則偶之是為重方也
是故百病之起有生於本者有生於標者有生於中氣
者有取本而得者有取標而得者有取中氣而得者有
取標本而得者有逆取而得者有從取而得者
反佐取之是為逆取奇偶取之是為從取寒病治以寒
熱病治以熱是為逆取從順也
逆正順也若順逆也○寒盛格陽治熱以熱熱盛拒陰
治寒以寒之類背辰謂之逆外雖用逆内乃順也此逆

乃正順也若寒格陽而治以寒熱拒陰而治以熱外則雖順中氣乃逆故方若順是逆也

故曰知標與本用之不殆明知逆順正行無問不知是者不足以言診足以亂經麤工嘻嘻以為可知言熱未已寒病復始同氣異形迷診亂經。六氣之用粗之與工得其半也厥陰之化麤以為寒其乃是温太陽之化麤以為熱其乃是寒由此參互用失其道故其學問識用不達工之道半矣夫一經之標本寒熱既殊言本當究

其標論標合尋其本言氣不窮其標本論病未辨其陰陽心迷正理治益乱經呼曰麁工

夫標本之道要而慱小而大可以言一而知百病之害言標與本易而勿損察本與標氣可令調明知勝復爲萬民式。此言六氣各有所從之標本也而知百病皆當標本也

大要曰謹守病机各司其屬有者求之無者求之盛者責之虚者責之必先五勝踈其氣血令其調達而致和平此之謂也。深乎聖人之言有無求之盛虚責之如

大寒而甚熱之不熱是無火也熱來復去晝見夜伏夜發晝止辰節而動是無火也當助其火又如大熱而甚寒之不寒是無水也熱動復止倏忽往來辰動辰止是無水也當助其水內格嘔逆食不得入是有火也病嘔而吐食入反出是無火也夫寒之不寒責其無水熱之不熱責其無火熱之不久責心之虛寒之不久責腎之少有者瀉之無者補之虛者補之盛者瀉之令上下無碍氣血通調則寒熱自和陰陽調達矣此言病有十九

而有善治之法也。請言其制君一臣二制之小也君一臣三佐五制之中也君一臣三佐九制之大也寒者熱之熱者寒之微者逆之甚者從之

夫病之微小者猶人火也遇草而灼得木而燔可以濕伏可以水滅故逆其性以折之攻之病之太甚者猶竜火也得濕而燄遇水而燔不知其性以水濕折之適足以光焰諸天力窮則方止矣識其性者反常之理以火逐之則燔灼自消燄火仆滅夫逆之者謂以寒攻熱以

热攻寒從之者謂攻以寒热從其性用是以下文曰逆者正治從者反治從少從多觀其事也堅者削之客者除之劳者温之結者散之留者攻之燥者濡之急者緩之散者收之損者益之逸者行之驚者平之上之下之摩之浴之薄之刼之開之發之適事為故量病症假適事用之。帝曰何謂逆從伯曰逆者正治從者反治從少從多觀其事也言逆者正治也從者反治也逆病氣而正治則以寒攻热以热攻寒雖從順病氣乃反治法也帝曰反治何謂伯曰热因寒用寒因熱用塞因塞用通因通用必伏其所主而先其所因其始則同其終則異可使破積可使潰堅可使氣和可使必已熱因寒用熱物冷服下嗌之後冷体既消熱性便發寒因熱用冷物熱服中滿下虛乃踈啟其中峻補於下少服則資壅多服則宣通由是而中滿自除下虛斯實此則塞因塞用也又大熱內結注泄不止熱宜寒療結復須除以寒下之結散利止此則通因通用也投寒以熱涼而行之投熱以寒溫而行之始同終異斯之謂也

逆之從之逆而從之從而逆之疏氣令調則其道也
逆謂逆病氣以正治從謂從病氣而反療逆其氣以正
治使其從順從其病以反取令彼和調故曰逆從也下
疏其氣令道路開通則氣感寒熱而為變
病之中外者何如從內之外者調其內從外之內者治
其外名從其源從內之外而盛於外者先調其內而後治其
外從外之內而盛於內者先治其外而後調其內皆謂先除
其根屬後清其枝葉中外不相及則治主病中外不相及自各一病也

此言治表裏之病有三法有本標有先後有分主也治寒以熱治熱以寒而方士不能廢其繩墨而更其道也有病熱者寒之而熱有病寒者熱之而寒二者皆在新病復起奈何治謂治之而病不退反因寒熱而随生寒熱病之新者伯曰諸寒之而熱者取之陰熱之而寒者取之陽所謂求其屬也。言益火之源以消陰翳壯水之主以制陽光故曰求其屬夫麄工褊淺以熱攻寒以寒療熱治寒日久而冷疾已生攻熱日深而熱病更起熱起而中寒尚在寒生

而外熱不除欲攻寒則惧熱不前欲療熱則畏寒又止
進退交戰危亟已臻豈知臟腑之源有温涼寒熱之主
哉夫取心者不必齊以熱取腎者不必齊以寒但益心
之陽寒亦通行強腎之陰熱猶可減或治熱以熱治寒
以寒萬舉萬全可也。帝曰服寒而反熱服熱而反
寒其故何也伯曰治其王氣是以反也。物体有寒熱
氣性有陰陽觸王之氣則彊其用也夫肝氣温和心氣
暑熱肺氣清涼腎氣寒冽脾氣兼併之故也春以清治

肝而反温夏以冷治心而反熱秋以温治肺而反清冬以熱治腎而反寒盖由補益王氣太甚也補王太甚則藏之寒熱氣自多矣。夫五味入胃各歸所喜故酸先入肝苦先入心甘先入脾辛先入肺鹹先入腎久而增氣物化之常也氣增而久夭之由也夫入肝爲温入心爲熱入肺爲清入腎爲寒入脾爲至陰而四氣兼之皆爲增其味而益其氣故各從本藏之氣用耳故久服黄連苦參而反熱者此其類也餘味皆然但人意踈忽不能精候耳故曰久而增氣物化之常也氣增不已臟氣偏勝臟有偏絶則又有暴夭者故曰氣增而久夭之由也是以服餌日藥不具五味不備四氣而久服之雖旦獲勝益久必致暴夭此之謂也絶粒服餌則不暴亡斯何由哉無五穀味資助故也復令食穀其亦夭焉。　調氣之方必別陰陽定其中外各守其鄉内者内治外者外治微者調之其次平之盛者奪之汗之下之寒熱温凉衰之以属隨其攸利病有內外治有表裏在內者以內治法而和之外者以外治法和之其次大者以平氣法平之盛甚不已則奪其氣令其衰也假如小寒之氣溫以和之大寒之氣熱以取之甚寒之氣則下奪之不甚則逆折之折之不盡則求其屬以衰之小熱之氣凉以和之大熱之氣寒以取之甚熱之氣則汗發之發之不盡則逆制之制之不盡則求其屬以衰之故曰汗之下之寒熱溫凉衰之以屬隨其攸利攸所也　○　謹道如法萬舉萬全氣血正

平長有天命守道以行摹無不中故能驅役草石召遣神灵血氣保平和之候天真無耗竭之由

凡未診病者必問嘗貴後賤雖不中邪病從內生名曰脫營。神屈故也貴之榮尊賤之屈辱心懷眷慕志結憂惶雖不中邪病從內生血脈虛減故曰脫營

嘗富後貧名曰失精五氣留連病有所并。富而從欲貧奪豐財內結憂煎外悲故物則心從想慕神隨往升營衛之道祠以持留氣血不行而積并為病

身体日減氣虛無精。氣血相迫形肉消爍故身体

日減氣歸精精食氣令氣虛不化精無所滋故也

病深無氣洒又然辰驚病氣深穀氣尽陽氣內消故悪寒而驚洒又然寒貌病深者以其外耗於術內奪於營○血為憂煎氣隨悲減故外耗於術內奪於營病者深何以此耗奪故尔

○良工所失不知病情此亦治之一過也失謂失問其所始也

凡欲診病者必問其飲食居處飲食居處五方不同故問之也

暴樂暴苦始樂後苦皆傷精氣精氣竭減形体毀沮

喜則氣緩悲則氣消悲哀動中竭減而失生故精氣竭

臧形体殘毀心神沮喪矣。愚医治之不知補瀉不知病情精花日晚邪氣乃併此治之二過也

不知喜怒哀樂之殊情槩爲補瀉而同貫則五臟精花之氣日脫邪氣薄蝕而乃并於正真之氣矣

善爲脉者必以比類竒恒從容知之爲工而不知道此診之不足貴此治之三過也。竒恒謂氣侯竒異於恒常之侯也從容謂分別臟氣虗寔脉見上下幾相似矣

示從容論曰脾虗浮似肺胃小浮似脾肝急沉散似腎

此皆工之所長乱從容分別而得之矣

疹有三常必問貴賤封君敗傷及欲侯王

貴則形樂志樂賤則形苦志苦苦樂殊貫故先問也封君敗傷降君之位封公卿也及欲侯王謂情慕尊貴而妄為不已也。故貴勝勢雖不中邪精神内傷身必敗亡（憂惶煎迫怫結所為）始富後貧雖不傷邪皮焦筋屈痿躄為攣（以五臟氣留連病有所并而為是也）医不能嚴不能動神外為柔弱乱至失常病不能移則医事不行此治之四過也

嚴謂戒所以禁非也動謂所以令從命也外爲柔弱言委隨而順從也然戒不足以禁非動不足以從令委隨仁物乱失天常病且不移何医之有

凡診者必知終始有知餘緒切脉問名當合男女

始終謂氣色也知外者終而始之明知五色氣象終而復始者餘緒謂病發端之餘緒也切脉謂以指按脉也問名謂問病症之名也男子陽氣多而左脉大爲順女子陰氣多而右脉大爲順故先言合之也

離絶菀結憂恐喜怒五臟空虛氣血離守工不能知何術之語此治之五過也。離謂離間親愛絶謂絶念所懷菀謂菀積思慮結謂結固餘怨間親(愛)者魂遊絶所懷者氣喪積所慮者神勞結餘怨者志苦憂愁者閉塞而不行恐懼者蕩憚而失守盛怒者迷惑而不治喜樂者憚散而不藏由是八者故五臟空虛血氣離守攻不思曉又何言哉。診不知陰陽逆從之理此治之一失也受師不卒妄作雜術謬言為道更名自功妄用砭石後

遺身咎此治之二失也不適貧富貴賤之居坐之薄厚
形之寒溫不適飲食之宜不辨人之勇怯不知此類足
以自乱不足以自明此治之三失也診病不問其始憂
患飲食之失節起居之過度或傷于毒不先言此卒持
寸口何病能中妄言作名為麤所穷此治之四失也
第一失者不知陰陽逆順之理也陰陽逆順之理非止
一端左手人迎為陽春夏洪大為順沉細為逆右手氣
口為陰秋冬沉細為順洪大為逆男子左手脉大為順

女子右手脉大爲順外感陽病見陽脉爲順陰脉爲逆
陰病見陰脉爲順陽脉爲逆内傷陽病見陽脉爲順陰
脉爲逆陰病見陰脉爲順陽脉爲逆又色見上下左右
俱在其要上爲逆下爲從女子右爲逆左爲從男子左
爲逆右爲從第二失者不受師術之正妄效雜術之邪
以非爲是苟用砭石也第三失者不適病人之情不明
比類之義也第四失者不究始辰致病之由妄持寸口
之脉不中病情僞指病名也

聖人不治已病治未病不治已亂治未亂病已成而後藥之亂已成而後治之譬猶渴而穿井鬪而鑄兵不亦晚乎形弱氣虛死（中外俱不足也）形氣有餘脉氣不足死（臟衰故脉不足也）脉氣有餘形氣不足生（臟氣盛故脉有餘也）是以診有大方坐起有常（坐起有常則息力調通故診之方法必先用之）出入有行以轉神明（言所以貴坐起有常者何以出入行運皆神明隨轉也）必清必淨上觀下觀司八正邪別五中部按脉動靜上觀謂氣色也下觀謂形氣也八正謂八節之正候也

五中謂五臟之部分也然後按寸尺之動靜而定死生

頤養 上古之人其知道者法於陰陽和於術數

知道者謂知修養之道也夫陰陽者天地之常道術數者保生之大倫故修養者必謹先之

飲食有節起居有常不妄作勞

食飲者充虛之滋味起居者動止之綱紀飲食自倍腸胃乃傷生氣通天論曰起居如驚神氣乃浮是惡妄動也廣成子曰必靜必清無勞汝形無摇汝精乃可以長

生故聖人先之也

故能形與神俱而盡終其天年度百歲乃去

形與神俱同臻壽分謹於修養以奉天真故得盡終其

天年去謂去離於形骸也靈樞曰人百歲五臟皆虛神

氣皆去形骸獨居而終矣

今長之人不然也離於道也以酒為漿溺於飲也以妄為常寡於信也

醉以入房過於色也以欲竭其精以耗散其真

樂色曰欲輕用曰耗樂色不節則精竭輕用不止則真

散是以聖人愛精重施髓滿骨堅不知持滿不辰御神。言輕用而縱慾也愛精保神如持盈滿之器不慎而動則傾竭天真吾形有神不辰長御之務快其心逆於生樂快於心欲之樂則逆養生之術矣起居無節故半百而衰也離於道則不能尽終於天年矣。上古聖人之教下也虛邪賊風避之有辰恬澹虛無真氣從之精神內守病安從来。邪乘虛入是謂虛邪竊害中和謂之賊風靈樞曰邪氣不能獨傷人人虛乃邪勝之恬澹虛無法道清淨

精氣内守故虛邪不能為害
是以志閒而少欲心安而不懼形勞而不倦
内机息故少欲外紛靜故心安起居皆適故不倦也
氣從以順各從其欲皆得其願。志不貪故所欲皆順
心易足故所願必從不異求故無難得也老子曰知足
不辱知止不殆可以長久。是以嗜欲不能勞其目淫
邪不能惑其心老子曰不見可欲使心不乱又曰聖人為腹不為目所以能年皆
度百歲而動作不衰者以其德全不危也

莊子曰執道者德全德全者形全形全者聖人之道也
○春三月此謂發陳春陽上升氣潛發育庶物陳其容故曰發陳天地俱生
萬物以榮天氣温地氣發温發相合萬物皆榮夜卧早起廣步於庭温氣生寒
氣散夜卧早起廣步於庭被髮緩形以使志生
春氣發生於萬物之首故被髮緩形使志意發生也
生而勿殺予而勿奪賞而勿罰此春氣之應養生之道
○春生布發生之令養生者必謹奉天長也
逆之傷肝夏爲寒变奉長者少。逆謂反行秋令肝象

木生於春行秋令則肝氣傷夏火旺而木癈故病於夏

春生夏長逆春傷肝故火氣以奉夏長之令也

夏三月此謂蕃秀（陽自春生至夏洪盛物生以長故蕃秀也蕃茂盛也秀實華也）天地

氣交萬物華實（夏至四十五日陽氣微上陰氣微下則天地氣交也陽氣施化陰氣結成成化相合故萬物華實也）夜卧早起無厭於日使志無怒使華英成秀

使氣得泄若所愛在外。緩陽氣則物化寬志意則氣

泄物化則華英成秀氣泄則膚腠宣通長令發揚故所

愛亦順陽而在外也。此夏氣之應養長之道也逆之

則傷心秋爲痎瘧奉收者少冬至重病

逆謂反行冬令痎瘧瘦之瘧心象火主於夏行冬令則心氣傷秋金旺而火發故病於秋秋收冬藏逆夏傷心故火氣以奉於秋收之令冬水勝火故重病於冬至之辰也

秋三月此謂容平萬物夏長華實已成容狀至秋平而定也天氣已急地氣已明天氣以急風声切也地氣以明物色変也早臥早起與鷄俱興懼中寒露故早臥欲使安寧故早起也使志安寧以緩秋刑。志燥不愼其動則助秋刑急順殺伐生使氣安寧緩秋刑也收斂神氣使秋氣平。神蕩則欲熾欲熾則傷和氣和氣既傷則秋氣不平調也故收斂神氣使秋氣平無外其志使肺氣清此順秋氣之收斂也此秋氣之應養收之道也逆之則傷肺冬為飧泄奉藏者少逆謂反行夏令則肺氣傷冬水王而金廢故病發於冬逆秋傷肺故少氣以奉於冬藏之令也

冬三月此謂閉藏草木凋蟄虫去地戶閉塞陽氣伏藏水冰地拆無擾乎陽陽氣下沉水冰地拆故宜周密不欲煩擾也早卧晚起必待日光避於寒也使

志若伏若匿若有私意若巳有得謂不欲妄出於外觸冐寒氣也去寒就温無泄皮膚使氣亟奪。去寒就温言居深室也冬日在骨蟄虫周密君子居室無泄皮膚謂勿汗也汗則陽氣發泄爲寒氣所迫奪也此冬氣之應養藏之道也逆之則傷腎春爲痿厥奉生者少。逆謂反行夏令腎象水主於冬行夏令腎氣傷春木旺而水廢故病發於春逆冬傷腎故少氣以奉於春生之令也。天氣清静光明者也言天明不竭以清凈致之人壽延長亦由動靜而得此言天氣以示人也藏德不止故不下也四辰成序七曜周行天不形言是藏德也德隱則應用不屈故不下也老子曰上德不德是以有德言天至尊高德猶見隱也況順生之道而不順天乎

天明則日月不明邪害空竅。天所以藏德者爲其欲隱大明故大明見則小明滅故大明之德不可不藏天若自明則日月之明隱矣言人之真氣亦不可泄露當清净法道以保天真苟離於道則虛邪入於空竅

聖人春夏養陽秋冬養陰以從其根

陽氣根於陰陰氣根於陽無陰則陽無以生無陽則陰無以化全陰則陽氣不極全陽則陰氣不旁溢苗者必固其根伐下必枯其上故以斯調節從順其根

故與萬物浮沉於生長之門（聖人所以身無奇病生氣以不竭者順其根也）逆其根則伐其本壞其眞矣。聖人爲無爲之事樂恬澹之能從欲快志於虛無之守故壽命無窮與天地終此聖人之治身也。聖人不爲無益以害有益不爲害性而順性故壽命長遠與天地終。故養神者必知形之肥瘦榮衛血氣之盛衰血氣者人身之神不可不謹養。神安則壽延神去則形弊故不可不謹養也

脈經　脈有陰陽知陽者知陰知陰者知陽深知謂備識其變易

凡陽有五五五二十五陽。凡陽經有五正以一腑之中包藏五腑之脈故五五二十有五陽由此推之則一臟之中包藏五臟之脈亦五五有二十五陰

所謂陰者真臟也見則為敗敗必死矣

所謂陰者五臟之真脈也真藏來見其臟已敗敗者必

至於死矣故曰真臟脉見者死
所謂陽者胃脘之陽也。胃脘之陽謂人迎之氣也察其氣脉動靜大小與脉口應否也人迎在結喉兩傍脉動應手其脉之動常左小而右大左小常以候臟右大常以候腑盖胃爲六腑五臟之大主雖有五五二十五陽之異而寔不外乎胃脘之見耳必吉者爲有胃氣而凶則無胃氣
。别於陽者知病處也别於陰者知死生之期
陽者衛外而爲固然外邪所中别於陽者則知病處陰

者藏神而内守若考真正成敗別於陰者則知病者死生之期也三陽在頭三陰在手所謂一也。頭謂人迎手謂氣口兩者相應俱往俱来若引繩小大齊等者名曰平人故言所謂一也氣口在手魚際之後一寸人迎在結喉兩傍一寸五分皆可以候五臟之氣。所謂陰陽者去者為陰至者為陽靜者為陰動者為陽遲者為陰數者為陽。此言脉体分陰陽脉有去来即去至而陰陽分脉有動靜即動靜而陰陽分脉有遲數即遲數而陰陽分所謂生陽死陰者，肝之心謂之生陽。得陽則生失陽則死故曰生陽死陰也自肝傳心以木生火得之生氣是謂生陽不過四日而愈。心之肺謂之死陰心傳肺者為火克金故謂死不過三日死期肺之腎謂之重陰肺金腎水雖曰子母相傳而金水俱病則重陰而陽絶矣腎之脾謂之僻陰死不治土本制水而水反侮脾是謂僻陰僻陰者故僻也。人迎一盛病在少陽二盛病在太陽三盛病在陽明四盛已上為格陽。陽脉法也少陽胆脉也太陽膀胱脉也陽明胃脉也靈樞曰一盛而躁在手少陽二盛而躁在手太陽三盛而躁在手陽明手少陽三焦脉手太陽小腸脉手陽明大腸脉一盛者謂人迎之脉大於寸口一倍也餘盛同法四倍已上陽盛之極故格拒而食不得入也正理論曰格則吐逆

寸口一盛病在厥陰二盛病在少陰三盛病在太陰四盛已上為關陰。陰脉法也厥陰肝脉也少陰腎脉也太陰脾脉也靈樞曰一盛而躁在手厥陰二盛而躁在手少陰三盛而躁在手太陰手厥陰心胞絡也手少陰

心脉也、手太陰肺脉也、盛法同陽四倍以上陰盛之極
故關閉而溲不得通也、正理論曰、閉則不得溺溲、小便
也。○人迎與寸口俱盛四倍已上為關格、關格之脉羸
不能極於天地之精氣則死矣、羸當作盛
俱盛謂大於平常之脉、四倍也、物不可以久盛、極則衰
敗、故不能極於天地之精氣則死矣、靈樞曰、陰陽俱盛
不得相營、故曰關格、關格者不得盡期而死矣、
氣口何以獨為五臟主 ○ 氣口則寸口也、亦謂脉口、以

寸口可候氣之盛衰故云氣口可以切脉之動靜故曰脉口

○胃者水穀之海六腑之大源也○人有四海水穀之海此其一也受水穀營養四傍以其當運化之源故為六腑之大源也○五味入口藏於胃以養五臟氣氣口亦太陰也○氣口之所候動脉者是手太陰脉氣所行故言氣口亦太陰也○是以五臟六腑之氣味皆出於胃變見於氣口故五氣入鼻藏於心肺心肺有病而鼻為之不利也○此明氣口之脉獨為五臟主氣口者右

手之寸口脉，即手太陰脉肺經太淵穴也。靈樞名曰脉口，皆以脉氣必會於此也。名之曰寸口，以此部即太淵穴去魚際僅一寸耳。其左手寸部則內經諸篇皆謂之人迎，耳脉之動靜氣之盛衰人之生死，雖見於氣口，而寔本於脾胃也。胃者足陽明也，脾者足太陰也。足陽明為六腑之先，足太陰為五臟之本。胃主受納，凡水穀以是為市，為六腑之大源，五味入口藏於胃而得脾以為之運化，故五臟之氣無不藉之以資養，則是脾者足太

陰也肺者手太陰也其氣本相流通穀入於胃氣傳於
肺而肺氣行於氣口故曰変現於氣口也玉機眞臟論
云五臟者皆禀氣於胃胃者五臟之本也臟氣者不能
自致於手太陰必因於胃氣乃致於手太陰也盖言胃
而脾可知矣五味入口入於六腑五氣入鼻入於五臟
五臟惟心肺居於鬲（即欲切音力塞也管上下使氣亦穀不相乱也）上受此五
氣故心肺有病而鼻爲不利矣然則脾有病者（安能辨其五味哉）
○診脉常以平旦陰氣未動陽氣未散飲食未進經脉

未盛絡脉勻調氣血未乱乃可診有過之脉
營衛之氣晝則行陽夜則行陰至平旦皆會於寸口故
診脉以平旦為常陰氣正平而未動陽氣將盛而未散
飲食未進虚寔易明經脉未盛絡脉調勻氣血未因動
作而擾乱乃可診有過之脉過者病也
夫脉者血之府也。府聚也言血之多少皆聚見於經
脉之中故曰脉寔血寔脉虚血虚
長則氣治短則氣病數則煩心大則病進

夫脉長爲氣和故治短爲不足故病數急爲熱故煩心
大爲邪盛故病進長脉者往来長短脉者往来短數脉
者往来急速大脉者往来滿大
上盛則氣高下盛則氣脹代則氣衰細則氣少濇則心痛
○上謂寸口下謂尺中盛謂滿盛代脉者動而中止不
能自還細脉者動而萎蓬濇脉者往来辰不利而蹇濇也
○渾渾革至如湧泉病進而色弊綿綿其去如弦絕死
○渾渾言脉氣濁乱也革至者謂脉弦来而大寔而長

内經要旨　脉經　八七

也如湧泉者言脉汩汩但出而不返也綿綿言微微似有而不甚應手也如弦絶者言脉卒斷如弦之絶去也如此之脉皆必死矣。人一呼脉再動一吸脉亦再動呼吸定息脉五動閏以太息命曰平人平人者不病也。經脉一周於身凡長十六丈二尺呼吸脉各再動定息脉有一動則五動也計二百七十定息氣行環周經盡五十營以一萬三千五百定息則氣都行八百一十丈如是則應天常度脉氣無不及太過氣象平調命曰平人當以不病調病人医不病故為病人平息以調之為法。此言一息五至之脉為無病也鼻中出氣曰呼入氣曰吸呼吸定息總為一息言医人一呼而彼脉遂再動一吸而彼脉遂再動呼吸定息脉遂五動猶歲之有閏是閏以太息之脉乃所謂一息五至也如此者名曰平人平人者不病也盖医人一息則無病之人亦一息所以知其脉之五動為不病也當以不病之人調彼有病之人緣医者自己不病故因彼病人乃平自己之息以

調候之耳此所以爲診法也人身之脉總計一十六丈
二尺一呼脉行三寸一吸脉行三寸一百三十五息脉
行八丈一尺二百七十息脉行十六丈二尺爲一周一
晝一夜計一萬三千五百息脉行八百一十丈爲五十
周即一十六丈二尺之脉而積之也
人一呼脉一動一吸脉一動曰少氣
呼吸脉各一動候減平人之半計二百七十定息氣行
八丈一尺以一萬三千五百定息都行四百五丈少氣

之理從此可知此言一息二至之脉為少氣自平脉之不及者言之也。人一呼脉三動一吸脉三動而躁尺熱曰病温尺不熱脉滑曰病風脉濇曰痺

呼吸脉各三動準過平人之半計二百七十息氣凡行二十丈三尺病生之兆由斯著矣夫尺者陰分位也寸者陽分位也然陰陽俱熱是則為陰陽獨燥盛則風中陽也脉要論曰中悪風者陽氣受也滑為陽盛故病為風濇為無血故為痹五還切音頑手足痲痺也此言一息六至之脉

為諸病自平脉之太過者言之也

平人之常氣稟於胃胃者平人之常氣也常平之氣胃海致之故曰穀入于胃脉道乃行人無胃氣曰逆逆者死脉以胃氣為本無胃氣曰逆逆者死春胃微弦曰平言微似弦不謂微而弦也○鉤及耎弱毛石其義並同夏胃微鉤曰平長夏胃微耎弱曰平秋胃微毛曰平冬胃微石曰平

此承上文而言五臟皆以胃氣為本

脉從陰陽病易已脉逆陰陽病難已○脉病相應謂之從脉病相反謂之逆此言脉當與病而相順也

脉得四辰之順曰病無他脉反四辰及不間藏曰難已○春得秋脉夏得冬脉秋得夏脉冬得四季脉皆謂反四辰氣不相應間藏者如肝病乘土當傳之於脾乃不傳之於脾而傳之於心則間其所勝之藏而傳之於所生之藏矣難經所謂間藏者生是也及無間藏之脉皆謂之難已也此言脉當與辰而相順也

人以水穀爲本故人絶水穀則死脉無胃氣亦死所謂無胃氣者但得真藏脉不得胃氣也所謂脉不得胃氣

者肝不弦腎不石也（不弦不石皆謂不微似也）婦人手少陰脉動甚者妊子也。手少陰脉謂掌後陷骨中當小指動而應手者也岐伯曰其外經病而臟不病故獨取其經於掌後鋭骨之端此之謂也動謂動脉也動脉者大如豆厥厥動搖也脉陰陽相薄也名曰動（動也）見真臟曰死何也岐伯曰五臟皆稟氣於胃胃者五臟之本也（胃為水穀之海故五藏稟焉）臟氣者不能自致於手太陰必因於胃氣乃致於手太陰也。人稟氣於胃臟氣者平人之常氣故臟氣因胃乃能致於手太陰也故五臟各以辰自為而至於手太陰也自為其狀至於手太陰也故邪氣勝者精氣衰也故病甚者胃氣不能與之俱致於手太陰故真臟之氣獨見獨見者病勝臟也故曰死是所謂脉無胃氣也形氣相得謂之可治氣盛形盛氣虛形虛是相得也色澤以浮謂之易已氣色浮潤血氣相營故易已也脉從四辰謂之可治春弦夏鉤秋浮冬營謂順四辰從順也脉弱以滑是有胃氣命曰易治取之以辰

。候可取之辰而取之則萬舉萬全當以四辰氣血所在兩為療也。形氣相失謂之難已形盛氣虛形虛氣盛皆相失也色天不澤謂之難已天謂不明而晦不澤謂枯燥也脉寔以堅謂之益勝脉逆四辰謂不可治脉寔而堅是邪氣盛故益甚也以氣逆之不可治也三部九候曰有下部有中部有上部部分有三候三候者有天有地有人也上部天兩額之動脉在額兩傍動應於手足太陽脉氣所行也上部地兩頰之動脉在鼻孔下兩傍近於巨髎之分動應於手足陽明脉氣之所行上部人耳前之動脉在耳前陥骨中動應於手少陽脉氣之所行也中部天手太陰也謂肺脉也在掌後寸口中是謂經渠動應於手中部地手陽明也謂大腸脉在手大指次指歧骨間合骨之分動應於其手者也中部人手少陰也謂心脉也在掌後鋭骨之端神門之分動應於手也下部天足厥陰也謂肝脉也在毛際外羊矢下一寸半陷中五里之分卧而取之動應於手也女子取太衝在足大指本節後二寸陷中是也下部地足少陰也謂腎脉也在足內踝後跟骨上陷中太谿之分動應於手也下部人足太陰也謂脾脉也在魚腹上越筋間直五里下箕門之分寬鞏足單衣沉取乃得之而動應於手候胃氣者當取足跗之上衝陽之分穴中也故下部之天以候肝足厥陰脉行其中也地以候腎手少陰脉當其處也人以候脾胃之氣足太陰脉行其中也中部之候柰何亦有天亦有地亦有人天以候肺手太陰脉當其處也

地以候胸中之氣（手陽明脉當其處也經云腸胃同候故以候胸中之氣也）人以候心（手少陰脉當其處也）上部以何候之亦有天亦有地亦有人天以候頭角之氣（位在頭角之分故以候頭角之氣也）地以候口齒之氣（位近口齒故以候之）人以候耳目之氣（以位當耳前脉抵於目外眥故以候之也）三部者各有天各有地各有人三而成天（詳三而成天至合爲五臟）三而成地三而成人三而三之合則爲九九分爲九野九野爲九臟（以是故應天地之至數）故神臟五形臟四合爲九臟神臟者肝藏魂心藏神脾藏意肺藏魄腎藏志也以其

皆神氣居之故云神臟五也形臟如器外張虛而下屈合藏於物故云形臟也一頭角二耳目三口齒四胸中也。五臟已敗其色必夭夭必死矣。夭謂死色異常之候也色者神之旗臟者神之舍故神去則臟敗臟敗則色見異常之死候也。形盛脈細少氣不足以息者危形氣相得謂之可治今脈氣不足形盛有餘証不相符故危也形瘦脈大胸中多氣者死。是則形氣不足脈氣有餘形瘦脈大胸中氣多形臟已傷凡如此類皆形氣之不相得也

形氣相得者生參伍不調者病。參謂參校伍謂類伍參校類伍而有不調謂不率其常則病也

三部九候皆相失者死。失謂氣候不相類也相失之候診凡有七七診之狀如下文所云。上下左右之脉相應如參舂者病甚上下左右相失不可效者死

三部九候上下左右凡十八診參舂者謂大數而鼓如參舂之上下也大則病進故病甚也不可效者謂一息十至已上者死

中部之候雖獨調與衆藏相失者死中部之候相減者

死。中部左右凡六診也上部下部已不相應中部獨調固非其夕減於上下是亦氣衰故皆死也減謂偏火也。目內陷者死太陽之脉起於目內眥目內陷者太陽絕也故死所以言太陽者太陽主諸陽之氣故獨言之形肉已脫九候雖調猶死。亦謂形氣不相得也經曰脉氣有餘形氣不足者生盖不足者未至脫也脫則大肉去盡脾主肌肉肉脫者脾絕也九候雖平調猶必死也。察九候獨小者病獨大者病獨疾者病獨遲者病獨熱者病獨寒者病獨陷下者病相失之候診凡有七者此也然脉見七診謂參伍不調隨其獨異以言其病耳此言九候之中有七診之法也脫肉身不去者死穀氣外衰則肉脫盡天真内竭故身不能行真穀並衰死之至矣去猶行去也九候之脉皆沉細懸絶者為陰主冬故以夜半死盛躁喘數者為陽主夏故以日中死位無常居物極則反乾坤之義陰極則龍戰于野陽極則亢龍有悔是以陰陽極脉死於夜半日中也寒極病者以平旦死亦物極則變也平曉木旺木氣為風故木旺之辰寒熱病起熱

中及熱病者以日中死陽之極也病風者以日夕死卯辰衝也病
水者以夜半死水旺故也其脉乍疎乍數乍遲乍疾者日乘
四季死。辰戌丑未土寄旺之脾氣內絶故日乘四季
而死也此詳言諸病期也。乳子而病熱脉懸小者何
如懸謂如物之懸動也手足温則生寒則死乳子中風熱喘鳴肩
息者脉何如喘鳴肩息者脉寔大也緩則生急則死
此言乳子脉與病反者復有他症可馭病症俱甚者復
有脉体可據而決其死生也乳子而病熱陽症也脉則

懸小是陽症見陰脉也然手足温和正氣猶存脉雖懸小特未大耳故可以得生否則手足寒而死耳又乳子中風發熱喘鳴肩息者陽症也脉當寔大惟寔大中而緩則邪氣漸退可以得生若寔大中而急（則邪氣愈增其病當死矣）。腸澼便血何如身熱則死寒則生（熱為血敗故死寒為榮氣在故生）腸澼下白沫何如脉沉則生浮則死（陰病而見阳脉与症相反故死）腸澼下膿血何如脉懸絶則死滑大則生腸澼之屬身不熱脉不懸絶何如活大者曰生懸濇者曰死以臓期之肝見庚辛死心見壬癸死肺見丙丁死腎見戊巳死脾見甲乙死是謂以臟期之此言腸澼之屬有便血者有下白沫者有下膿血者隨症隨脉而可以决其死生也

癲疾之脉虗寔何如虗則可治寔則死

言癲疾之脉得陽脉虗脉而生也癲疾者陽症也故搏大滑則陽症得陽脉所以病久自已若脉小堅急則得陰脉故死不治然癲疾之脉當有取於虗也必搏大滑中帶虗可治若帶寔則邪氣有餘乃死侯也

消癉虛寔何如脉寔大病久可治脉懸小堅痛久不可治（久病氣血衰脉不當寔大故不可治者也）黄疸暴痛癲疾厥狂久逆之所生也五臟不平六腑閉塞之所生也頭痛耳鳴九竅不利腸胃之所生也（此言病有所由生者宜從內而起也）何以知懷子之且生也伯曰身有病而無邪脉也。言懷子之將生者身雖經閉而脉則無病也身有病者經閉也無邪脉者尺中之脉和勻也凡婦人懷姙三月則陰陽之精尚未變化三月則精氣正変其氣薰蒸衝胃而為悪阻三四月則悪阻火止脉甚滑疾盖男女正成形質其氣未定也五六月已後則形質已定男女既分及八九十月其脉平和如無娠然非医工深明脉理病家宣明言者难以診而知者也脉訣云滑疾不散胎三月但疾而散五月至六月以後則疾速亦無矣然亦有始終洪數不变者其氣甚盛不可以一例拘也

三陽為經二陽為維一陽為遊部此知五臟終始三陰為表二陰為裏一陰至絶作朔晦却具合以正其理

此言六經爲人身之表裏也以太陽太陰爲貴也三陽者足太陽膀胱經也從目内眥上頭分爲四道下項并正別脉上下六道以行於背爲人身之大經二陽者足陽明胃經也從鼻起下咽分爲四道并正別脉六道上下行腹爲人身之維繫一陽者足少陽胆經也起目外眥絡頭分爲四道下缺盆并正別脉六道上下爲人身之连行諸部者也曰經曰維曰连部此可以知五臟終始賴此三經以爲之表也故三陽爲之表則二陰爲之

裏二陰者足少陰腎經也二陽爲之表則三陰爲之裏三陰者足太陰脾經也一陽爲之表則一陰爲之裏一陰者足厥陰肝經也太陰爲正陰而次少爲少陰又次爲厥陰太陽爲正陽而次少爲少陽又次爲陽明以其氣有多少異用故各有三者之分耳然少太之義易知而陽明厥陰之義難釋足之十二經合於十二月故寅者正月之生陽也主左足之少陽六月建未則爲右足之少陽皆兩足第四指脉氣所行也二月建卯主左足

之太陽五月建午則爲右足之太陽背足小指外側已
上脈氣所行也三月建辰主左足之陽明四月建巳則
爲右足之陽明背兩足次指以上脈氣所行也然正二
五六月爲火陽太陽而三四爲辰巳月據其中則彼兩
陽合明于前其故曰陽明也七月建申主陰之生主右足
之少陰而十二月建丑則爲左足之少陰背兩足心以
上脈氣所行也八月建酉主右足之太陰而十一月建
子則爲左足之太陰背兩足大指內側已上脈氣所行

也九月建戌主右足之厥陰丙十月建亥則爲左足之厥陰皆兩足大指外側已上脉氣所行也然七八十一十二月爲少陰太陰丙九十爲戌亥月爲兩足之陰已盡故曰厥陰也厥者盡也而應之者戌亥則一陰幾於絶矣豈知一陰至絶而有復作之理晦朔相生之妙即具於其中蓋陰盡爲晦陰生爲朔氣盡爲晦氣生爲朔朔既見其晦又見其朔厥陰之絶而復作合當以彼朔晦之妙而正此厥陰之理也正者証也。三陽爲父二陽爲衛一陽爲紀三陰爲母二陰爲雌一陰爲獨使

三陽即太陽也太陽爲表之經覆庇群生尊猶父也二

（此頁據中國國家圖書館藏本配補）

陽卽陽明也陽明爲表之維捍衛諸部所以爲衛也一
陽卽少陽也少陽爲表之游部布絡諸經所以爲紀也
三陰者卽太陰也太陰爲裏之經長養諸經尊猶母也
二陰卽少陰也少陰者爲裏之維生由此始所以爲雌
也一陰者卽厥陰也厥陰者爲裏之游部將軍謀慮所
以爲獨使也[redacted]
戶部右參知兼管都察院充扎圻經略副使裴文禩助壹百貫
[redacted]內經要旨卷終

（此頁據中國國家圖書館藏本配補）

新鐫海上醫宗心領醫家冠冕全帙卷之二

海上懶翁黎氏纂輯　　後學唐鄠武春軒奉較

小引　先哲曰學易然後可以言醫曰學者非學乎卦象爻辭惟學乎陰陽變化之体五行生尅之用如環之無端動靜歸之一理蓋天地間胚胎肧卯形化氣化昆虫草木莫不各稟五行一偏之質而後可以有生獨人之靈於萬物得陰陽之至体具五行之縂宵而克岐克嶷為醒為賢至於疾病無非陰陽之盛衰五行之勝復區

之爲道豈有外乎陰陽五行之理而能起死回生斡旋造化者哉故特揭陰陽五行各目錄之集類次以臟腑部位經絡脉要與諸論治以爲医學入門之首務書成類之曰醫家冠冕學者可舉其綱領從類而推所謂知一而十十而百矣豈小補乎哉是引

黎氏别號海上懶翁引

目次

目次

附四辰病五行相尅脉　附軫四辰虚定歌　附真臟脉
五臟察色歌・　臟腑定位　附鬼脉
臟腑定位・三條　左右三部定位　左手圖
右手圖并論　四大宗脉五條　診脉提要訣
六部浮脉主病　六部沉脉主病　六部遲脉主病
六部數脉主病　七表脉七條　八裏脉八條
九道脉九條　七絶脉七條　診左手九道圖
有力無力辯　人迎氣口辯　男女老少肥瘦法

目次終

陰陽 二條

一歲春夏爲陽秋冬爲陰一月朔後爲陽望後爲陰朔望分陰陽者初一爲死魄陰極陽生初三爲朏十三爲幾望十五則盈矣漸至二十以後月廓空虛海乃東流人身氣血亦隨之文人期月儲而滿滿則溢陰極而少陽生始能受孕故望以前屬陽一日晝爲陽夜爲陰十二辰自子至寅爲陰中之陽自卯至巳爲陽中之陽自午至申爲陽中之陰自酉至亥爲陰中之陰蓋子後一陽生午後一陰生亦猶冬至一陽生夏至一陰生醫者還之於五臟之陰陽以明得病之源而治冬至一陽生夏至一陰生此二至最爲緊要至者極也絕處逢生陰極陽生自無而有陽極生陰

從有而無陰變陽化之不同也若春分秋分不過從其中平分之耳其尤重者獨在冬至益以一陽生生復之始故最重之也經曰相火之下水氣乘之水位之下土氣乘之土位之下風氣乘之風位之下金氣乘之金位之下火氣乘之君火之下陰精乘之亢則害乘乃制也如冬至陰盛極陽生乘之此所謂陰盛亢則害陽乘迺制之夏至陽盛極陰生乘之此所謂陽盛亢則害陰乘迺制之然冬至一陽生當漸向和煖何為臘月大寒冰

雪又盛夏至一陰生當漸向清凉何為三伏溽暑酷烈又熾乎曰將來者進成功者退隱微之際未易以明也蓋陽伏于下則廹陰于上井水氣蒸而堅氷至陰盛于下則逼陽于上井水氣寒而雷電躍也令人病面紅口渴煩燥咳嗽者誰不曰火盛之極抑亦知其為腎中陰寒所廹乎以寒凉之藥進而死者不知其幾矣天包地外地在天中天地一太極也以人論之一陽陷於二陰之中陰中有陽男子陽外陰內女子陰外陽內人之一

太極也男子背陽而負陰女子背陰而負陽人有臂分左右陰陽男子右屬大而為氣左屬水而為血女子右屬水而為血左屬火而為氣凡人半身風者男多患左女多患右豈非水不能榮耶天不足於西北故西北方陰也而人右耳目不及左明（在上法天）地不滿於東南故東南方陽也而人左手足不及右強（在下法地）人身之陰陽背陽腹陰上陽下陰外陽内陰（陰在内陽之守也陽在外陰之使也陰靜故為陽之鎮守陽動故為陰之役使）多言為陽無聲為陰喜明為陽歡暗為陰

頭爲諸陽之會，足爲諸陰之地。氣爲陽而血爲陰（無形屬陽，有形屬陰）。表爲陽而裏爲陰（皮膚爲表，胸腹爲裏，肌肉爲半表半裏）。衛行脉外爲陽，榮行脉中爲陰（衛屬胃氣，榮屬肝血）。六臟（心肝脾肺腎與胞絡）爲陰，六腑（小腸胆胃大腸膀胱三焦）爲陽。以精血對言，則精清爲陽，血濁爲陰。以精血與神氣對言，則神氣無形爲陽，精血有形爲陰（血生精，精生氣，氣生神，皆爲同類。精氣神，人之三寶）。陰極似陽，此寒極生熱也（水極似火，陰盛格陽，亦此美也）。陽極似陰，此熱極生寒也（火極似水，陽盛格陰，亦此美也）。且先哲恐後學有不明乎陰陽之至理，令余表而出之夜惡寒晝安靜是陰血旺於陰分夜安靜晝惡寒是陰氣上溢於陽中晝夜俱惡寒是重陰無陽（宜瀉其陰峻補其陽）夜安靜晝發熱是陽氣旺於陽分夜煩熱晝安靜是陽氣下陷於陰中晝夜俱發熱煩燥是重陽無陰（宜瀉其陽峻補其陰）晝寒夜熱是陰陽交變而死矣。晝重夜輕為陽全口中無味·陽虛之症也午後發熱夜半則止陰半陽虛之症也（如晝服有痕印夜則無者以晝脈行於外夜脈行于中而然也）陽一而寔陰二而虛蓋陰之二本從陽一所分故日東全体月有盈虧人之初生純陽無陰（純陽即稚陽也不可以純陽而肆用寒凉以伐之也）賴其母厥陰（母乳屬在陰經）乳哺而陰始生是以男至二八而精始通六十四而精已竭女至二七而經始行四十九而經已斷人身之精只供三十年之受用可見陽常有餘陰常不足況嗜欲者多節欲者少故自幼至老補陰之功不可缺此陰字指陰精而言不是泛言陰血今以四物湯加知柏補陰者誤矣王節齋云水虛成病十之八九火虛成病十之二三微得其意矣褚侍中曰男子陰已耗

而思色以降其精則精不出而內敗小便短澁如淋陽已衰而復竭之則小便牽痛愈痛愈便愈便愈痛緃陰中有水有火水虛固多火虛亦不少未有精泄陰已虛而元陽獨全者况陰陽互為其根故補陰者須以陽為貴蓋無陽則陰無以生也醫經曰分陽未盡則不死蓋人身通体之溫氣者陽氣也及其既死則形存氣去生也由乎陽死也亦由乎陽陽来則生陽絶則死陽全陰固陽脫陰亡是以人生伏一點真陽而為運行不息竊

謂陽常有餘而以苦寒伐之哉

五行 即金木水火土也十四條

一相生者。金生水水生木木生火火生土土生金

一相尅者　金尅木木尅土土尅水水尅火火尅金

一屬五方者　東屬木西屬金南屬火北屬水中央屬土

一屬四辰者　春屬木夏屬火秋屬金冬屬水土屬四季

一屬五色者　金屬白木屬青水屬黑火屬赤土屬黄

一旺相休囚死　此言當權者旺權生者相生權者休尅權者囚權尅者死做此類推之

春木旺火相水休金囚土死　夏火旺土相木休水囚金死

秋金旺水相土休火囚木死　冬水旺木相金休土囚火死

一屬六親者○生我者爲父母我生者爲子孫我尅者爲妻財尅我者爲官鬼與我比和者爲兄弟

一屬五臟者　心胞絡屬火肝屬木肺屬金腎屬水脾屬土

一屬六腑者　小腸三焦屬火胆屬木大腸屬金膀胱屬水胃屬土

一屬五性者・温屬土凉屬木寒屬水燥屬金熱屬火

一屬五味者　酸屬木苦屬火鹹屬水甘屬土辛屬金

一屬六淫者　風屬木寒屬水濕屬土燥屬金暑屬火
一亢害承制　如肝木亢則害脾土脾之子肺金承母
氣命復讐来制肝木此五行勝復之義餘類例推
經曰平者何如而名木曰敷和火曰升明土曰備化金
曰審平水曰靜順其不及者木曰委和火曰伏明土曰
卑監金曰從革水曰涸流其太過者木曰發生火曰赫
曦土曰敦阜金曰堅成水曰流衍不恒其德恃己而凌犯他位也
則所勝来復所勝者必来復警政恒其理則所勝同化若不肆威刑政

理和恒則所勝已與已所勝者皆同治化此医道與治道相通者也五行中獨土金寄與母寄生故欲補土金者從寄生處而補其母是以東垣有隔二之治者是從母也有隔三之治者是從母之外家也如補火以生土是隔二也補木以為生火火生土是隔三也如歸脾湯是也惟水火從真生水火蘊有生机處如鑽本可取擊石可取圓珠可取方諸取水搖地取水承露取水若金死土死木死不救是以五行中獨重水火世人皆曰水尅火金尅木土尅水木尅土趙氏獨曰水養火水生金水中補土〃升木以培土

蓋君相二火以腎爲官水尅火者後天有形之水火也水養火者先天無形之水火也如肺金之氣夜臥則歸藏於腎水之中此一臟名曰嬌臟若腎中有火則金畏火刑而不敢歸腎中無火則水冷金寒而亦不敢歸或爲喘脹或爲喀嗽或爲不寐或爲不食斯辰也欲補土母以益子則喘脹益甚清之寫之則肺氣日消死期殆矣惟收斂者近似有理蓋肺主出氣腎主納氣也肺爲氣之主腎爲氣之根凡咳嗽暴重者引動百骸自覺氣

氣從臍下逆奔而上者此腎虛不能納氣歸源故也毋
徒事於肺或壯水之主或益火之源火向水中生矣若
夫土者從火寄生即當隨火而補之然而補火有至妙
之理陽明胃土隨少陰心火而生欲補胃土者補心火
也而歸脾湯一方有從火之外家而補之脾木生火火
生土也太陰脾土隨少陽相火而生欲補脾土者補相
火也而八味丸一方合水火既濟而蒸腐之至於木者
欲其尅土世人皆欲伐之抑不知木籍土生豈有反尅

之理惟木鬱於下故其根下虬也蓋木者乃生生之氣始於東方生發之初安有伐之之理此東垣脾胃之論補中湯重用升柴以疎木鬱五行各有五以火言之陽火者日光之火生於寅而死於酉陰火者燈燭之火生於酉而死於寅此對待之言也水中火者霹靂之火也無形而有聲得雨而益熾爐中火者灰土中無焰之火也得木則煙起見温則絶藏須以炭培寔以温爐如人身脾土中之火甘温能除大熱是也空中之火者附於

木中以當坎水滋養故火不外見惟乾柴生火燎原不可止遏力窮則止人身肝火內熾鬱悶煩燥須以辛涼之品發達之經曰木鬱則達之火鬱則發之使得遂其條達炎上之性若以寒藥下之則愈鬱也以熱藥投之則愈熾矣金中火者乃山中有金銀之礦或五金埋瘞之處夜必有光此金鬱土中而不得越故有光輝發見於外也人身皮毛空竅自覺針刺蚊咬及巔頂如火炎者此肺金氣虛火乘虛而現肺主皮毛故也經曰東方

耒寔則西方金虚補北方之水所以瀉南方之火以水
言之陽水者坎水也氣也一陽陷於二陰水氣潜行地
中為萬物受命根本蓋潤液也氣之液也謂之火中之
水可也謂之土中之水亦可也陰水者兌水也有形水
也一陰上徹於二陽之上以有形之水普施萬物下降
為資生之利澤在上即所謂雨露之水在下即為大溪
之水人之飲食入胃命門之火蒸腐水穀水穀之氣上
薫於肺肺通百脉水精四布五經並行上達皮毛為汗

為涕為涎為津下濡膀胱為便為液至於血亦水也以
其隨相火而行故其色獨紅周而復始滚滚不竭在上
即為天河水在下即為長流之水始於西北天門終之
東南地户正所謂黄河之水天上来奔流到海不復回
故黄河海水同色也金中之水壙中之水脉也在人身
為骨中之髓至精至貴人之寶也木中水者巽木入於
坎水而上出其水即木之膏脂人身足下有湧泉穴肩
上有肩井穴此脂水潛行之道凡津液潤布於皮膚之

內皆井泉水也夫水有如許之不同總之歸於大海天地之水以海爲宗人身之水以腎爲源而其所以日夜不息者以其有一元之乾氣爲太極耳此水火中之五行如此而土木金可例推矣經曰訖於水火餘可知

八卦 四條

乾 三連 ☰ 坤 六段 ☷ 離 中虛 ☲ 坎 中滿 ☵

震 仰盂 ☳ 艮 覆碗 ☶ 兌 上缺 ☱ 巽 下斷 ☴

此八卦之象也乾坎艮震爲陽巽離坤兌爲陰此八卦屬陰陽也 八卦中之乾坤總陰陽之体是也何坎艮震陰爻多而屬陽巽離兌陽爻多而屬陰蓋陽

陰中之陽火陽也從乾而變陽中之陰火陰也從坤而化故隸乾坤以爲陰陽也學者詳之乾一兌二離三震四巽五坎六艮七坤八此先天河圖卦數也乾六坎一震三艮八巽四離五坤二兌七此後天洛書卦數也易先天曰天一生水以乾數一也易後天曰地二成之以坤數二也此二天之無形水火也醫家以腎居坎以二陰包一陽即命門也即天一生水也此屬先天爲無形之水火也心肝脾肺腎爲有形總屬後天也乾兌白色屬西方震巽青色屬東方離赤色屬南方坎黑色屬北方坤艮黄色屬中央此八卦之所屬方色也

肝屬震震爲雷故名曰雷火胆屬巽巽爲風故名曰風火肺屬乾乾爲天肺主治節即

曰天氣下降也脾屬坤坤爲地脾氣上升于肺卽曰地氣上通也胃屬艮心屬離離中虛故曰心中含赤液卽真陰也腎屬坎坎爲龍故曰龍火龍火挾肝火故又名曰龍雷火大小腸屬兌此五臟屬八卦也上坎下離爲水火旣濟易曰剛柔正而位當也在人身中腎水上升于心心火下降于腎此心腎之氣交爲水火旣濟則無病矣上離下坎爲火水未濟易曰不當位剛柔應矣在人身心火不能下交於腎腎水不能上奉於心此心腎之氣不交爲火水未濟則百病發生矣上坤下乾爲地天泰易曰天地

交而萬物通也在人身中脾土氣上升于肺肺金氣下降于脾則水精四布五經並行爲泰此陰陽交而氣血和也上乾下坤爲天地否易曰天地不交而萬物不通也在人身中脾陰氣不得上升于肺肺陽氣不得下降于脾陰陽隔上下不通爲否此爲關格之病矣

十干 四條

甲乙屬木丙丁屬火戊己屬土庚辛屬金壬癸屬水此十干之屬五行也

甲丙戊庚壬爲陽乙丁己辛癸爲陰此十干屬陰陽也

胆屬甲肝屬乙小腸屬丙心屬丁胃屬戊脾屬己大腸屬庚肺屬辛膀胱屬壬腎屬癸此臟腑之屬十干也

詩云　甲胆乙肝丙小腸丁心戊胃己脾鄉庚屬大腸辛屬肺壬屬膀胱癸腎藏

甲乙屬東方丙丁屬南方庚辛屬西方壬癸屬北方戊己屬中央此十干之屬五方也

十二支 五條

亥子水寅卯木巳午火申酉金辰戌丑未土此十二支之屬五行也　寅午戌申子辰爲陽巳酉丑亥卯未爲陰此十二支之屬陰陽也

寅卯屬東方巳午屬南方申酉屬西方亥子屬北方辰
戌丑未屬中央此十二支之屬五方也
胆屬寅肝屬卯心屬巳小腸屬午大腸屬申肺屬酉腎
屬亥膀胱屬子胃屬辰戌脾屬丑未此臟腑之屬十二支也
詩云胆寅肝卯巳心當小屬午兮申大腸肺酉腎亥膀胱子胃脾辰戌丑未鄉
以上陰陽五行八卦十干十二支係是易理與医道相
關故著之首集以為八門之先務書云先學易而後言医正謂此也

內景圖引

愚按諸書圖皆以精道從脊骨中而下行過

尾尻出前陰甚為未合書曰命門為男子藏精女子系
胞蓋陰陽交接之際五臟之精畢會于命門而後躍出
於陰器此精道當從命門而出無疑矣且見本草云車
前子雖為利水之品然能益精久服令人有子何也蓋
男女陰中各有二竅一竅精道乃命門真陽之火一竅
水道乃膀胱湿熱之水有上分二竅下合一岐焉蓋二
竅不並開也水竅開則湿熱外泄相火常寧精竅常閉
故云益精也余於此圖中每加細驗做畫一條以明二

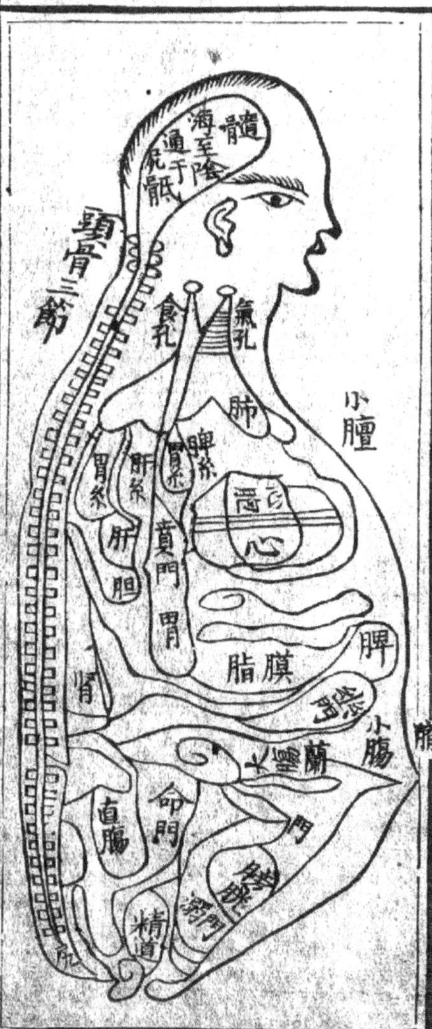

竅之要略這精道從命門傍依脊骨流注會與膀胱下口爲精出之道路云

氣血詩云　肺寅大卯胃辰宮脾巳心午小未中膀申腎酉心胞戌亥三子胆丑肝通

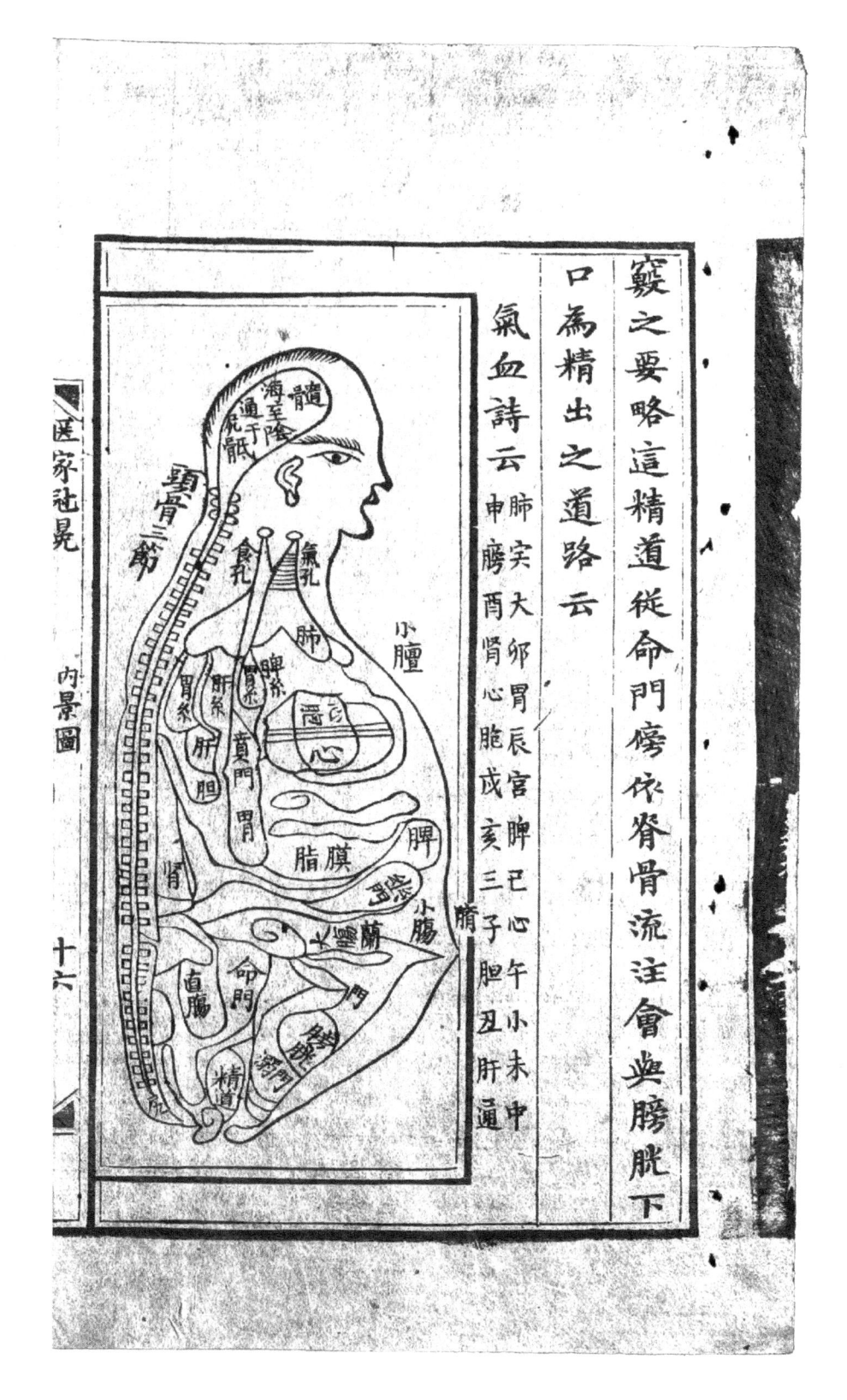

内景圖説

咽喉二竅同出一腕異途施化喉在前主出咽在後主吞凡飲食入咽而不敢犯喉門氣道者由有會壓蓋之故當食而嗆者由言語氣出會壓乃開食錯入喉而嗆也蓋喉系空空喉嚨共氣管相通曰清道一毫不容火有物欬則嗆經曰言重者乃會壓厚也喉下有肺其臟魄其主氣爲相傳之官治節出焉葉如華蓋白瑩六葉兩耳以覆諸臟其形四垂附著于脊之第三椎中有二十四空處虛如蜂巢下無透竅行諸臟之氣吸之則滿呼之則虛一呼一吸消息自然司清濁之運化爲一身之橐

鑰肺字月延市肺者市也百脈朝會之所是經多氣少血其合皮其榮毛開竅于鼻寅辰氣血注于肺

肺下有心其藏神為君主之官神明出焉深居高拱相火代之行事乃腎中相火也心為君主無為而化心管通于肺肺者猶明堂朝諸侯心居肺管之下膈膜之上附著於脊之第五椎夜則百脈會于肺是經氣少血多其合脈其榮色開竅于舌形如花蕊其中有竅多寡不同以導引天真之氣下無透竅上通於舌凡肝腎脾胃胆膀胱各有一系系于包絡之旁以通於心心下有膜膈遮蔽濁氣使不得上熏心肺也午亥氣血注于心

心下有心胞絡即名膻中為臣使之官喜樂出焉系如仰盂心居其中胞絡者護衛心主猶君居所有

醫家附晁　內景說

城墉也如有外邪干犯則自胞絡不能犯心若犯心即死（位居相火代君行事胞戊辰氣血注于心胞）胞下有肝其藏䰟與血䰟者神明之輔為將軍之官又名宰相性多動少靜謀慮出焉居膈下並胃著脊之九椎其系亦上絡於心胞為血之海上通於目（左三葉右四葉其或二三葉者其位在左脇左脊之前其治在左是經多血少氣其合筋其榮爪開竅於目丑辰氣血注於肝）肝短葉有胆胆為中正之官決斷出焉中有汁藏而不瀉在肝之短葉間重三兩三銖長三寸盛精汁三合水色金精無出入竅悲則淚出者

水得火而前陰必從陽也開竅於咽熱而口苦是膽氣上溢也不同六腑傳化為清虛之府是經多血少氣與坎同位子辰氣血注于膽咽至胃長一尺六寸通之謂咽門下有膜膈膜下有胃胃為倉廩之官五味出焉為水穀氣血之海凡飲食入于胃精華者皆上輸于脾肺水穀傳入于小腸賴下焦之氣分別之水之清者納于腎水之濁者滲出而浸入膀胱穀之精者納于腎穀之糠粕者納于大腸大腸傳廣腸滓穢出焉凡病瀉者責於下焦火虛不能使小腸滲出之水混入

大腸而爲瀉故瀉者小便不利明矣胃者彙也号爲都市五味彙聚何所不容萬物歸土之義也是經多氣少血胃上下有二系與肺系相並即咽門咽門下即胃脘胃之上口謂之賁門胃之下口即是小腸名曰幽門辰時氣血注于胃胃之左有脾脾爲倉廩之官主藏意與智凡飲食入胃則磨動輸轉與胃相並結絡週廻脂膜遍布聞聲則動動則磨胃而主運化脾爲諫議之官又脾者奴婢也是經多氣少血其合肉其榮脣開竅于口巳辰氣血注于脾胃之右有小腸小腸爲受盛之官化物出焉後附于脊前附于臍左廻疊積十六曲小腸之上口即胃之下口謂之幽門小

腸之下口即膓之上口謂之蘭門蘭任水穀故名主秘清別濁
水液滲出膀胱滓穢傳八大膓是經多血火氣未辰氣血注于小膓右有
大膓即廻腸為傳道之官變化出焉通暢水穀之道也
當臍左廻週疊積而下亦盘十六曲廣膓即廻腸之大
者附脊以受廻腸此出滓穢之路直膓又廣膓之末節下連肛門是為後陰
之魄門總皆大膓之別名也是經多血火氣卯辰氣血注于大膓者也廣膓之左側有
膀胱膀胱為卅都之官津液藏焉當十九椎居腎之下
大膓之前由虛而寔旁通水道故謂之膀通身虛鬆可

以聚水漸浸而滲入胞中胞滿而溺出也其体赤白瑩静故謂之光上無所入之竅只有下口其出入全假下焦之氣化施行氣不化則閉隔而為病如入氣不化則水歸大腸而為泄瀉出氣不化則閉塞下竅而為癃腫是經多血少氣申辰氣血注于膀胱膀胱之上有腎腎為作彊之官藏精與志技巧出焉男作彊女作巧受六腑五臟之精而藏之故曰五臟盈乃能瀉腎主骨引氣通于骨髓為氣血之海為精神之舍為五命之根二枚相並曲附于脊兩傍左為

陰水右為陽水中門為命門即身中之先天太極命門
旁有二穴左一穴為真陰真水右一穴為真陽真火是經
火血多氣其合骨其榮髮開竅于二陰酉辰氣血注于腎腎之中有命門命門左右
二腎各開一寸五分中間是命門所居之宮可與心並
為真君主乃一身之太極無形可見在兩腎之中為黃
庭男子藏精女子系胞即子宮也男精女血皆聚于此導引
家則閉之以為丹母常人則順之以為生人夫命門即
立命之門為有生之本臟腑之源故腎之能技巧作彊

膀胱之能施化水道脾胃之能蒸腐水穀肝胆之能謀慮决斷大小腸之能變化傳導肺之能治節心之能神明皆賴腎中之一點動氣若無此則盡屬死灰矣然先賢以此為應事接物皆從心上起經綸故以心為主至於接真養息而為生生化化之根者獨藏於兩腎之中尤重於腎其定則非腎亦非心也李辰珍曰人之窮通壽夭皆根于此也三焦乃三元之氣也為决瀆之官水道出焉主升降出入總領六腑五臟榮衛經絡左右上下內外自咽門至胃上口為上焦自胃上口至胃下口為中焦自胃下口至肛門為下焦三焦

之氣通則左右内外皆通其於周身灌体和内調外崇左養右導上宣下通號曰中清之府莫大於此有二膜膈其色最赤總護諸陽非無狀而空有名也大抵上焦如露中焦如漚下焦如瀆主持諸氣以象三才燾乾水穀分別清濁故三焦為水穀之道氣之所始者也是經多血又氣亥長氣血注于三焦

臟腑表裏配合圖說

臟裏心肝脾肺腎共心胞絡腑表小腸胆胃大腸膀胱三焦

按臟腑配合方書齊云五臟配六腑以腎配膀胱三焦此一臟而兼配一臟一腑甚是

豈背推此為正至於命門係是有生之本而無配合豈非至尊無對之深意乎諸賢以為相火代君行令奚可賤之獨趙氏以為眞君主開發底蘊反覆辨論寔言人之所難言也

臟腑兼治 三條

心與胆相通如心病怔忡宜温胆為主如胆病戰慄宜補心為主肺與膀胱相通如肺病宜宣通膀胱後用分利清濁如膀胱病宜清肺氣為主兼用吐法如肺病乾嘔治膀胱使小便利為主蓋使肺氣下降則氣不逆如膀胱癃閉則補肺氣使小便通蓋肺主治節故也腎與三焦相通如腎病宜調和三焦為主如三焦病宜補腎為主

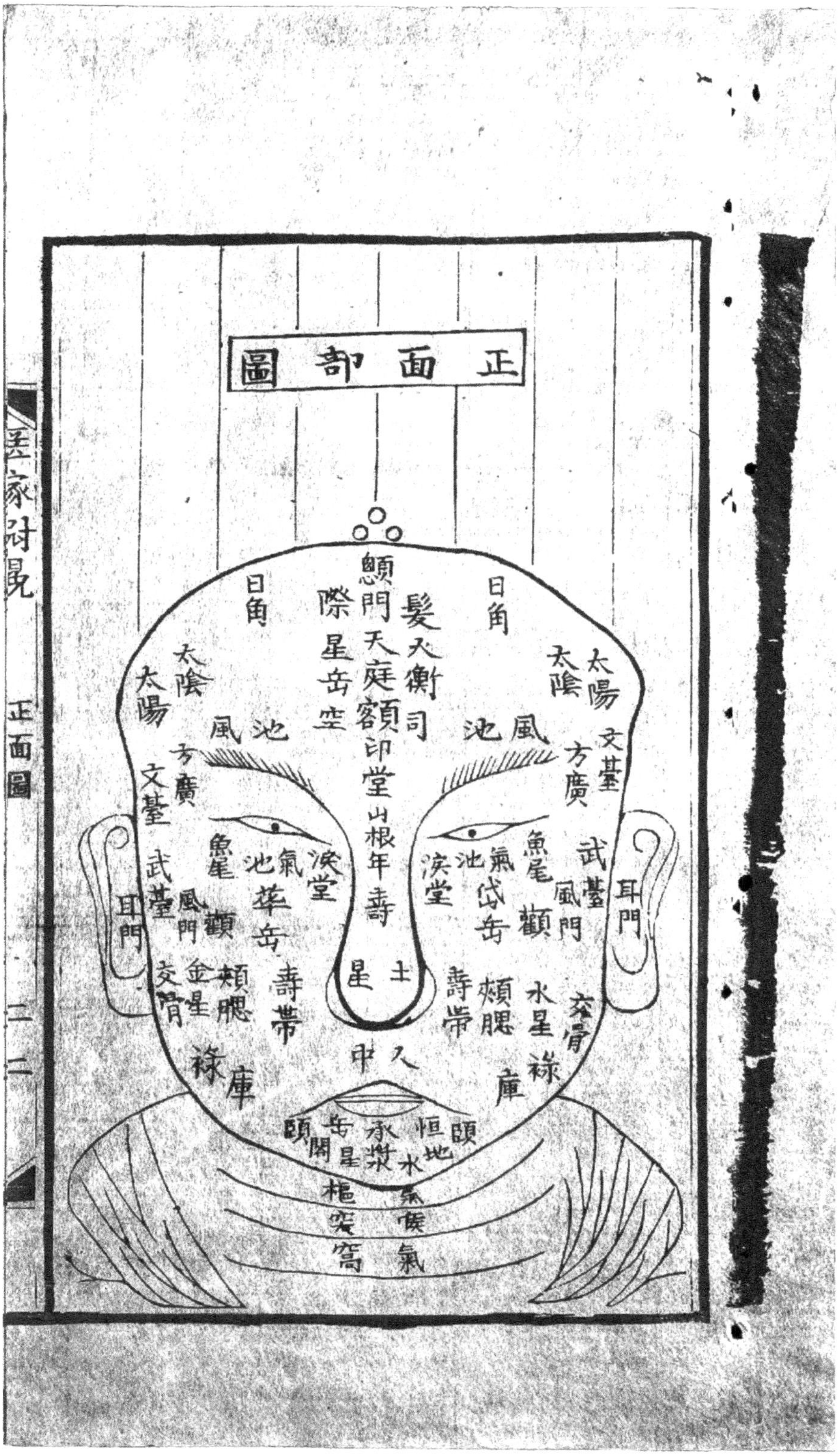
醫家附見
正面圖
二二
顖門
髮際
天庭
天衡
司空
額頁
印堂
山根
年壽
準頭
人中
日角
太陽
太陰
風池
方廣
文臺
武臺
耳門
魚尾
氣池
華岳
淚堂
顴
頰腮
壽帶
金星
水星
交骨
祿
庫
承漿
地閣
頭
氣候
氣

正面部圖

仰人骨度部位之圖

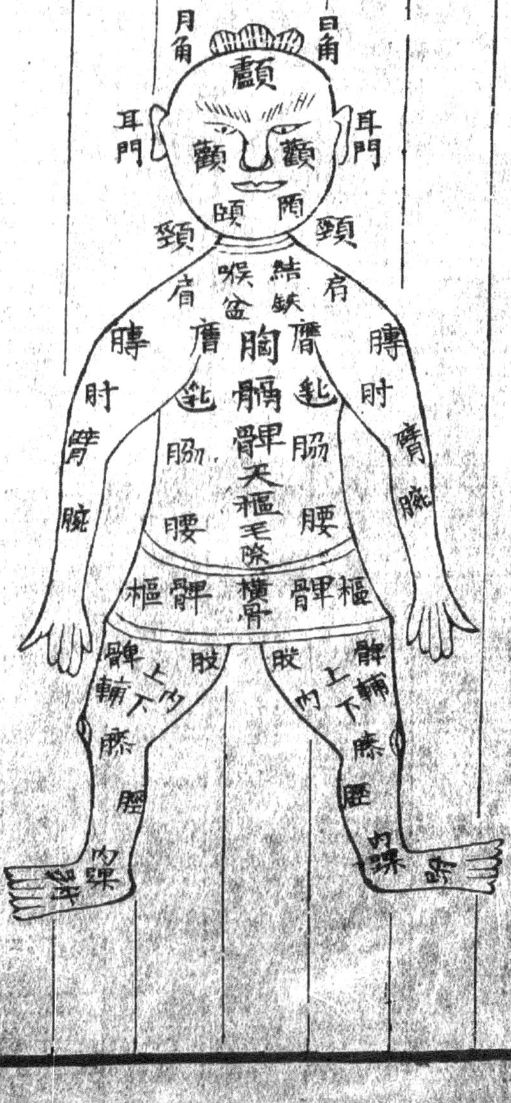

伏人骨度部位之圖

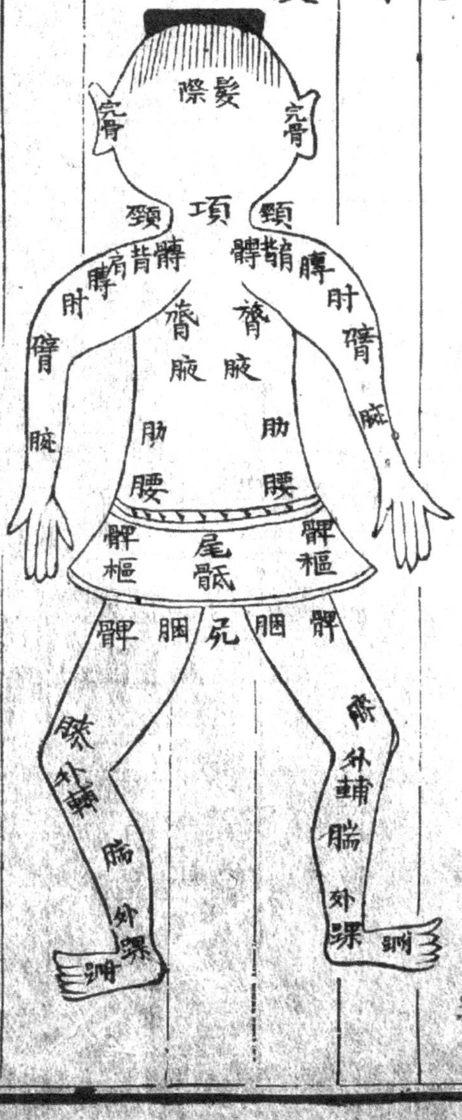

寒熱

寒者陰之類也或為内寒或為外寒寒者多虚熱者陽之類也或為内熱或為外熱熱者多寔寒則傷形形言表也熱則傷氣氣言裏也寒則衛氣不利熱則榮氣内消火旺夏之辰也陽有餘而熱病生水旺冬之辰也陽不足而寒病起

虚寔 三條

一虚者正氣之不足也内出之病多不足寔者邪氣之有餘也外入之病多有餘經曰邪氣盛則寔精氣奪則虚凡言病之虚寔乃精氣奪則虚奪猶脫也内不能守刧其正氣也曰寔者乃邪氣盛則寔盖既曰病又何曰寔以其邪氣外来為寔者也邪氣

者風寒暑湿燥火精氣者卽正氣乃穀氣所化之精微盛則寔也邪氣方張名爲寔症三候有力名爲寔脉寔則瀉之重則汗下輕則清火降氣而已亡精失血用力劳神名曰內奪汗之下之吐之清之名曰外奪氣怯神疲名曰虛症三候無力名曰虛脉虛者補之輕則温補重則熱補是也假如病熱者不悪風寒不近衣被出言壮厲氣粗飲冷欬明悪晴小便赤澁大便燥寔或爲痞滿嘔逆脇痛癃閉諸症皆爲寔熱餘皆類推假如病虛者悪寒欬衣出言懶怯氣火歇热好靜悪動小便清利大便溏泄或爲氣脹虛閉諸症皆爲虛熱餘皆類推一大寔似虛至虛

似寔症既不足憑當參之脉理脉又不足憑當取諸沉候久候夫假症之發現皆在表也故浮取脉而脉亦假焉真症之隱伏皆在裏也故沉取脉而脉可辨耳且脉之寔者終始不變脉之虛者乍大乍小適當乍大之辰便以為寔適當乍小之辰便以為虛豈不誤甚必反覆久候則虛寔真假判然矣然辨脉已真猶未敢恃更察其禀之厚薄形之虛寔症之新久醫之誤否合參視之自無遁情也

一身寒脉細二便如常一切疾病患後

及汗出不食者是虛若身熱脉大二便不利能食悶脊煩燥而渴甚者是寔便糞色青者胃共大膓虛冷遇冬而悪寒逢夏而中熱禀氣怯弱者陰陽俱虛也言者為虛不言者為寔癰者為虛痛者為寔心腹皮膚内外諸痛按之而痛止為虛按之而痛甚者為寔三陽寔三陰虛則汗不出三陰寔三陽虛則汗不止出者為虛八者為寔緩者為虛急者為寔

補瀉三條

一藥性之温者於辰為春所以生萬物也藥

性之熱者於辰爲夏所以長萬物也藥性之凉者於辰
爲秋所以肅萬物也藥性之寒者於辰爲冬所以殺萬
物也元氣不足者甘温之劑補之如陽春一至生機勃
勃者也元氣不足而至於過極者所謂火虛必挾寒也
辛熱之劑補之如辰際炎蒸生氣暢遂也熱氣有餘者
甘凉之劑清之如秋凉風一至炳暑若失也邪氣盛滿
而至於過極者所謂高者抑之須用苦寒之劑以瀉之
如辰值隆冬陽氣潛藏也故以温熱之藥劑均爲補虛

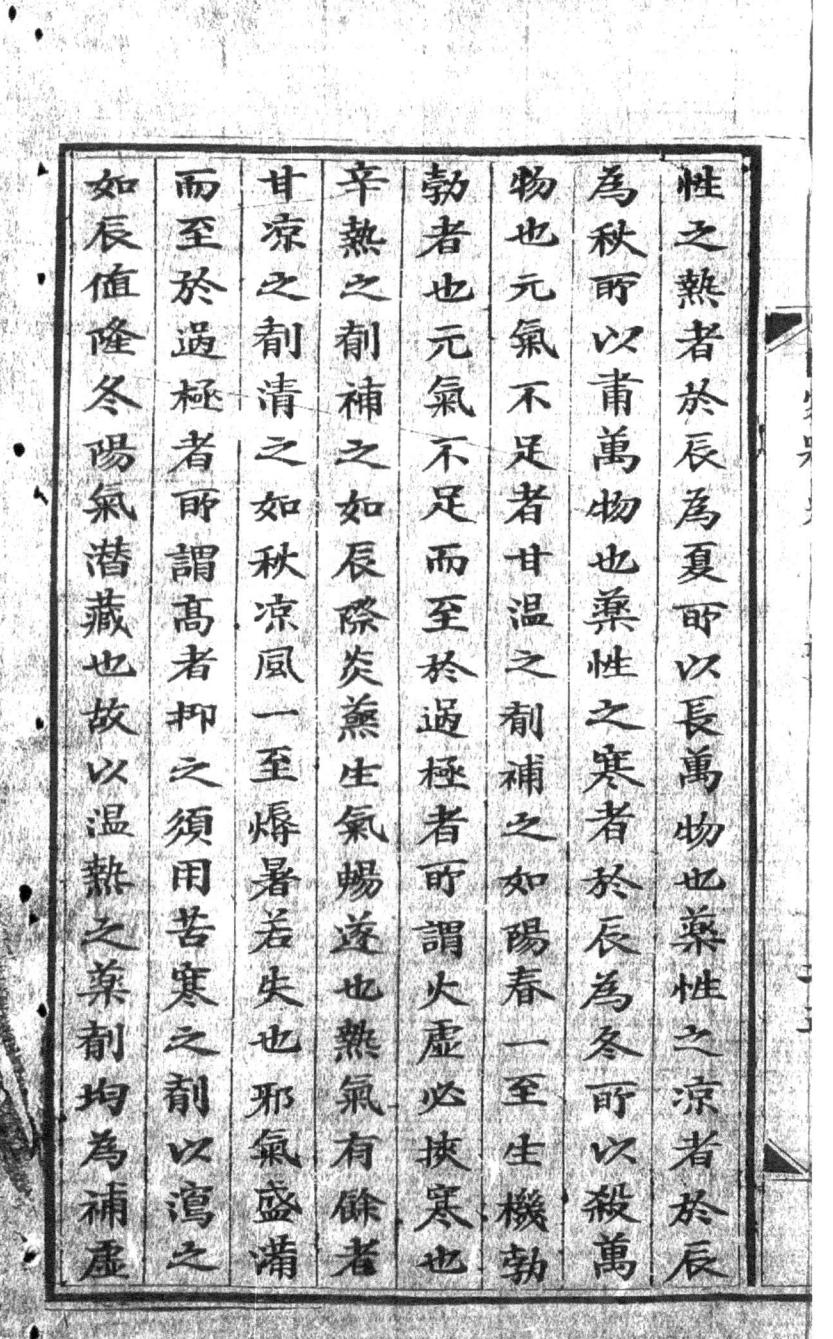

寒涼之藥劑均為瀉寔然元氣既虛但有秋冬肅殺之氣獨少春夏生長之机虛則不免於熱倘不察虛寔便以寒涼之劑投之是病已肅殺而藥復肅殺之其能久乎故無陽則陰無以生無陰則陽無以化盖物不生於陰而生於陽如春夏生而秋冬殺也如向日之花草易榮潛陰之花卉易痿經曰陰陽之要陽密乃固此言陽密則陰亦固而所重在陽也又曰陽氣者若天與日失其所則折壽而不彰自古聖賢莫不喜陽而惡陰卽毋

溪主於補陰亦云寔火可瀉以承連之屬虛火可補以参芪之屬今人但知有火而不知分虛寔喜用寒凉是欲使秋冬著作生長之令春夏反為肅殺之辰其令斯民折壽而不彰乎病之熱者當察其源火果寔也苦寒鹹寒以瀉之若其虛也甘寒酸寒以攝之病之寒者亦察其源寒從於外也辛熱辛温以散之動於内也甘温以益之辛温辛熱以佐之經曰五臟者藏精而不瀉也故曰滿而不能寔者是有補而無瀉此其常也臟偶受

邪邪盡即止是瀉其邪非瀉其臟也臟不受邪毋令伐也故曰邪重於本則以瀉爲補是瀉中有補者也本重於邪則以補爲瀉是補中有瀉者也世謂肝無補法此其謬也六腑者傳導化物糟粕者也故曰實而不能滿邪客之爲病乃可攻也中病即已毋盡劑也病在於經則治於經病在於絡則攻於絡經直絡横相維輔也病從氣分則治其氣虚者補之實者調之病從血分則治其血虚則補心肝脾實則爲熱爲瘀熱者清之瘀者行之

因氣病而及血者先治其氣因血病而及氣者先治其血一五臟皆有精五臟之精充足始能輸歸于腎腎不過爲聚會閉司之所故經曰五臟盈乃能瀉設使一臟之精不足則水穀日生之精氣止堪消耗於原臟爲有餘力輸歸及腎哉故補之之法務調臟氣之調和則腎水之化源自裕然輕清象天經曰形不足者補之以氣重濁象地經曰精不足者補之以味補者彼中所少何物我卽以此補之償其不足也氣者輕清淡泊之味如㭭

山白茯苓之類是也味者重濁厚味之味如枸杞熟地膏之類是也奈何世人欲峻補腎者用牛膝杜仲之類下趨接引尚慮不足反加甘草緩中藥劳難以趨下滯泥中脘矣○一虛者補之寔者瀉之補大虛者宜峻宜温緩則無功攻大寔者宜急宜猛延則變生小虛者七分補而三分攻開其一面也小寔者七分攻而三分補防其不測也

標本 四條

一治病當知標本以身論之外為標內為本陽為標陰為本六腑屬陽為標五臟屬

陰爲本十二經絡在外爲標五臟六腑在内爲本以病論之人身之元氣爲本疾病之邪氣爲標先受病机爲本後傳病症爲標。一病在表無攻其裏病在裏無虚其表邪之所在攻必從之受邪爲本現症爲標五虚爲本五邪爲標如腹脹由於湿者其来必速當去水除湿則脹自消止是標急於本也當先治其標盖因脾虚漸成脹滿夜劇晝静病屬於陰當補脾陰夜静晝劇病屬於陽當補脾陽是病從本生是本急於標也當先治其本

一富貴者縱情極欲慮遠思多其消爍者無非心腎之睛膏貧賤者夕愁寡欲願淺易足所傷者無非日生之氣血故富貴之病多從本貧賤之病多從標

一岐黄仁術原重生命以治病故每重本而輕標今人徒知治病而不顧生命每多遺本而顧末若能於虛實寒熱邪正處灼然明辨則益心之陽寒亦通行彊腎之陰熱亦痊可發腎陽氣以生陰精滋榮陰精以化陽氣或養正而邪自除或驅邪而正始復或因攻而為補或

借補以爲攻治千萬種之疾病總不外乎一理之陰陽也

治法 九條

一病屬於虚治宜從緩虚者精氣奪也若屬沉痼亦必從緩故曰治虚無速法亦無巧法病屬於寔治宜從急寔者邪氣勝也邪不速逐則爲害滋蔓故曰治寔無遲法亦無緩法病在上而治反在下病在下而治反在上病同而藥異病異而藥同症端蜂起而線索卂音牽然變現多端而執持不亂誠爲良矣倘此旨未達逐症尋求既治其上又攻其下既療其後復顧其前本

原不揣藥無精一如著百家衣徒為識者所笑治頭救脚之譏寧能免乎要知一身所犯病情雖多而其源頭只在一處治其一則百病消治其餘則頭緒愈多而愈亂蓋百病之害人雖異而治法不外乎氣血虛實之間升降者病機之要括也升為春氣為風化為木象故升有散之之義降為秋氣為燥化為金象故降有斂之之義如飲食勞倦則陽氣下陷宜升陽益氣瀉痢不止宜升陽益胃鬱火内伏宜升陽散火因湿洞泄宜升陽除

溫此類宜升之之義也如陰虛則水不足以制火火空
則發而炎上其爲病也咳嗽多痰吐血鼻衄頭疼齒痛
口苦舌乾骨蒸寒熱是謂上熱下虛之候也宜用麥門
貝母枇杷葉白芍牛必五味之屬以降之氣降則火自
降而火自歸源矣更又益之以滋水添精之藥以救其
本則諸症自除此類宜降之之義也人身之陰陽相配
而不相脫也是以百年有常故陽欲上脫陰下吸之而
不能脫陰欲下脫陽上吸之而不能脫猶天地上下陰

陽之定然地之氣每交於上故地天爲泰天之氣不交於下則天地爲否不交也聖人參贊天地有轉否爲泰之道如陽氣下陷者用味薄氣輕之品如升麻柴胡之類舉而揚之使地道左旋而升於九天之上陽氣不降者用感秋氣肅殺之藥若瞿麥扁蓄之類抑而降之使天道右旋而八于九地之下。一更有塞因塞用者如脾虛中焦虛氣壅作脹腎虛下焦衰氣不歸源以至上焦逆滿欲治上則更虛其下欲補下則滿甚于中治不知本而先攻其滿藥入或減藥過依然氣更虛病必轉劇不知少服則壅滯多服則宣通峻補其下則下虛自寔中滿自除一云人參之甘以補元氣五味之酸以收虛氣則脾得健運而脹自消腎得斂藏而氣自歸上焦清泰而逆滿自降矣。一有通因通用者如傷寒挾熱下痢與凝寒而泄或中有燥糞熱者以寒下之寒者以熱下之伏其所主者利病之本也一云用調胃承氣湯下之而安傷暑滯下不休用六一散清熱除積乃愈一治寒以熱治熱以寒此正治也如熱病而反用熱攻寒病而反用凉劑乃從治也蓋聲不同不相應氣不同不相合也大寒大熱之病必能與異氣相拒善治者乃反其佐以同其氣復令寒熱參合使其始同終異也如熱在下而上有寒邪拒格則寒藥中入熱藥爲佐内經曰若調寒熱之逆冷熱必行則熱藥冷服下嗝之後冷氣既散熱性隨發如寒在下而上有浮火拒格則熱藥中入寒藥爲佐則寒藥熱服下嗝之後熱氣既散寒性隨

發情且不違而致大蓋病氣隨愈嘔煩皆除所謂寒因
寒用熱因熱用使同聲易於相應同氣易於相合而無
拒格之患經曰必先其主而伏其所因是也
一用熱遠熱者是病本於寒法應熱治所投熱藥僅使
中病毋令過焉過則反生熱病
一用寒遠寒者是病本於熱法應寒治所投寒劑僅使
中病毋令過焉過則反生寒病故蓋陰宜遠苦寒恐傷
胃氣益陽宜遠辛散恐泄元氣祛風勿過燥清暑毋輕

下產后忌寒凉滯下忌斂澁○一春温夏熱元氣外泄陰精不足藥宜養陰秋凉冬寒陽氣潛藏勿輕開通藥宜養陽此藥之因辰制用補不足以和其氣也然既誠勿伐天和而又防其太過也奈昧者舍本從標春用辛凉以伐肝夏用鹹寒以抑火秋用苦温以洩金冬用辛熱以涸水謂之辰藥反失內經順逆之性夏月伏陰冬月伏陽推之可知矣第一氣之中初同末異一日之內寒燠迥殊且有乖戾變常之辰大暑之候而得寒症大

寒之候而得熱病症重於辰則捨辰從症辰重於症則捨症從辰然有性禀偏陰偏陽又當從法外之治假如性偏陰虛雖當隆冬陰精虧竭水既不足不能制火陽無所依外洩為熱或反汗出藥宜滋陰設從辰令誤用辛温勢必立斃假如性偏陽虛雖當盛夏陽氣不足不能外衛其表表虛不仁風寒洒淅戰慄思得熱食及御重裘是雖天令之熱亦不足以敵真陽之虛病屬虛寒藥宜温補設從辰令誤用苦寒亦必立斃

一凡病宜用熱亦當先之以温病宜用寒亦當先之以凉縱有積滯宜消必須先養胃氣

一脾土虛者宜温煖以益火之源肝木虛者宜柔潤以壯水之主肺金虛者宜甘煖以培土之基心火虛者宜酸收以滋木之宰腎水虛者宜辛潤以保金之宗此治虛之本也木欲寔金當平之火欲寔水當平之水欲寔土當平之金欲寔火當平之此治寔之本也金為火制瀉心為保肺之先木受金殘平肺在補肝之始土為木賊

損肝在生脾之先水被土乘清脾在滋腎之始火承水制抑腎在養心之先此治邪之本也

命藥 條二

藥有君臣佐使從逆反正厚薄輕重畏惡相反君爲主臣爲輔佐爲助使爲用製方之源也逆則攻從則順反則異正則宜治病之法也必熱必寒必散必收者君之主也不宣不明不受不行者臣之輔也能令能受能合能分者佐之助也或擊或發或劫或開者使之用也破寒必熱逐熱必寒去燥必濡除湿必泄者逆

則攻也治驚須平治損須温治留須收治堅須潰者從
則順也熱病用寒藥而導寒攻熱者必熱如陽明病發
熱大便堅硬者大承氣湯酒製大黄熱服之類是也寒
病用熱藥而導熱去寒者必寒如少陰病下痢服附子
乾姜不止者白通湯加人尿猪胆之類是也塞病用通
藥而道通除湿者必塞如胸腹煩驚小便不利柴胡湯
加龍骨牡蠣之類是也通病用塞藥而導塞止通者必
通如太陽中風下利心下痞硬者十枣湯之類是也此

皆反則異也治遠以大治近以小治主以緩治客以急
正則宜也輕清成象重濁成形清陽發腠理濁陰走五
臟清中清者榮養其神濁中濁者堅強筋骨辛甘發散
為陽酸苦湧泄為陰氣為陽氣厚為陽中之陽氣薄為
陽中之陰薄則發泄厚則發熱味為陰味厚為陰中之
陰味薄為陰中之陽薄則疎通厚則滋泄親上親下各
從其類也畏者畏其制我不得自縱惡者惡其異我不
得自專畏惡之中亦有相成在乎因病制方輕重多寡

之間也至於相反兩讐不共然大毒之病必須大毒之藥以刼之雖相反之中亦有相成（之效神化在此顧良工一用之何如）耳一藥雖有大力之品終屬草木之花必藉人之正氣為倚附方得運行而取效如中氣餒極雖投硝黄不能下也榮陰枯槁雖投姜麻不能汗也元陽盡脫雖投熱藥不能覺熱真陰耗極雖投寒藥不覺寒也

論富貴貧賤嗣育得失

富貴之家衣食有餘生子常夭貧賤之家衣食不足生子常堅者何故蓋貧家之子

不能縱慾雖拂意而不敢怒富家之子得縱其慾稍觸便怒怒多肝病多肝木乘脾之病始矣是以貧家之育雖薄而成全反勝於富家其暗合育子之法有四薄衣淡食少怒寡慾一也無病少藥不爲庸医所誤二也在母腹中勞役不息氣血動用筋骨堅實三也母既勞役胞絡運轉多生易産胎病希少四也諺云兒哭即啞不哭卽優（音樓）儸（音羅）號哭者小兒所以散驚泄熱祛風除寒化食行氣之端也故漁戶人家生子必多筋骨堅實蓋

由母寒子寒母熱子熱在胎之辰風霜暑熱已先備嘗且多憂則神氣常歛出胎之後肌肉蒼厚筋骨腸胃堅寔邪不能襲富貴之家豐衣美食肢体臟腑無不嬌嫩先天既禀柔脆後天復加膏粱自奉飽煖太過豐房廣厦玄府疎而六淫客外感内傷接踵爲累用藥消磨其困益增譬如陰地草木不見天日何能秀茂生子經得成人一生多病

七情 夫七情本屬無形然出於有形蓋作用太過使爲内傷元氣之邪本出於五臟之虚滯則不去而爲寔

盜洩精溢非如外邪先由皮毛以漸而入裏也如過喜則傷心而神浮脉散經曰暴喜傷陽樂極傷魄書曰喜笑者皆屬心火蓋火得風而熖笑之象也古法一男子笑不休口角流涎用黄連解毒湯加半夏竹瀝姜汁一婦人笑不休用淡塩湯探出熱痰而愈如過怒則傷肝而魂彭精散經曰暴怒傷陰一云怒者乃陰氣盛而閉遏其陽則不得升越而發也故善治怒者以香附細末六月白湯每服五錢此疎肝欝之義也然有心腎之陰

不足而遇事易煩發熱者又宜滋心陰肝血而非香燥
疎肝快氣之藥所宜也如過憂則傷意而氣滯神衰名
曰脱營如多思則傷脾而意鬱倦怠經曰思則心有所
存神有所歸正氣留而不行故氣結又曰晝思過度則
傷陽夜思過度則傷陰如過悲者則氣促神亂火熱亢
極又兼水化五液俱出經曰悲哀動中則傷魂如過恐
則傷腎而精怯氣下驚則心無所倚神無所歸而氣亂
然不止於傷心五臟俱能傷之如房勞後受驚則傷在

腎飲食辰受驚則傷在胃之類是也

五邪名義 五條

一外感内傷有五邪之名從後来者為虛邪如肺病因脾土之邪所致然金生於土是從後来但金中有土土能制水無水則火至焉

一從前来者為實邪如肺病因腎水之邪所致然水生於金是從前来兼金中有水則火不能至是子能制母矣

一從所不勝来者為賊邪如肺病因心火之邪所致蓋火能尅金是從吾所不勝者而来乗之

一從所勝來者為微邪如肺病因肝木之邪所致金能尅木是從吾所勝者而來乘之既勝者不能為害也

一自病為正邪如但得肺家之病而無外邪相干者假令心火病傷暑火得之為正邪中風木得之為虛邪飲食勞倦脾得之為寔邪傷寒水得之為賊邪中濕金得之為微邪餘倣此

前後虛寔圖

肝木虛後
腎水賊　心火正　肺金微
脾土寔前

如火病木為虛土為寔水為賊金為微火為正故曰生我者為後來我生者為前來尅我為賊我尅為微同類為正

經絡大畧

經而直為經支而横為絡○凡人身十四經絡肝胆腎膀胱脾胃為足之陰陽也足之三陰足之三阳心小腸心胞絡三焦大腸肺為手之陰陽也手之三陰手之三阳手之三陰從腹走至手手之三陽從手走至頭足之三陽從頭下走至足足之三陰從足上走入腹足之三陽陽之經也皆自足上頭鋒亦在肌表之間然三陽主裏而風寒自表入者亦未有不由陽而入陰分也若不由陽而經入陰者為直中陰經必連臟矣故陰經無可揚之表症更有仁脉直行於腹仁脉行腹部之中為陰脉之總故曰阴脉之海者也因以仁脉名之云耳督脉直行於背督脉行背部之中為阳脉之都關故曰阳脉之海者也因以督

脉名之云耳共十四經絡經脉者行氣血通陰陽以榮於身者也絡脉者本身之旁支而別出以聯絡於十二經也本經之脉由絡脉而交他經他經之脉亦由是焉人身之氣經盛則注於絡絡盛則注於經傳注周流無有停息晝夜流行與天同度終而復始然榮行脉中五十周無晝夜陰陽之異衛行脉外五十周有晝陽夜陰之分若榮衛有傷外邪虛襲滯而不行病由斯作蓋人身之有經絡猶天地之有河道血脉之運行經絡猶泉源之傳流河道河道壅塞則水勞之汎溢無拘泉源枯涸則地道之脉

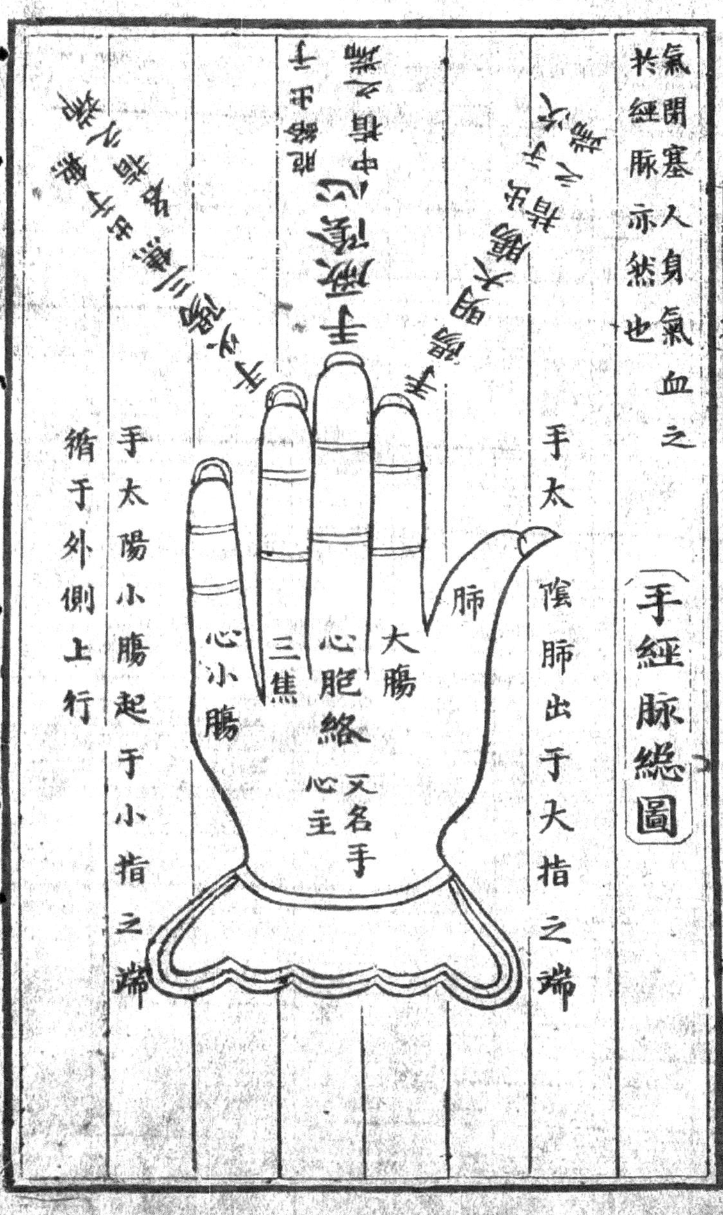
手經脈總圖
氣閉塞人身氣血之
於經脈亦然也
手太陰肺出于大指之端
手太陽小腸起于小指之端
循于外側上行
手陽明大腸
手厥陰心
胞絡出于
中指之端
手少陽三焦
肺
大腸
心胞絡
又名手
心主
三焦
心小腸

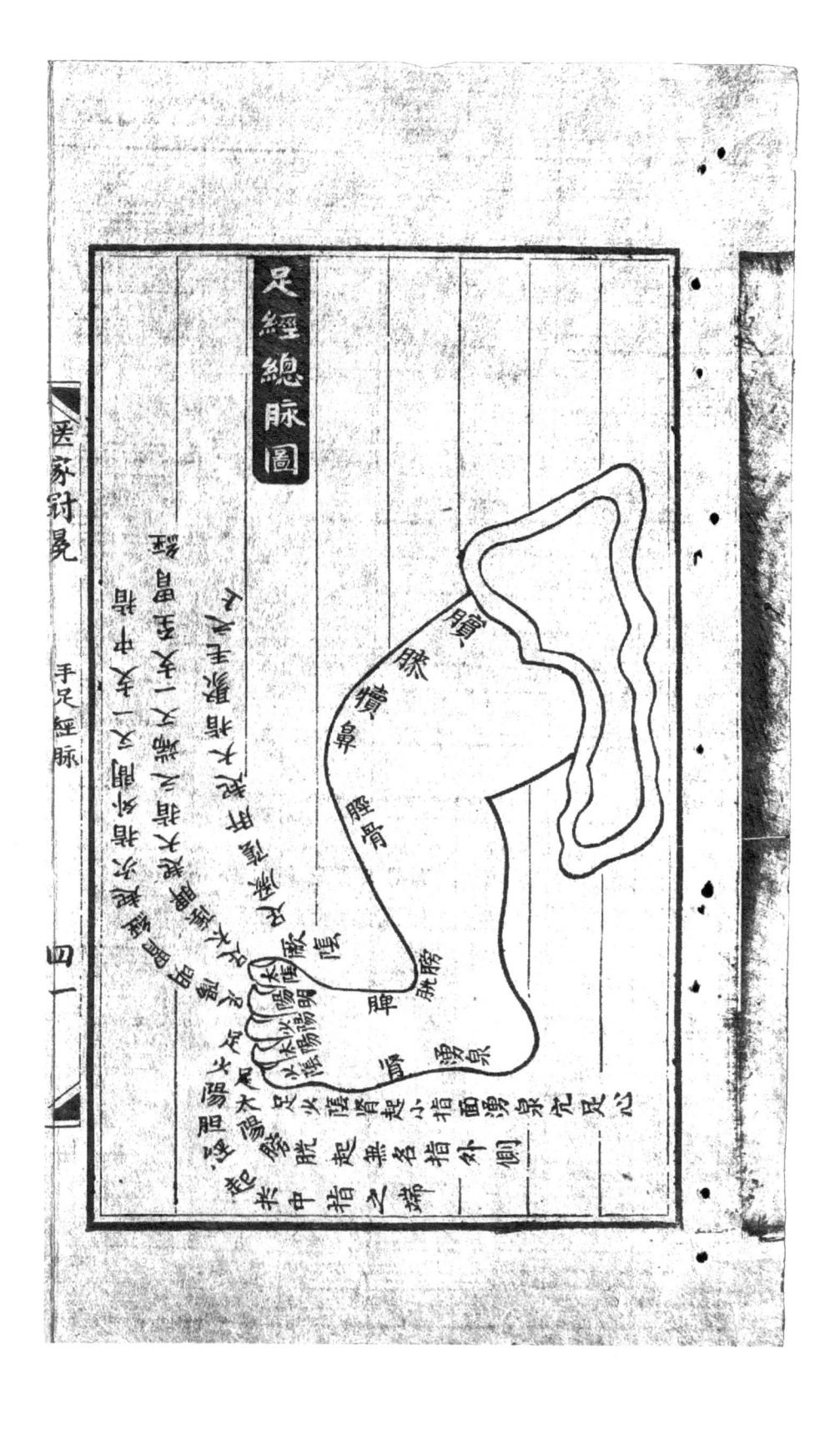

足經總脉圖

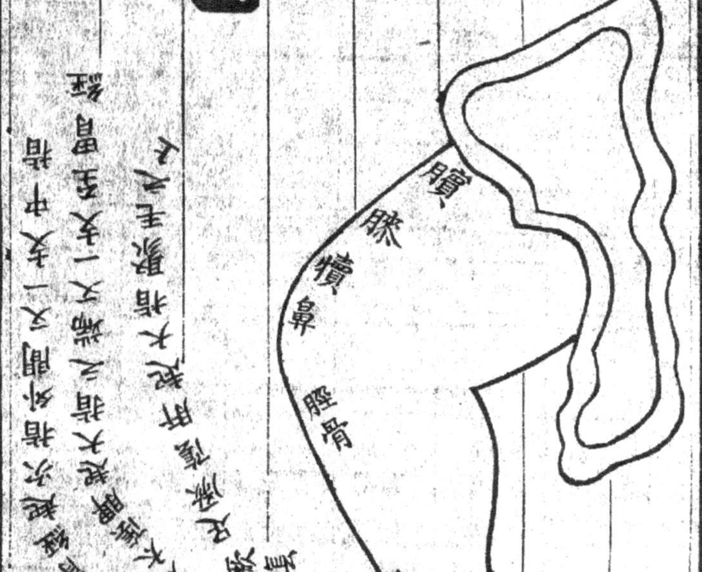
足陽明胃經起次指外間又一支中指
足太陰脾經起大指之端又一支至胃經
足厥陰肝起大指聚毛之上
足少陽胆經起指中指之端
足太陽膀胱起無名指外側
足少陰腎起小指面湧泉穴足心
厥陰
脾
膀胱
腎
湧泉

十二經氣血多少訣

宜占手足十二經

陽明（手大腸 足胃）氣血並森森，少氣太陽（手小腸 足膀胱）同厥陰（手心胞 足肝）。二火（手三焦 足心胃）胆太陰（手肺 足脾）常少血，六經氣血要（搜尋）。

手足十二經訣

六陽經屬六腑為表，六陰經屬五臟為裏。

（手三陽）太陽小腸手足膀胱，陽明大腸手足胃，當少陽三焦手足（足三陽）胆。配（手三陰）太陰手肺足脾鄉，少陰心經手足為腎，厥陰胞絡手足（足三陰）肝方。（太阴太阳為正阴正阳，次少為少阴少阳，又次為阳明厥阴，分為三等者，以其氣有多少異用。阳明，两合明也；厥阴，两交盡也。厥，盡也。）

脈要指判

凡診脈初以中指端按掌後高骨定關位，次下前後二指以按尺寸，人長則踈排其指，人短則密排之。初輕按消息之，次不輕不重中按消息之，又次重按消息之。七診之法：一靜其心存其神也；二忘意外無思慮也；三均呼吸定其氣也；四輕指于皮膚之間探其腑脈浮也；五微重指於肌肉間取其胃氣中也；六沉指于筋骨之上以取臟脈沉也；七察病人脈息數也。以一呼一吸為一息，一息四至為中脈，須調平自已氣以察之。春見浮弦而長，夏見浮大而散，秋見微浮而短，冬見沉濡滑軟，四辰之脈兼和緩為胃氣，此為無病之脉也凡診脉宜于平旦五辰此辰陰氣未動陽氣未散飲食未進經脉未盛絡脉均齊氣血未乱故可診也男左手脉常大於右手爲順女右手脉常大左手爲順男脉尺弱寸盛爲順而常女脉尺盛寸弱爲順而常女得男脉爲有餘男得女脉爲不足男子以陽爲主兩寸之脉常盛於尺若兩寸反弱尺脉反盛者皆不足也女子以陰爲主兩尺之脉常盛於寸若尺脉反弱寸脉反盛者上焦有餘也不足有餘亦病所謂太過猶不及也寸關尺三部通稱寸口者以每部纔寸許也口界也

附診四辰病五行相尅脉

春見秋脉定知死死在庚辛申酉裏春木旺其脉弦秋金旺其脉濇春得

秋脉金来尅木故知必死庚辛申酉金旺之日也夏得冬脉亦如燕還於壬癸為期耳夏火旺其脉洪冬水旺其脈石夏得冬脉水来尅火故知必死壬癸子亥水旺之日也秋得夏脉亦同前緣為丙丁相刑尅秋金旺其脉濇夏火旺其脉洪秋得夏脉火来尅金死期断以丙丁巳午此火旺之日也嚴冬診得四季脉戊巳辰戌還是戹冬水旺其脉石土旺四季其脉緩冬得四季之脉土来尅水亦為候死戊己辰戌土旺之日也季月季夏得春脉尅在甲寅病應極但逢乙卯亦非良此是五行相尅賊季月辰戌三月丑未六月未季夏九月戌卯未月也十二月丑季月乃土寄旺之辰季夏乃五行相生土旺之辰診得春脉木来尅土謂之死候甲寅乙卯木旺之日也以上皆五

行相尅之辰也

附診四辰虛寔脉歌

春得冬脉只是虛更兼補腎病能除若得夏脉緣心寔還瀉子是無虞（經曰虛則補母寔則瀉其子）夏秋冬脉皆如是在前為寔後為虛（夏秋冬之所診皆如春弦從前来者為寔邪從後来者為虛邪）春中若得四季脉不治多應病自除（春中二月分也四季脉土脉也二月而得四季之脉乃妻来乗夫謂之微邪况二月木居帝旺之御故不治自愈也）

附五臟察色歌

與真臟脉

肝臟歌

面腫黑蒼舌卷青四肢乏力眼如盲泣下不止是肝絶八日應當命必傾（青肝之色也舌卷青者子見母色也四肢乏力）

者筋不能維持也肝不能藏血眼目則乏育津液外泄則汗不止乃此敘者皆肝絕之所致金能尅木故死於金旺之日八者從甲日而敘至辛日經日足厥陰氣絕則筋縮與引卵與舌卷厥陰者肝脈也肝者筋之合也筋者聚於陰氣而絡於舌本故脈不榮即筋縮急筋縮急即引卵與舌卷刻此筋先死庚日篤辛日死

○又肝臟　肝家面青目色閉筋急怒容脣左氣脈當弦急或兼長浮濇短兮各不治

心臟歌　面黧肩息是詳看又兼掌腫沒文班狂言亂語身悶熱一日之內到冥間　黧音離黃黑色也掌腫無文心氣絕也一乃水之咸敘也水尅火故死在一日之內經曰手少陰氣絕則脈不通脈不通則血不流血不流則色澤去故面色黑如黧也此血先死壬日篤癸日死

○又心臟心病舌強哭面赤煩燥掌熱口乾譫脈上動氣洪緊數又得沉微命不全

脾臟歌

臍趺腫滿面浮黄泄痢不覺污衣裳肌肉麄澁兼唇反一日十二内定殃脈神闕也趺足附上也浮黄黄腫也經曰足太陰氣絶則脉不榮其口唇口唇者肌肉之本也脉不榮則肌肉不滑澤不滑澤則肉滿肉滿則唇反唇反則肉先死

○又脾臟脾家不食面皮黄体重肢疼喜卧床動氣當臍脉緩大弦長而緊是中央甲日篤乙日死○従甲再效至乙十二日未來尅土死也

肺臟歌

口鼻氣出不復廻唇反無文黒似煤皮毛焦乾爪枯析途程三日定知災氣出不復廻有呼無吸也唇反無文土不生金也黒

似燥金不生水也氣不流通則皮毛焦乾傀儡不連則
爪甲枯析從甲至丙三日也丙屬火火尅金故死在三
日經曰手太陰氣絕即皮毛焦太陰者肺也行氣溫於
皮毛者也氣弗營則皮毛焦焦則津液去去則皮毛枯
析枯析則皮毛先死
丙日篤丁日死

○又肺臟　肺家面白帶憂愁吐血寒溫咳嗽求　脂右氣兮沉細濇大而勞者死根由

腎臟歌

面黑善痛目如盲自汗如水腰折頻皮肉濡
結髮無澤四日應當命不存　面黧面垢也目如盲瞳人　又背也自汗如水火鑽炎
也腰乃腎之府腎絕則腰自折不能榮於骨髓而骨肉
不相親濡肉不為五液之主故髮不潤澤從甲至戊五
日也戊屬土土尅水故命不存經曰足少陰氣絕即骨
枯少陰者冬脈也伏行而溫於骨髓故骨髓不溫即肌

肉不著骨骨肉不相親即肉濡而結肉濡而結故齒長而枯髮不潤澤是骨先死戊日篤己日死

○天腎臟腎家面黑爪甲青耳閉腹寒泄腹疼脣下氣分脉沉數緩而大者死之形

附形症相反敀徒人脉病號行尸病人脉徒亦如之長短瘦肥亦如此細心診候有依稀

假如一十五動脉見一代死期相應在一年身在天地間活則為人死則為尸死死期在途而動靜如常名曰行尸病人脉徒者假如人泄瀉失血形容羸瘦脉見洪大而數徒者亦為行尸長人脉短短人脉長肥人脉小瘦人脉大皆為死候

附反關脉如病人六部無脉硬不可言

其無脉要在掌後切看脉来動者是反關脉也

附鬼脉　得病之初便譫語發狂六部無脉大指之下寸口之上有動脉者是也

臟腑定位　三條

三部輕按見者為腑脉在皮膚重按見者為臟在脉內筋骨也中按見者為胃氣脉在中間也寸為陽為上部法天屬心肺以應上焦主心胸以上至頭之有病也關為陰陽之中為中部法人屬肝脾以應中焦主膈以下至臍之有病也　尺為陰為下部法地屬腎為命門

以應下焦主睛以下至足之有病也

左右三部定位

從魚際至高骨却行一寸其中名曰寸口從寸至尺名曰尺澤故曰尺寸寸後尺前名曰關陽出陰入以關爲界陽出三分陰入三分（故曰三陽三陰）陽生於尺動於寸陰生於寸動於尺（寸主上焦至頭關主中焦尺主下焦至足）

左手

心　此是心與小腸

寸火　之脈所出君火

小腸也接右尺火也

膽　此是肝與膽之

關木　脈所出乇木也

肝生左寸火

腎　此是腎與膀胱

尺水　之脈所出寒水

膀胱也生左關木也

右手

寸金　肺　此是肺與大腸之脉所出，燥金。大腸也，生右尺水也。

關土　脾　此是脾與胃之脉所出，湿土也。胃，生右寸金。

尺火　命門　命門與三焦之脉所出，相火也。三焦，生右關土。

左手圖

○心與小腸之脉接右尺火

○肝與胆之脉生左寸火

○腎與膀胱之脉生左關木

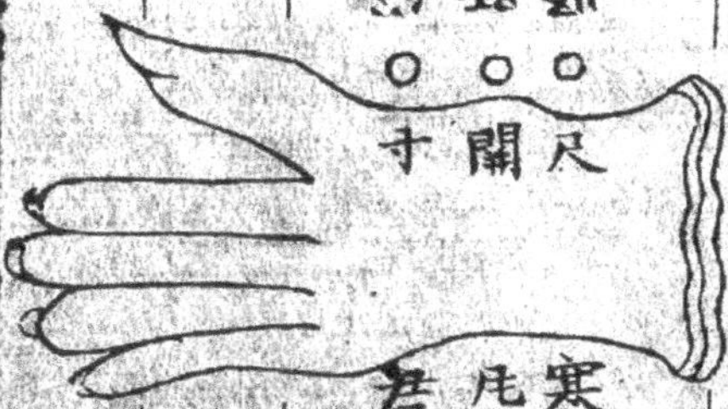

寸　君火也

關　風木也

尺　寒水也

医家討覺

左右手脉

四七

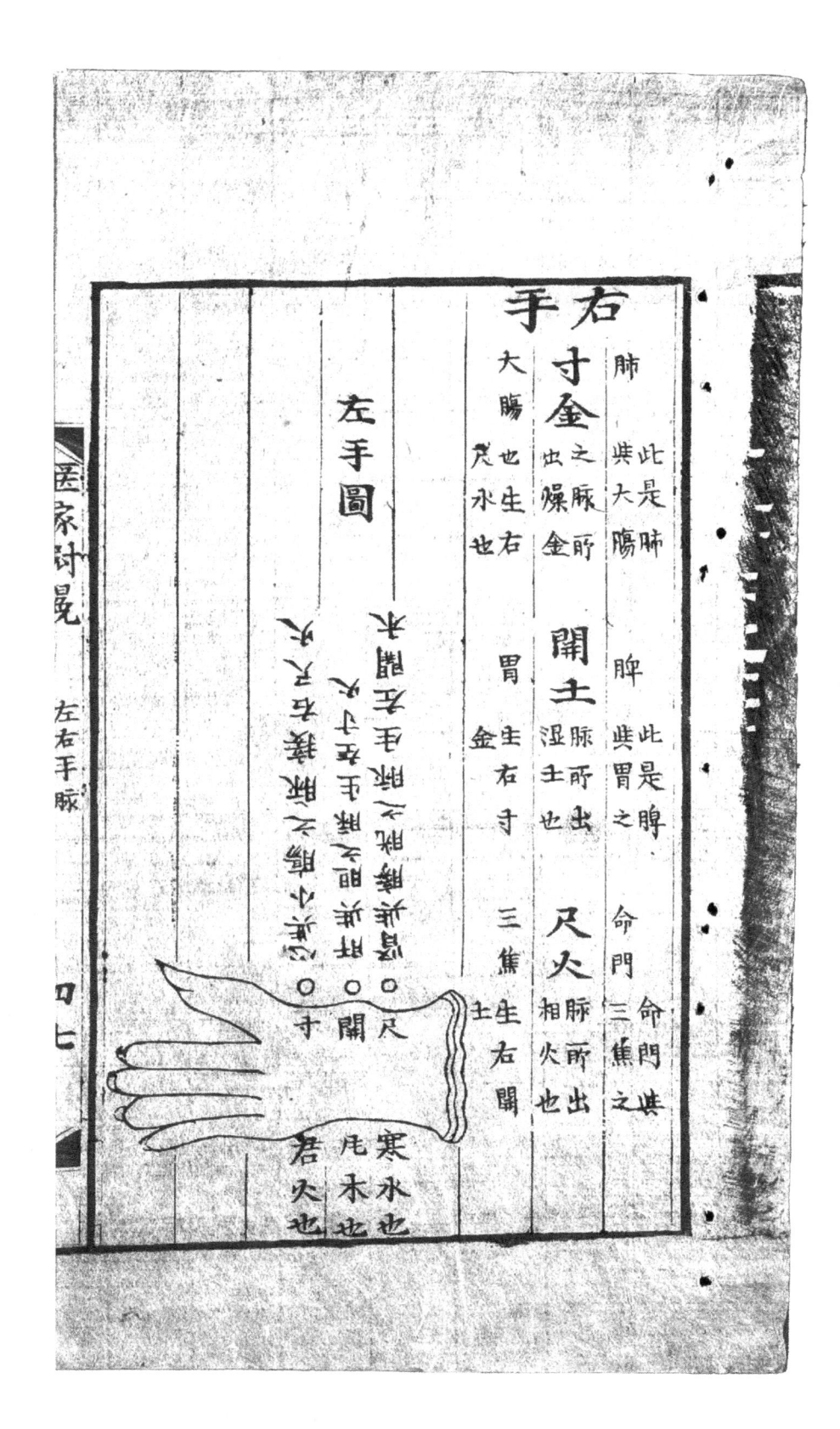

右手圖

火也以水而位火此三焦一陽

命火與三焦之脉相火也命门生右關土（居二陽之中成坎之象）

脾與胃之脉土位乎中承乎（居下此天高地厚之）

義乾坤象也生右寸金為肺金有乾象故居右

肺與大腸之脉兌為金乾為天

西位于高生左尺水

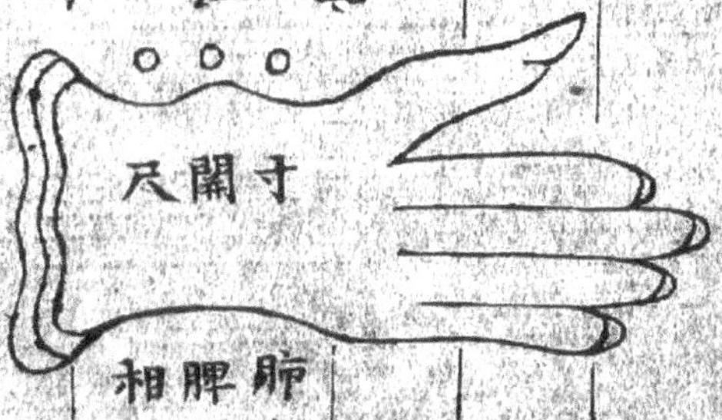

肺金也
脾土也
相火也

按兩腎屬水有陰陽之分命門屬火在二陰之中脉經

以腎脉配兩尺但當云左尺主真陰右尺主真陽而命

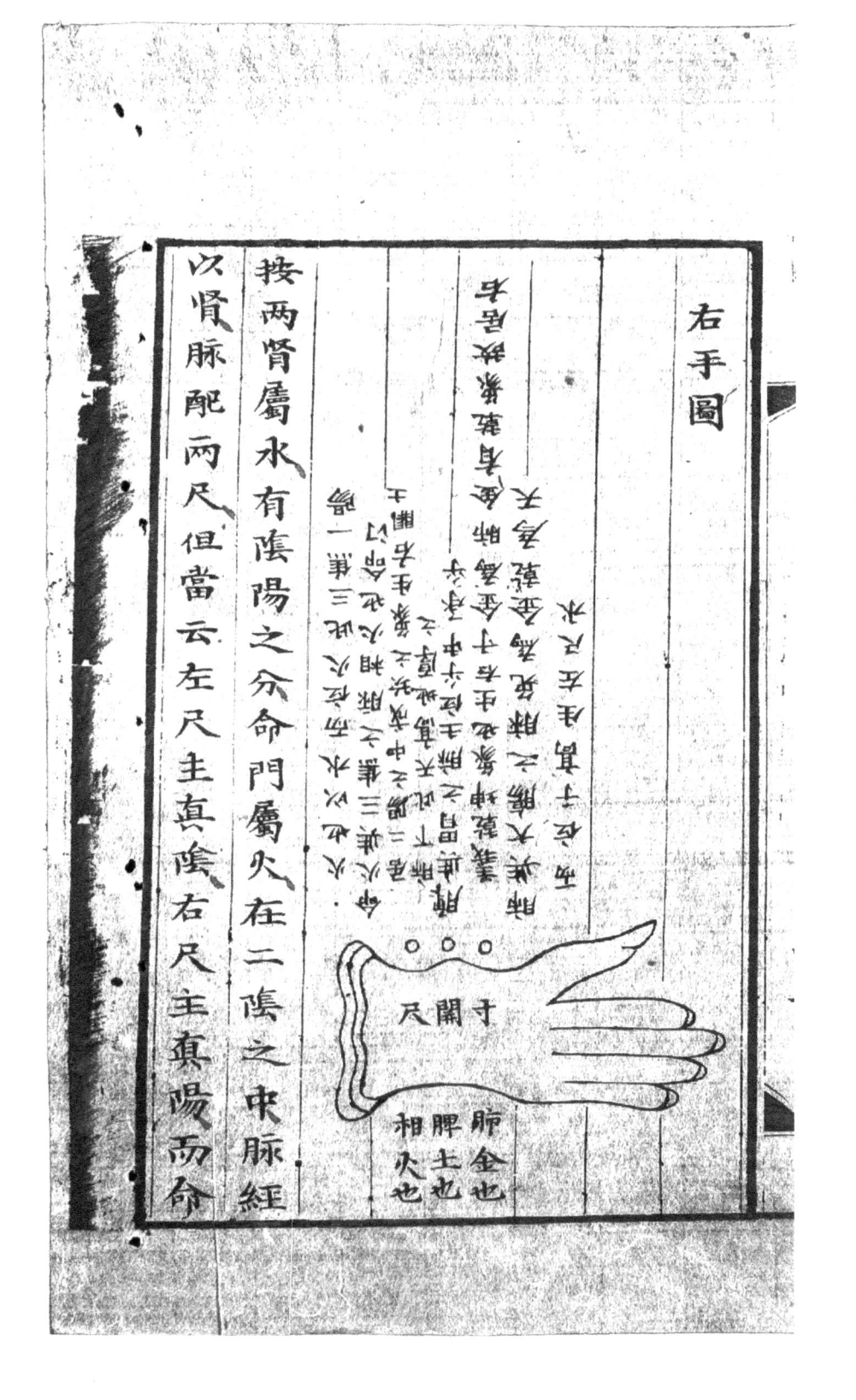

門則為陽氣之根隨三焦相火以同見於右尺則可耳

經曰七節之傍中有小心者命門相火是也下者主下
非右尺而何試思左尺洪者陰氣必虧右尺弱者陽氣
必損豈非相火之明驗歟但當云命門相火寄位於右
尺則可若謂右腎即為命門則中有小心更有何物若
以命門在中而不寄位於相火則以為生土生金者更
何物也以一陽隨於二陰之中者指命門部位而言也
一水泉於二火之間者指君相二火而言也凡人一呼
脉行三寸一吸脉行三寸呼吸定息脉行六寸一晝一
夜凡壹萬三千五百息脉行五十度周於身漏水下百
刻榮衛行陽二十五度行陰二十五度為一周故五十
度而復會于手太陰太陰者寸口也
即五臟六腑之所始終故取法於寸口焉

四大宗脉 五條

夫十二經皆有動脉獨取寸口以決五

臟六腑生死吉凶之候何也蓋以寸口脉之大會手太
陰之動脉也一脉三部寸關尺也一部三候浮中沉也
三而三之為九候也浮者主皮膚候表及腑也中者主
肌肉以候胃氣也沉者主筋骨候裏及臟也然臟不能
自致于太陰必因胃氣以致之也又曰寸關雖無尺猶
不絕往来息均如線不竭如此之流何憂損箴以此觀
之則肺為氣之主脉為氣之體胃為氣之用腎為氣之
根也豈獨重於肺乎浮太過者為大為長為實為緊為

弦為芤為滑中胃氣凡脉不大不細不長不短不沉不浮不滑不濇應手中和意思忻忻悠悠揚揚難以名狀者此胃氣也沉不及者為細為短為濡為弱為沉為濇為伏然浮與芤相類芤與洪相類弦與緊相類滑與數相類革與牢相類牢與寔相類沉與伏相類微與濇相類軟與弱相類緩與遲相類今撮其要以浮沉遲濇四脉為宗七表八裏總歸四脉知風寒冷熱主病旦浮而有力者為風浮而無力者為虛沉而有力者為積沉而無力者為

氣遲而有力者為痛遲而無力者為冷數而有力者為熱數而無力者為瘡更分三部在何部得之若在寸部主上焦頭目胸膈之病關部主中焦肚腹脾胃之病尺部主下焦小腹腰足之病知其五臟何臟得之六腑亦然

一浮輕按而得浮而真緩者為真浮浮而中空者為芤浮而有力者是寔浮而湧起者是洪浮而長大者為長

一沉重按而得沉而有力者曰真沉沉而至小者為微過於微者是弱骨裏方見是伏無力而稍大者微弱伏是虛

一遲中按而得一息三至為遲雖無力而猶耐按者也不耐按者為濡快扶遲者為緩不快為濇若先得緩緩中三動者為結或五七九動有定數並為結若無定數者為代　一數三按者皆然一息五七至為數隨有力無力而分虛寔有力而勁直者為弦似牵繩轉索来有兩合為緊流利為滑大者為大

診脉提要訣

脉理精微人不測七表八裏難為別我非軒岐惟我意獨持四字提要訣四字為脉之大綱浮

沉遲數為關節沉　主裏兮遲主寒浮主表兮數主熱更
看有力共無力虛寔之中從此別表裏寒熱共寔虛四
字包著六字訣浮而有力則為風無力氣虛是本宗數
而有力當為熱無力血虛瘡痍同沉而有力則為積無
力氣虛或上攻涌也遲而有力痛難禁無力寒痰在胸中

六部浮脉主病

表脉症互看。診得心浮神不寧言語錯亂
夢多驚肝家見此成痺痰胸痺拘攣身更疾脾浮痢疾
氣喘急泄瀉無度不進食肺浮喘咳大便風面腫生瘡

吐血膿腎脉浮虛吐血多齒牙疼痛背腰肨瘡生足膝多無力獨主風寒氣不和

六部沉脉主病

脉沉主氣見於心崩帶淋淋血浸淫咯血又兼邪氣結夜多不寐目惺惺怒氣傷肝肝脉沉筋痛氣疼眼睛昏沉来脾部成中滿吐瀉身黄及不仁肺沉喘咳肺癰生嘔吐兼痰共失聲腎脉若沉腰背痛嗔消經閉腹膨膨

六部遲脉主病

心脉来遲小便頻怔忡嘔吐又痰疼肝遲七疝兼諸積木氣之傷痛在膺冷氣傷脾脾脉遲

腹中鳴響瀉無辰脉遲氣短寒痰盛飲食難消氣甚衰

滑精不禁火便多腿膝疼痰夢洩河及自覺来多有汗都因遲脉腎家病

六部數脉主病

心家數脉主狂言口舌生瘡小便難

頭暈目眩風熱盛只因脉數見於肝脾數中卅多嗜臥

胃翻口臭及齦宣肺經脉數上焦熱咳吐痰腥大便難

水渴瘕消相火旺癃閉遺溺更相侵只因腎脉来数至女子逢之成胎娠

七表脉 七條 ○

一（浮）按不足舉有餘在表浮陽也輕手按之滿指浮動秋上重手按之即無是也。又云浮于手下（寸）浮主傷風邪而熱痛（開）

浮主胃氣弱而腹脹滿（尺）浮主風邪入肺經大腸乾燥難通

○二（芤）脉中空兩伴居為血芤者陽也浮大而軟中空旁寔指下尋之兩邊有中間全無是也

（寸）芤為腹中積血或吐血衄血（關）芤主腸胃間生瘡膿

血或大便出血（尺）芤主腎虛小便出血

一（滑）體如珠中有力為吐滑者陽也脉来往流利如盤出珠按之不濇不進不退一日替

替然與數相似一日浮中如有力一日濇濇如數脫是也（寸）滑主吐逆痰飲（關）滑

主胃熱不飲食食即吐（尺）滑主小便淋澁尿赤莖中疼痛

一（寔）形偪偪與長俱寔為熱寔者陽也脉来迢迢而長動而有力而壯也一日浮沉而得

醫家行覽　七表　五　二

力者是邪氣實當泄邪氣也 正氣虛 (寸)實主胸膈燥實(開)實主中焦腸

胃刺痛(尺)實主腹脹滿小便淋痛

一(弦)如始按弓弦狀為寒弦者陽也按之挺直勁急狀如弦辰辰帶數是也一日舉之無有又曰浮緊為弦氣血收斂陽中伏陰也(寸)弦主頭疼腹中急痛(開)弦主

胃寒腹痛(尺)弦主腸痛及脅下拘急

一(緊)若牽繩解索初為寒緊者陽也按之長舉之若牽繩解索之狀是也一日如解索之無常此邪氣激搏伏於營衛之間而激搏也(寸)緊主風邪上攻頭目而痛(開)

緊主胸膈疼痛(尺)緊主脅下脹滿疼痛

一洪　舉按之皆極大｛為脈洪者陽也大也按之極大舉之有餘来長去大而至且長是也　一曰浮而大此榮衛大熱氣血燔爍表裏皆熱者也｝寸　洪主上焦胸膈有熱　關　洪主胃熱嘔吐反胃　尺　洪主下部有熱大便難下血

八裏脉　八條

一微　来如有又如無｛為虚微者疾也小也指下尋之往来甚微　再再尋之若有若無是也又曰極細而軟無浮沉之別又曰手下快又曰浮而尋又曰按之而欲尽此為血則不止面赤無光俱為氣血俱虚病候｝寸　微主榮氣不足血火　關　微主氣結脾胃虚弱腹痛　尺　微主睛下有積身寒小腹隱痛

一沉　舉都無按有餘｛在裏沉者陰也脉在肉下輕按全無重按之乃見是也一曰重按乃｝

得主氣脹而腸痛手足辰冷為陽逆候鬱之候（寸）沉主胸中有痰（關）沉主心下冷氣中滿為痞痛（尺）沉主腰脚重痠疼小便稠數

一遲脉一息三度至為寒為痛遲者候也脉来不急不數脉一息三至為遲一日基之不足按之盡牢為候盛陽虚之候或脾虚或胃寒不足為虚浮而遲表有寒沉而遲裏有寒（寸）遲主心上有寒（關）遲主胃寒腹痛手足冷（尺）遲主腰脚下元虚冷

一緩脉呼吸来徐徐為弱緩者候也一往来舒緩呼吸徐徐而不急是也一日小於遲一日大於數此血氣兩衰故脉来舒徐緩主骨間生氣耳鳴尾邪積氣沖背為痺為不仁為弱為疼為氣不足為聴暈在上項彊在下脚弱沉緩極主氣之虚弱也浮緩極（寸）緩主風邪上攻而搐

項筋彊痛(關)緩主脾胃結氣腹痛脹滿難伸(尺)緩主癥冷結聚腎虛下元冷

一濇脉如刀輕刮竹為火血濇者應也不流利圓滑也虛細而遲往来極難三五不調謂之塞濇其状如雨霑沙如刀刮竹又曰一止複来又曰浮而短又曰短而止又曰散也此為氣多血少為精血不足之謂也(寸)濇主氣虛血火(關)濇主肝血不足血散不停留(尺)濇主精血不足腎虛腸鳴下冷虛劳危症

一伏甚于沉須切骨為霍亂積聚應伏也應也藏也脉伏在内下不上見也輕手取之終不可見重手取之附着於骨乃得一曰按之不足舉之無有一日關上沉不出其名曰伏一曰手下纔動此

為陰陽伏毒氣開格閉塞之候也寸伏主胸中積聚關伏主腸癖常欲瞋目尺伏主宿食不消癥瘕疼痛泄瀉

一**濡**脉輕得重則散為虛濡者虛也脉無力而軟細也按之無有舉之浮細小而軟弦輕手乃可得如綿在水中浸滲在水虛浮于水面若用手按之則隨手而軟散不舉應手此為濡脉此內經所謂軟浮也王氏曰無陽脉為氣血不俱之候也寸濡主頭眩自汗關濡主少氣精神離散尺濡主下元虛冷惡寒泄瀉

一**弱**脉沉微舉即無為虛弱者虛也不盛也脉來極細而軟按之欲未絕舉之則無如帷綿相似輕手而得重手則無由氣血不足致脉瘦弱不振此為下元虛耗冷酒之候所致也寸弱主陽氣

衰敗(關)弱主氣虛喘促(尺)弱主陰氣結陽氣少骨蒸熱又云血少下元虛極骨肉痠疼

九道脉 九條

(長)脉流利通三部長者脉道迢迢然過於本位病主陽毒三焦熱(促)脉来數而急促病主陽晦兼氣滯(短)脉本位尚不及病主氣短痙欝不得舒暢(結)脉長止而遲緩病主積氣滯氣痛(虛)脉遲大無力軟病主血火若虛弱則生驚(代)脉不還貴可呼病主氣耗(牢)脉如弦沉更寔病主滿急常生病(動)脉鼓動無定位病主虛勞血痢崩(細)脉雖有但如線病主少氣

七絕脉

雀啄連来三五啄如雀啄食連連轉指忽止絕久復来此脉絕也

魚翔似有亦似無如魚之翔本不動而末搖似有似無此心絶也屋漏半日一點落如屋殘滴下良久一滴此胃絶也蝦遊靜中跳一躍如蝦之遊在於皮膚粘則冉冉不動火焉而去久之忽焉一躍此大腸絶也彈石硬來尋即散如指下彈石在筋骨間劈劈然硬尋即散此腎絶也搭指散亂為解索如索之解指下散亂無復次序乍踈乍數此脾絶也更有釜沸涌如羹如釜湯之沸在皮膚有出無入涌出如羹上沸此肺絶也旦占夕死不須藥亦有斗脈氣尚得而脈三四至乃止或五六至而一見者必是傷精損血房勞所致或老痰氣逆不可攻也如果不干餘衰者或因跌蹼傷損痰血積結於内不散而然或七情憂慮致處或恣食膏粱為補以致食積痰結壅塞經絡臟腑而得此脈也未可例為怪脈言之然亦非享遐筭之兆可知也

若寸有尺無尺有寸無必死代脈必死結促代三脈皆動而中止脈雖結促能自還生代脈不能自還死

生脈法

一呼再至曰平三至曰離經四至曰奪精五六至曰命盡

損脈法

一呼一吸為一息曰至為平三至為遲六至曰數若二至曰損一至曰敗必死矣

診左手九道圖

診右手內外反是

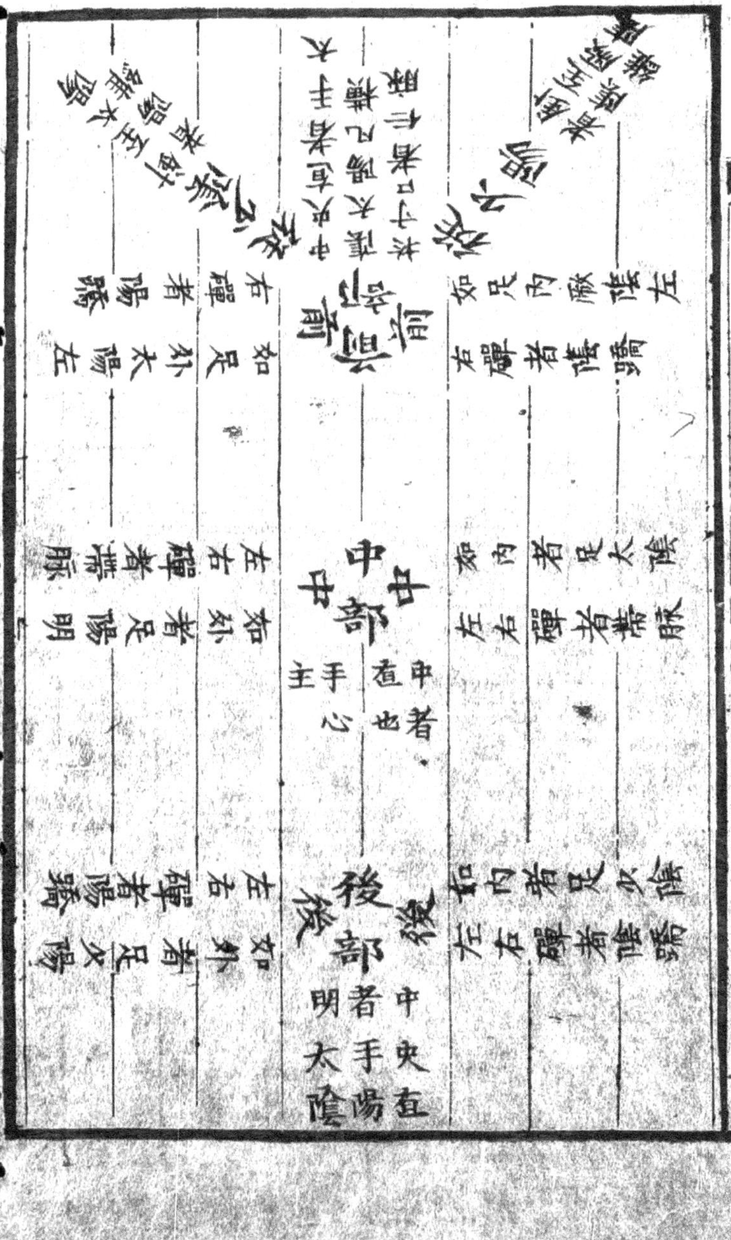
前部
中部
後部
左右彈者陽蹻
左右彈者帶脈
左右彈者陰蹻

有力無力辨　一輕按得浮中按猶不失其樣者為有力謂輕按得大者而中按亦大也若中按反得小者是為無力此診在指轉下也　一重按得沉中按猶不失其樣者為有力謂重按(按得)大者而中按亦大也若中按反得小者是為無力此診在指轉上也

人迎氣口辨　一左心小腸肝胆腎膀胱左手關前一分為人迎肝胆之位也以候六淫所染(凡寒暑濕燥火)及起居失當感冒辰行不正之氣凡見脉緊盛者傷於寒皆為

外感有餘之症也　一右肺大腸脾胃命門三焦右手關前一分爲氣口脾胃之位也以候七情所傷（喜怒憂思悲恐驚）及房勞動作勤苦與飲食不節（凡脉見緊盛者傷於食皆爲内傷不足之症也）

男女老少肥瘦法

一老人之脉宜緩弱過旺則病若旺而不燥名曰壽元是引年之慶也若燥疾而有表無裏此孤陽死近至矣　一診脉須從肥瘦求肥人沉細瘦長浮小兒脉疾老人濡濇短長疎不可作（不可以此脉爲別症也）　一男子關前脉必亮（見前）女子尺脉浮且洪（見前）弦洪毛石

旺辰序四旺和平胃氣隆四長皆以胃氣為本四脉包涵萬病機何須細定脉名為浮散沉無遲一點數来無數命終歸火壯之人脉宜充實過弱則病矣

平脉視人大小長短男女順逆法

凡診脉當視其人大小長短及性氣緩急脉之大小遲速長短皆如其人形性者則吉反之者則為逆脉三部大都欲應順只如小人細人婦人脉小軟小兒四五歲脉呼吸八至者吉千金訣云人細而脉大人肥而脉寛人善而脉焦性急而脉緩性緩而脉燥人壯而脉細人羸而脉大皆為逆難治反此為順易治凡婦人脉常欲濡弱於夫夫小兒四五歲脉自快疾呼吸八至也

諸脉比類 相類也十一條

(洪)與虛皆浮也 浮而有力者為洪無力者為虛 (沉)與伏皆沉也 沉脉行於筋間重按即見伏脉行於骨間重按不見必推筋至骨乃可見也 (數)與緊皆急也 數脉以六至得名也緊則不必六至惟弦急而左右彈狀如切緊繩也 (遲)與緩皆慢也 遲則三至至其遲慢緩則四至遲遲不殆 (寔)與牢皆兼弦大寔長之四脉也 寔浮中沉三取皆然牢但以沉候取也 (洪)與寔皆有力也 洪則重按火衰寔則按重亦彊 (革)與牢皆大而弦也 革則浮取而得牢則沉取而得 (濡)與弱皆細而小也 濡在浮分重按則不見也弱在沉分輕按不可見也 (短)與動皆無頭尾也 短為陰脉其來遲滯動為陽脉其來數滑 (細)與微皆無力也 細則指下分明

微則似有似無模糊難見也促結濇代皆有止也數辰一止為促緩辰一止為結往来遲滯似止非止為濇動而中止不能自還止有定者為代

諸論 三條

經曰脉氣有餘形氣不足者生有曰形肉已脫九候雖調猶死此重脉重形之相反也不然脉氣有餘裏無大病形氣不足未至肉脫也何死若至形肉俱脫必久則大病也氣血虧損所以九候如絲似手和緩然肉敗脾絕安得不死人之有尺猶木之有根水為天一之元先天命根也王氏曰寸關雖無尺猶不絕如此之流何憂

殞絕經曰諸浮脉無根者皆死是謂有表無裏謂之孤陽不生此兩尺為腎部沉候之六脉皆腎也兩尺之無根與沉取之無根總屬腎水絕也故曰脉貴有神有神者即重按有根之謂也譬如木樹根本一壞雖培植終無益也真臟者所以明不治之脉蓋人以胃氣為本胃脉（應手）中和意思欣欣悠悠揚揚難以名狀也太過不及者病但得真臟脉不得胃氣者死衝陽者胃脉也在足蹠上（即脚面也）五寸骨間動脉上去陥谷三寸蓋土者萬物

之祖衝陽脉不衰胃氣猶存病雖危尚可生也太谿者腎脉也在足内踝後跟骨上（即足跗骨後兩傍圓骨也）動脉陷中盖水者天一之源太谿不衰腎猶未絶病雖危尚可生也

陽寔者人知其脉之洪大也至其極矣而脉反伏匿焉此乾之上九亢龍有悔也陰虗者人知其脉之微細也至其極矣而脉反躁疾焉此坤之上六龍戰于野矣是乃陰陽亢制之理惟明者知之病之陰脉有沉有緊有數而仲景總以細微言之盖沉必重按始得其緊數亦

在沉細中見不似陽症浮大而緊數也薛氏曰人知數為熱不知沉細中見數為寒甚真陰寒症脉常七八至者但按之無力而數耳宜深察之故曰脉數為熱浮數為表熱沉數為裡熱數而有力為寔熱數而無力為虚熱沉細數乎上魚者脉上於魚際也世人常有此脉脉同病異不可以一例論也有兩手上魚者有一手上魚者若平人神氣充寔而有此脉者此天稟之厚元神充滿上溢於魚也其人必壽若人素無此脉一旦上魚者

此病脉也難經曰關之前者陽之動也脉當九分而浮減者法曰不及過者法曰太過遂上魚為溢為外關内格此陰乘陽之脉也

内因脉訣

喜氣傷心脉必虛思傷脾胃結中居因憂傷肺脉常濇怒氣傷肝脉必濡恐傷於腎脉沉是驚緣傷胆脉相須（脉紧由悲傷胞絡七情氣口内因諸）

外因脉訣

腎則傷寒腎不移虛因傷暑向胞推濇緣傷燥須觀細肺緩傷湿要著脾浮則傷風肝部應弱原傷火察心知六淫外感常先審免使將寒作熱医

諸病宜忌脉要 四十六條

中風 宜浮遅 忌急疾　傷寒熱病 宜洪大 忌沉細

傷寒已汗脉 沉細者生 浮大者死　欬嗽 宜浮濇 忌伏沉　心腹痛 宜沉細 忌浮大弦長堅寔

腹脹 宜浮大 忌虛小　頭痛 宜浮滑 忌濇短　下痢 宜大浮數 忌數細

喘急 宜浮滑 宜濇　溫病穰穰大熱 細小則死 寔則死又曰沉寔者生 沉細小者死

心腹積聚 脉堅寔急者生 弱者死　癲病 脉虛可治　狂病 宜寔大 忌沉細

唾血 宜沉弱 忌寔大　霍亂 宜浮大 忌微遅　水氣浮腫 宜沉滑 忌微細

鼻衄 宜沉細 忌浮大　中惡 宜緊細 忌浮大　金瘡 宜微細 忌緊數

中毒 宜洪大 忌微細　腸澼下膿血 宜小沉遅 忌數寔大　吐血 宜沉小 忌寔大

墜墮內傷宜緊急忌弱小　風痺痿軟宜虛濡忌濇　膓中有積忌虛弱

血崩病脉遲者危　熱病沉細者危　泄病脉大者危

病在中脉虛者危　病在外脉濇者危　癰疽膿血大泄脉滑濇者危

婦人帶下宜遲滑忌浮洪急疾　妊娠五六月宜遲大弦緊忌沉細虛弱

婦人前產脉細小者危　婦人虛勞寸口數者危

產後宜小遲沉細滑微忌浮虛弦急遲大牢緊　頭目痛忽視無所見者死

下血身熱則死寒則生　咳嗽羸瘦脉堅大者死　消渴脉数大者生細小浮短者死

水病脉洪大者可治細小者不治　厥逆汗出坚彊者生虛弱者死

風病不仁痿躄（脉虛者生，堅疾急者死）洞泄食（不化下膿）血（微小者生，緊急者死）

上氣喘急（脉滑手足温者生，脉澁四肢寒者死）

附憑脉治法

雜病以弦脉為陽，傷寒以弦脉為陰。雜病以緩為弱，傷寒以緩為和。兩手無脉曰雙伏，一手無脉曰單伏，必有正汗也。寸口陽脉中或見沉細者，但無力為陽中伏陰；尺部陰脉中或見沉数者，為陰中伏陽。寸口数大有力為重陽，尺部沉細無力為重陰。寸脉浮而有力主寒邪表實，宜汗；浮而無力主風邪表虛，宜實。尺脉沉而有力主陽邪在裡為寔宜下無力主陰邪在裡為虛宜温寸脉弱而無力切忌發吐尺脉弱而無力切忌汗下初按来疾去遲名曰内寔外虛去疾来遲名曰外寔内虛尺寸俱同名曰緩緩者和而生也汗下後脉靖者生乃正氣復也躁乱身熱者死乃邪氣勝也温之後脉来歇者正氣脱而不復生也純弦之脉名曰負負者死按之解索名曰陰陽離離者死陰病見陽脉者生陽病見陰脉者死左右手脉俱紧盛急是挟食傷寒左

手脉来緊盛是労力傷寒左手脉来緊盛右手洪滑或寸脉沉伏身熱悪寒隐隐頭痛咳嗽煩悶胸脇体痛是挾痰傷寒左手脉来緊濇右手脉沉效心胸脇下小腹有痛處是血結内傷外感

奇經八脉 八條

一督脉起於下極之俞並於脊裏上至風府入屬於腦督都也陽脉都會男子主之　一任脉起於中極之下以上毛際循至腹裏上關元至咽喉上頤循面入目絡舌陰脉之海生養之源也女子主之

一衝脉起於氣衝乃胃脉發源並足陽明之經挾臍上行至胸中而散　一帶脉起於季筋廻身一周如束帶然也

一陽蹻脉起於跟中循外踝上行至風池脉行於背爲陽也　一陰蹻脉起於跟中循內踝上行至咽喉交貫衝脉脉行於腹爲陰也　一陽維脉起於諸陽之會

一陰維脉起於諸陰之交　維持也陰陽不相維故發爲病也然奇經病非自出盖因諸經溢出而流入之也

一陽維爲病苦寒熱也

奇經主病

一陰維爲病苦心痛也　一陽蹻之病陽急而狂奔
一陰蹻之病陰急而直走一衝病則氣逆而裏急
一督病則脊彊而折厥　一任病則男疝而女帶瘕
一帶病則腹脹溶溶若在水中○其衝任二經又是婦
人乳血月候之所從出蓋男女之異正在此處也

憑脉用藥式

關前爲陽名寸口　關後爲陰直下取

陽弦頭痛定無疑寸脉浮而弦風邪在表　如兩寸浮数弦頭痛者宜小柴胡陽

日七　三加姜活生白芍牡丹

陰弦腹痛何方走如兩尺沉而弦是邪在裏而小腹急痛宜理中湯日四一
或附子理中湯或小建中湯日四二
陽數即吐兼頭痛兩尺浮數熱邪在裏或左寸洪數宜清心凉血湯日十八
或全真一氣湯一坤如脉盛倍加麥門
陰微即瀉脉中吼兩尺脉沉而微寒邪在裏宜附子理中湯日四二或二
术湯四二加白茯苓附子乾姜
陽寔應知面赤風左寸脉寔洪或數心火旺則熱熱則生風故知風熱在表宜清
心蓮子湯日三或六味作湯玄二加蓮肉燈心倍牡丹或全

眞一氣湯坤一　陰微盜汗勞兼有兩尺脉沉微是陽氣不勝寒邪在裡津液得以妄洩故寐而汗自出寤而汗即止宜收汗生陽湯日四或參附湯日五

加五味或黃芪窩炒五戚五味十五粒附子

陽寔大滑應舌強兩寸脉浮寔大且滑心火邪熱為甚心氣通於舌表故知舌強宜清心涼血湯日十八或四物湯坤二一去川芎加蓮肉玄參

陰數脾熱并口臭兩尺沉數是脾臟有熱故知口有臭氣宜補中湯坤一加黃芩連肉

陽微浮弱定心寒兩尺浮微表氣虛而心火衰宜歸脾湯坤十五加附子

陰滑食注脾家咎兩尺沉滑寒邪在裏食則主泄而脾

經病有宜三白湯坤十九加附子破故兎絲或八味玄一去牡丹
加口破故兎絲山藥糊凡

心脉見於三部歌

三部俱效心家熱舌上生瘡唇破裂故者火脉也三部俱效心臟邪熱太過也
心家熱宜清心蓮子湯日三口舌生瘡宜全真一氣湯
坤一加蓮肉倍麥門或六味作湯玄一加牛膝五味蓮肉麥門
狂言譫目見鬼神歛水百杯終不歇言者心之聲鬼神
陰之類也心熱盛則口發狂言而目多見鬼神狂言宜導
赤散日三三治消渴宜全真一氣湯坤一倍麥門或六味地

黄湯一玄加牛膝麥門五味如見鬼神宜服養榮歸脾湯

坤十五去遠志加黄芩調神砂　心脉歌

心脉氣陽氣作聲或衣血痢吐交横此一歌通言心之脉痛也氣主

血血不流則氣道不能通暢故陽在内作聲心脉氣積

血在胸中氣上則吐之氣陥則下之痢吐交作也心脉

氣宜服當歸一刄生甘草五分紅花蘇木各一刄血痢症宜當

歸芍藥湯七日加槐花炒黑乾姜若血痢吐交横宜培土

固中湯一做做加炒黑乾姜　溫閑骨痛心煩燥更兼頭

面赤騂騂（音并）溢開脉自開部湧出於魚際也騂騂熱盛色赤之甚也骨痛心煩宜補血凉心火頭面赤宜麥味地黄湯（日八）倍熟地　大寔由来面赤風燥痛面色共心同（心脉寔大）蓋心家有熱熱則生風故知面色赤而身有風也有風有熱故致燥病面赤共心同言赤之甚也面赤風宜六味作湯（玄一）加生地倍牡丹

微寒虛惕心寒熱（心脉當浮大而散不足則不見微又脉主寒而虛惕寒热交作也）宜養荣脾湯（坤五三）或十全補正湯（坤五四）。急則腸中痛

不通通津子曰效甚則為急急謂之氣急也小腸乃心之府心脉急主小腸氣急疼痛二便不得通利也

小腸急痛宜小建中湯日四二加沉香烏藥若腸中急痛二便不通宜五苓散日二九加木通枳殼梹榔火加大黃

寔大相兼并有滑舌滑心驚語話难心脉寔大而滑謂之寔邪火中有大水不能制火而火邪愈甚甚則熱極而生風致令舌不滑動而心中驚惕言語寔澁也若舌滑心驚語話难句宜清心蓮子湯日三或六味作湯玄二加蓮肉倍牡丹

單滑心熱則無病絜古曰謂之邪止宜四物湯坤二一加蓮肉燈心

濇心無力不多言因已不足所以妻来乘夫宜歸脾湯坤五十去木香

沉緊心中逆冷痛經謂之賊邪宜歸脾湯坤十五倍加桂閒脹五苓散日十九或爲藥沉香丸日六一弦辰心急又心懸此一節乘沉緊心中冷痛而言弦辰乃肝邪八心致令拘急及心懸仍指賊邪而言水來尅火故心懸如病飢也心懸如病飢灵樞曰腎經動則病如弦緊帶沉則胃水尅心火也心部見弦乃母來乘子宜歸脾湯加牡丹白芍也

肝脈見於三部歌

三部俱弦肝有餘目中疼痛苦痃虛痃小腹下病弦脈見於三部乃肝家有餘肝乃目之竅有餘主目疼痛其經還繞陰器而抵小腹故若痃虛

怒氣滿胸常欲叫翳朦瞳子淚如珠叫呼也肝氣有餘主怒氣滿於胸中而常欲叫呼肝有餘則生風風熱上攻翳朦朦蔽瞳子而淚流不止也

宜逍遥散（四十一）加菊花或六味作湯（玄二）加當歸白芍
肝脉散　肝輭并弦本没邪（此乃微弦名曰平肝以後皆肝之病脉也）宜六
味加肉桂亦各七味　緊因筋急有些些（火見筋急而
脉必緊）肝脉見緊宜七味（玄三）加木賊　細看浮大更兼
寔赤痛昏又似物遮（此乃木中有火）宜逍遥散（日十一）加黄芩或龍
胆瀉肝湯（日六二）　溢関過寸口相應目眩頭重與筋痛（關部
之脉）湧出於寸口乃木盛而風喜之也筋屬木寸部又主
上部之有疾目眩而頭重筋傷作痛也宜逍遥散（日十一）

加青皮倍白芍○亂辰眼暗或吐血四肢难緩不能行亂主血少而不流肝脉見亂不能食血而柴故眼暗血少則血不帰宗或上或吐血而血不養筋則筋緩不能自維持也宜六味作湯二玄加棗仁以引血歸肝

濇則緣虚血散之筋脹腸滿自應濇脉属金金来尅木知肝家虚而不能藏血故筋脹腸痛筋腸肝位在是而經亦由於此也肝家宜六味作湯

滑因肝熱連頭目　肝脉滑乃肝家有熱肝氣通於目其經至巔頂故連頭目肝熱宜八味逍遥散日十一

緊寔弦沉痃癖基　肝部見此四脉能致痃癖之疾故

曰痃癖甚痃者有現而按之則無癖者腸癖下膿血也皆小腹之病肝部見此四脉宜小建中湯日四三

微弱浮散氣作難目暗生花不耐看肝家虛久視失其真定心湯日十二送八味丸一玄一○甚浮筋弱身無力遇此還須四体難肝家甚浮乃金旺木衰木衰則筋受傷而不能自維持也肝家見浮宜逍遥散若見腹脹宜加味培土固中方倣倣一

腎脉見於三部歌

三部俱遲腎臟寒皮膚燥澀髮毛乾遲屬陰脉遲甚則臟有寒三部俱遲宜桂附理中湯日六三○腎脉歌

肾散腰間氣尿多澁滑兼其中有聚散聚且散無憑肾脉散則腰氣滯澁滑則尿多宜八味丸一文○寔滑小便澁淋痛濇騂騂此是火乘水位澀古云以八政散十六日騂騂赤之甚也○寔大膀胱熱小便難不通實大背陽脉也肾居陰而見陽此陽来乘陰故熱在下主膀胱有熱故小便赤澁而不通肾脉寔大宜八味逍遥散十一日若不效用六味作湯二文

滑玄腰腸重沉緊痛還同滑弦風湿之脉沉緊風寒之脉風湿則滞故見重風寒則氣涉故見作痛還同俱在肾也滑弦者風湿之脉宜除湿湯十四日沉緊者寒之脉宜附子理中湯四一日○單匀無病遺肾脉沉濡而滑独見肾脉而匀平謂之順候所以無病

浮緊耳應聾腎脉有尺脉見浮緊腎氣通於耳尺寒為患故耳無聞宜用六味加菖蒲玄二

肺脉見於三部歌

三部俱浮肺臟風，鼻中多水涕唾膿寸關尺部俱浮是火來金位宜参蘇飲日四五。○壯熱惡寒皮肉痛，額乾雙目淚酸疼風邪干肺則壯熱惡寒風能勝濕燥熱為患故皮膚作痛肺系于額肺病則燥故額乾金衰不能制木木火俱盛故雙目流淚而酸疼也。宜逍遙散日十一或小柴胡湯日三七。○

肺脉歌

肺脉浮兼寔，咽門燥有傷，大便难且澁，鼻内乏馨香肺絡循咽大腸為肺候在鼻脉浮而寔謂之陽結故有是病也。宜柴胡湯日二四。○寔大相兼滑，毛焦涕唾粘，更和咽有燥，秋盛

下宜砭季夏之辰肺脉部診得此脉而有此病乃金中有火金受火克而不治節宜甘桔湯咽大加桑皮麥門黄芩

沉緊相兼滑仍間咳嗽聲肺部得此三脉乃有寒有尼有痰故發咳嗽也宜大君湯坤十二

溢出胸中滿氣泄大腸鳴肺脉居于右寸浮大則溢于魚阝也由其氣不順行而胸中滿悶也氣在下喻故氣泄而大腸辰辰作声而鳴也宜大君子湯加蒼朮

微浮兼有散肺脉本家形此為平脉雖肺有病不當治自愈

弦冷腸中結肺脉既弦乃金不足而委乘之由大腸冷而為病結治用温藥其氣自通

氣累痛無成肺主氣氣主血肺脉見氣其經氣多血火氣行血亦行故卒暴之痛不能成也

沉細仍兼滑因知是骨蒸皮毛皆總淡寒熱兩相乘肺脉浮故而

短外應皮毛令反沉細而滑知其病之在骨内熱而不得外泄熱在内寒在外故内則骨蒸外則皮毛皆涉寒熱兩相交作也肺脉見沉細而滑效内熱骨蒸宜四物湯坤二一加地皮若沉細而不見效宜四君湯加黄芪黄芩

脾脉見於三部歌

三部俱緩脾家熱口臭胃翻長嘔逆緩則

陰脉諸陽為寒令緩脉見於三部而叔和以為脾家熱者何也然緩脉屬脾土土能制水水衰則火獨炎所以脾有熱脾氣通於口脾熱則口臭脾胃相連而

虛熱上壅故胃家翻騰而常帶吐逆也若胃熱口臭嘔
逆而脉見效宜四君湯坤十加熟地黄苓三部俱緩宜參
附湯日五术附湯日十九或附子理中湯日四一不可泥此句
齒腫斷宜任氣纏寒熱辰辰少心力齒腫齒下肉浮腫
也斷宜牙齒牙齒宜露也胃經八于上齒胃熱則齒腫
斷宣熱在肌肉則任氣纏火来土位故辰辰寒熱相併
而少力也亦宜用前方○脾脉歆　脾脉寔兼浮諳中
脾胃虛口乾饒飲水多食亦飢虛脾脉寔而浮是土中

有火火能化物故謂中而脾胃皆虚脾氣通于口土受
火邪則湿者燥矣雖飲水而口亦乾雖多食而肌亦虚
由其不能榮身故也宜四物湯一坤二熱甚加黄芩或補中
湯一坤加黄芩葛根　單滑脾家熱口氣氣多麄胃行氣胃
熱則氣麄令言脾家者脾胃相通宜清脾飲日十七
濇即為多食食則不作肌膚濇為肺脉見于脾部是子
来尅母位寔邪為患故為多食或能食而肌肉消瘦宜
培土固中方一微微加麥門　微浮傷客熱来去作微疎

脾脉見微浮乃他經之熱相干非本經正病也雖熱不久間或往或來漸至微疎脾胃安而客熱自去矣宜四君湯坤十加柴胡　有緊脾家痛仍兼筋勾急欲吐即不吐冲又未得踈　緊乃肝家脉見於脾部乃木來尅土而作疼痛土被尅則衰土衰則木失其培養故筋拘急欲吐不吐即嘔逆也嘔逆則氣擾乱於胸中而冲又未得濟快也痛宜培土固中方加當歸白芍兼筋急加枸藤木瓜欲吐不吐加牛膝陳皮五味若弦肝氣盛妨食

被机誅　脾部見弦脈乃肝木之氣有餘來尅脾土土衰則不能消穀磨食故妨于食被机誅者被肝邪之爲害也宜四君湯坤十加白芍青皮　大寔心中痛如邪物帶符　脾脈大寔乃土中見火火性上炎心位脾上故心中作痛脾部脈寔大而心作痛知之者火知有邪氣爲患當知瀉脾火則心痛自愈何必帶符以却邪祟哉宜清脾飲日十一倍蓮肉

溢關涎出口風中見覊孤　脾脈溢關而湧出於寸部主本臟之液從口而出其因於脾家中風所作覊者絆也傷也脾爲孤臟而受風傷故曰覊孤宜逍遥散日十一倍薄荷生姜三片

七表 宜反前七表參看〇一浮者陽也指下尋之不足舉之有餘再再尋之如太過曰浮主吹嗽氣促冷自出背膊勞倦夜卧不安浮陽金也按之不足者陰不足也舉之有餘者陽太過也

歌曰按之不足舉有餘再再尋之指下浮臟中積冷榮中熱歌得生精用補虛診脉之法在内者沉取按而出之在外者浮取舉而得之有餘爲熱不足爲寒今按之不足臟中積冷也舉之有餘榮中有熱也陰不足而陽有餘治宜地黄骨皮散日二三

又歌曰寸浮中風頭熱痛左寸主脉洪大客脉浮金外感尼邪右寸主脉沷金客脉浮金治之以參蘓飲　關浮腹脹胃虛空左關主脉弦木客脉浮金右關主脉緩土客脉

（浮金治之以培土回中湯加白芍微微一）尺部見之風入肺大腸乾澁故難通（左尺主脉沉水客脉浮金右尺主脉相火客脉浮金治以四物湯坤二若不效大味作湯玄二）二氣者陽也指下尋之兩頭即有中間全無曰氣主淋瀝氣入大腸（氣者陽火也潔古云弦浮無力在寸口則吐血在下則瀉血在中則幾之）

歌曰指下尋之中且虛邪風透入小腸居病長淋瀝多疼痛大作湯圓必自除（大作多製也湯煎劑也圓凡藥也）又歌曰寸口積血在胸中（左寸主脉洪火客脉氣火右寸主脉濇金客脉氣火治之四物湯坤二去川芎加牡丹通肉）關內逢氣腸裡癰（左關主脉弦木客脉氣火右關主脉緩土客脉氣火治之）

尺部見之虛在腎小便遺瀝血凝膿左尺主脉沉水客脉芤火右尺主脉相火客脉芤火治之以四苓散日二七以四物湯加紅花尭仁

三滑者陽也指下尋之三關如珠動按之即伏不進不退曰滑四肢困倦脚手酸疼小便赤澁滑陽水也三關寸關尺也

歌曰脉滑如珠號曰陽腰間生氣透前腸脛酸只為寒熱甚大瀉三焦必得康夫小便赤澁腰間生氣是命門哥生其脉流利數而疾腰間生氣者命門也透前腸者膀胱也命門三焦陷於前腸故小便不通大便秘澁熱多寒火故宜下之以四物湯抻二加大黄枳殼

又歌曰滑脉居寸多嘔逆左寸主脉洪火客脉滑水右寸主脉濇金

客脉滑水水金相合氣壅而作嘔逆治之以生姜半夏湯日二八關滑胃寒不下食左關主脉弦木客脉滑水右關王脉緩土客脉滑水中虚不能下食春夏平胃散主之秋冬理中湯日四十主之如有表者小柴胡湯日三七加官桂半夏主之寒在中焦尺脉見之膈似水飲水下焦聲瀝又左尺主脉沉水客脉滑水寒結膀胱故膈下似水水聚於下而上不滑於火故發欲水水停下焦不能引各臟故瀝又作声右尺主脉相火客脉滑水水勝火故膈下似水相火原系水中之火不足全勝故發飲水而作声治之以附子四逆湯日五三

四寔者陽也指下尋之不絶舉之有餘曰寔主伏陽在内脾虚不能食四肢劳倦寔陽火也見寔脉敎下

歌曰寔脉尋之舉有餘伏陽蒸内見脾虛食少只緣生胃熱温和湯藥乃痊除伏伏藏也陽伏於內則寒因於外而內熱蒸又熱盛則傷金又受傷傷則虛虛則不能平木木盛則尅土故致脾胃虛脾熱故胃亦熱胃熱在婴所以食少温和湯藥乃平胃散也日三四不若異功散坤十一加黄芩為膝

又歌曰寔脉關前胸熱甚左寸主脉洪火客脉寔火右寸主脉濇金客脉寔火胸中金被火客而熱甚凉膈散日三六主之

當開切痛中焦恁左開主脉弦木客脉寔火中焦有風有熱故切痛宜四物湯坤二一加竜胆牡丹或小柴胡湯日三七右開主脉緩土客脉寔火胃中虛熱切痛宜培土固中方做做一加白芍

尺脉如繩應指来腹脹小便應不禁左尺主脉沉水客脉寔火水能制火

治之以乾姜附子右尺主脉相火客脉寔火致令腹脹而小便不禁宜六味凡玄二若小便不禁加益智

五弦者陽也指下尋之不足舉之有餘狀若箏弦辰辰帶數曰弦主勞風之力盗汗多生手足酸疼皮毛枯槁弦陽木也弦木五藏俱傷盖木克土故也歌曰弦脉為陽狀若弦四肢更被氣相煎三度解勞方始退常須固腈下丹田弦之為脉狀若箏弦緊而且急弦屬木木能尅土脾屬土而主四肢被陽木之氣相煎丹田腈下三寸乃陰陽之門戶人身根本精神藏聚須扶阳抑阴固丹田治之以八味凡玄一又歌曰寸部弦緊一條弦胸中急痛狀繩牽牽即急疼痛也右寸主脉洪火客脉弦木木扶火而欺侮金金

交戰於胸中致令急痛狀若繩牽又即急爽痛也右寸不
主脈濇金客脈弦木金虛而木來乘之金能勝木又不
與金勝者所以急痛治之以小柴胡湯日三七或小建中湯日四二開中有弦寒在胃左開
主脈背緩脈弦是知陽木之有餘善尅陽土戊化火而本熱被木氣大傷熱者本生寒矣宜逍遙散日十一加牡丹桂枝
下焦停水滿丹田左尺主脈沉水客脈弦木水中有木則水挾木勢而不畏土木
勢不能永救停水滿於丹田宜五苓散日二九右尺主脈相火客脈弦木火虛不能生土制水亦令停水於丹田
治之以术附湯日十九
六緊者陽也指下尋之三關通度按之有餘舉指甚效
狀若洪弦曰緊主風氣伏陽上衝化為狂病緊陽木也伏陽上行

而狂病此言為得理學者玩味之宜清心蓮肉湯日三熱甚者黄連瀉心湯日二十　歌曰緊脈三關效有弦上来風是正根源忽飛狂譫人驚怕不遇良医不得痊此是三陽合病緊效太陽也弦多火陽也狂言陽明也故寔則譫語其脈滑效而寔陽氣有餘之象主熱則生風發作狂言

又歌曰緊脈關前頭裡痛左寸主脈洪火客脈緊木是知火克木而生風熱在上故主頭痛右寸主脈濇金客脈緊木是知金盛不能平木亦作頭痛宜小柴胡湯日三七　到關切痛無能動左關主脈弦木客脈緊木木盛尅土所以作痛右關主脈緩土客脈緊木木来尅土而切痛治之以芍藥湯日二　隱指寒又八尺来數結繞臍常手捧激疾痛之状也左尺主脈沉水客脈緊木右尺

主脉相火客脈緊木乘熱在於下焦而作痛治法不可
同治左必桂枝芍藥湯日二三如寒溼在於脾胃者不附
湯日十九治右以六味作湯玄二
加當歸莫乘火許

七洪者陽也指下尋之極大舉之有餘則曰洪主頭疼
四肢浮熱大腸不通躁糞結澁口乾遍身疼痛四順清
涼飲日五八治宜下之洪陽火也洪脉者按之寔舉之盛
洪脉者陽太過隂不及主頭痛四
肢熱大便祕小便赤澁夜卧不安治法陽症者下之如
下之隨症虛實經言脉浮不可下下之則死脉沉當下
下之則愈脉浮爲在
表脉沉爲在裡
歌曰洪脉根源本在陽遇其季夏
自然昌若逢春節及冬季發汗通暢始得良洪脉屬陽
旺於夏乃

心經之本脉其脉大甚則主生風熱如至六月心火漸退得脾土漚之其熱自退如遇九月十二月其伏陽在內外受尼寒乃表裏皆熱須發其汗或疎通腸胃方得熱氣退散又歌曰

洪脉關前熱在胸左寸主客之脉皆洪大同相合胸中大熱左寸主脉屬金客脉洪大金火相合火盛金衰乃熱在肺宜大柴胡湯日三八到關翻胃幾千重左關主脉弦木客脉洪火木火相合尼熱侵胃食不停而長吐右關主脉緩土客脉洪火土火相合胃中熱甚亦致翻胃論中湯日五九加減用之但涼藥不可遽速更問尺中還若是小便赤澁脚酸疼左尺主脉沉水客脉洪火右尺主脉相火客脉洪火主客皆火洪火一見相火不得用事三焦失決瀆之仁小便赤澁脚作酸疼右熱甚於左瀉灣散日六五加減用之以上七表之脉雖皆屬陽然陽中有陰有用熱藥

者不可执一不通以致誤事

八裏脉

宜与前八裏看参之

○一微者陰也小也指下尋之往来極微再又尋之若有若無曰微主敗血不止面色無光微陰土也微脉法象秋冬在陰為慘陰太过阳不及是血不能守木勝火也血不止者治之以香芎湯日六附子理中湯

歌曰指下尋之有若無漩漩敗血小腸居崩中日久為白帶漏下誰辰骨髓枯

此胃氣命門不足命門者男子藏精女人系胞崩中白帶漏下者命門敗也經水崩下謂之骨枯治婦人以伏龍肝散日九之是為血不能守也水勝火也又云血去精亡筋骨皆損骨而無髓骨而不能於筋又骨損而形枯也經日陰成形養血補虛宜當歸芍藥湯日七主之一云不若八味丸為主者玄一

又歌曰微脉關前氣土侵左寸主脉共火客脉微土氣透上冲右寸肺畜全客脉微土陰盛陽衰吸不至於肝腎可用驅氣散日六六主之又微在上焦又云肺氣上冲當以補肺散日二五主之治嗽劳當開鬱結氣排心左關主脉共木客脉微土土來木位則木鬱而不舒右關主脾綫土客脉微土二土相合則聚而不散皆土邪鬱結之氣為患而上排於心句氣散日二大或附子理中湯日四一

尺脉見之臍下積身寒飲水即呻吟臍下積奔豚之氣也左尺主脉沉水客脉微土水土相合陰氣太盛故身寒土能封水故飲水呻吟腎之声也腎病則呻吟右尺主脉相火客脉微土火土相合陰盛陽衰治之以一氣湯坤一八味丸玄一倍桂附

二沉者陰也指下尋之似有奉之全無綫度二關状巻

爛綿曰沉主氣脹兩手足辰冷沉瘆水也沉脉帖筋附骨瘆氣厥逆陽氣不舒之候主虛氣冲心悶而不痛建胃理中湯日四十建中湯日四三主之手足冷治以附子理中湯日四一　歌曰按之似有峯還無氣滿三焦臟腑虛冷氣不調三部壅通腸健胃豈能除　按之似有舉之全無沉也三焦上中下三焦部位也氣滿於三焦部位而不運於臟腑經絡氣虛則寒氣不調而三部壅滯三焦賴胃中穀氣以養生通腸以推其舊也健胃以納其

新也三焦之氣始得亮達而脉不沉也通腸益方溫白
凡 日六七 主之健胃理中湯 日四十 主之
又敵曰 寸脉沉分胸有痰 左寸主脉洪火客脉沉
水火水相合变為痰寔右寸主脉濇金客脉沉水金水
相合留滞胸中亦变為痰治以化痰王壺凡 日五七 中加
雄黄或半夏凡 日三十 或六君湯 坤十二 加黄芪主之
當關氣短痛難堪 左關主脉弦木客脉沉水木水相
合引寒入骨右關主脉緩土客脉沉水土水相合中焦

有寒即痛可以止痛凡日三一或橘皮半夏湯日三二主之
或五君子湯日六八加桂　若在尺中腰脚重小便稠效
色如泔　左尺主客之脉俱係沉水寒氣有餘右尺主
脉相火客脉沉水火水相合水尅火而寒盛命門三焦
敗而虛故小便之色如泔八味丸玄一倍桂附治之一
法用黃芪湯主之稠膿濁也小便膿濁其色如泔
三緩者陰也慢也指下尋之徃來遲緩小於遲脉曰緩
主四肢煩滿氣促不安緩陰土也症在太陰風傷衛四

肢煩滿氣促不安只术湯主之日十三歌曰往来尋之狀
若逕肾間生氣耳鳴辰邪風積氣来衝背腦後三鹹痛
即後太陽中凡脉緩頸項強急難以轉側若緩大者屬脾脉又歌曰緩脉
開前搐項筋　左寸主脉洪火客脉緩土火土相合火
中有土而不畏水則火甚而傷金火甚則熱熱即生風
多從風府而入故項筋緊急右寸主脉濇金客脉緩土
金土相合金虛不能平木風邪傷衛故搐項筋宜除湿
湯　當關氣結腹難伸　左關主脉弦木客脉緩土木

土相合肝虛湿盛治當補肝除湿右開主客之脉皆係
緩土脾湿太盛胃亦受傷一氣湯主之坤一或健中湯
日四三主之腹難伸者温白湯凡日六七主之尺上當逢癥結
冷夜間常夢鬼隨人宜五苓散加蒼朮日二九左尺主脉沉水客
脉緩土水土相合故成寒病脹盛則夢鬼隨右尺主脉
相火客脉緩土火土相合陽土氣盛相火不能用事冷
氣結精下元冷極所以夜夢隨鬼相隨
四濇者隨也指下尋之似有舉之全無前虛後寔無復

次第曰濇主遍身疼痛女子有孕胎痛無孕敗血爲病
濇陰金也濇脉是精氣皆傷　歃曰濇脉如刀刮竹行
丈夫有此號傷精婦人有孕胎中病無孕還須敗血成
濇主亡血失精婦人孕病或帶有赤白或敗血而方四
物湯日六九　地黄丸玄二　失精龍骨丸日七十　或六味丸玄二
加補澁之藥　又歃曰濇脉開前胃氣弄　左寸主脉
洪火客脉濇金金来乘火是知火不足而金侮之故胃
氣併於上右寸主客之脉皆係濇金金有餘則土寔胃

氣亦併於上宜歸脾湯坤十五　當關敗血不能停　左關主脉弦木客脉濇金木金相合血敗不停右關主脉緩土客脉濇金金土相合謂之寔邪金氣殞傷萬物治宜瀉肺　尺部如期逢逆冷體寒臍下作雷鳴　左尺主脉沉水客脉濇金水金相合陰氣盛而陽氣虛故為逆冷右尺主脉相火客脉濇金火金相合陽氣內虛陰氣有餘故致逆冷虛寒相摶腸中作鳴宜參附理中湯倍白术

五運者陰也指下尋之重于乃得隱隱曰運主腎虛不

安遅陰土也陰盛陽衰則栄衛凝滞而氣痞阻故脉一息三五至是為遅也心腎相交由水火之相済今陽衰則心氣不能下降以交乎腎陰盛則腎氣虚相併而臓不能栄故三焦閉結栄衛瞀畄其病必為冷汗出肢節痛肌膚黒痩体寒腹痛宜理中湯若冷汗出肢節痛宜補正湯坤四五○歌曰遅脉人逢状且難遇其季夏不能痊神於知得辰候道脉是遅来水必乾　遅陰也季夏陽也此脉為失辰反候陽盛陰虚治之宜瀉心肺補肝

腎瀉心肺者導赤散三日三補肝腎者地黃丸一玄季夏見
遲脉是土尅水也故不能瘥　又歌曰寸口脉遲上有
寒　左寸主脉洪火客脉遲土火土相合陰來乘陽右
寸主脉濇金客脉遲土金土相合上焦寒温故曰心上
有寒治之以橘皮丸九日三不已朮附湯日十九
當關腹痛歠漿難　左關主脉弦木客脉遲土木土相
合腹中痛甚右關主脉緩土客脉遲土兩土相合陰寒
太甚腹中作痛治之以桂枝加附子湯日十五

流八尺中腰脚重厚衣重覆夜嫌單　左尺主脉沉水
客脉遲土水土相合寒湿在下右尺主脉相火客脉遲
土火土相合陰盛陽衰宜附子理中湯一日四　主之
六伏者陰也指下尋之似有呼吸定息全無再尋之不
離三關曰伏主毒氣閉塞三關四肢沉重手足辰冷陰
伏木也而脉伏不見重按尋之方得其動終不離源
歌曰毒陰伏内切三焦不動榮家氣不調不問春秋與
冬夏徐徐發汗始能消　積陰冷毒之氣而盛帶於三

焦致衛衇調榮血不行三焦之氣閉塞若有此症不必問四季須是發汗通其三焦其病可除形以為汗宜理中湯十日四加桂枝。又歌曰積氣胸中寸脉伏　左寸主脉洪火客脉伏木火木相合陰来乘陽主胸中積氣右寸主脉濇金客脉伏木金木相合主怒氣停於胸中治之以沉香几六日十當開腸癖常瞑目　左關主脉弦木客脉伏木兩木相同風邪為患左關主脉緩土客脉伏木土木相合主中焦氣聚而不散乃風湿之氣左右皆主膓癖瞑目治之以五膈寛中散四日 四尺部見之食不消坐卧非安還破腹 左尺主脉沉水客脉伏木水木相合風寒在下右尺主脉相火客脉伏木火木相合木盛尅土两尺脉伏皆致破腹而坐卧不安治之以四白湯日七一

七濡者隂也指下尋之似有再又還来按之依前却去曰濡主火為五心煩熱胸轉耳鳴下元極冷濡者隂金也五心即兩掌心兩足心坎心 歌曰按之似有舉之無髓海毋田定已枯四体骨蒸勞熱甚臓腑終傳命必

殂　髓者腎之主四体骨蒸者腎衰絶終傳者七傳也
土来尅木命必殂也　又歌曰濡脉關前入足汗　足
多也左寸主脉洪火客脉濡金火金相合氣虚不能衛
外故多汗右寸主脉濇金客脉濇金二金相合 赤主 多汗
當關氣火精神散　左關主脉弦木客脉濡金木金相
合木不能蔭子顧母而精神散右關主脉緩土客脉濡
金土金相合土顧金而不復母營金有土而不爲子蔭
致令精神散失治之以四君子湯 坤 十 加茯苓

尺脉綿又即悪寒骨共肉踈都不管　綿綿濡貌悪寒
鴫脫也左尺主脉沉水客脉濡金水金相合心不生之
肝不藏之脾不統之骨自骨而肉自肉何相管摄之有
右尺主脉相火客脉濡金火金相合氣已耗散骨肉焉
得相親此係死脉故無治法
八弱者隂也不盛也指下尋之爛綿相似輕手乃得重
手稍死快又不前曰弱主氣居长表生產後客風面腫
弱隂金也表皮膚也○歌曰三關快又不能前只為風

邪洪氣連少年得此須憂重老弱逢之病即瘥　脉若
爛綿者陽氣弱也以秋毛之脉氣血多傷快又者輕手
乃得不前者重手乃無是也少年得此須憂重者乃春
夏也此辰當洪大而有力令反無力而不前故其憂重
也是春夏為逆秋冬為順老弱逢之病即瘥者老弱秋
冬也秋冬脉當浮毛故曰順。又歌曰關前弱脉陽道
虚　左寸主脉洪火客脉弱金火金相合心氣虚也右
寸主脉濇金客脉弱金二金相合其性皆係陰金陽道

所以虛也治之以五補凡日五六四通湯日七三

開中有此氣多痎　左開主脉弦木客脉弱金木金相

合肝氣虛之右開主脉緩土客脉弱金土金相合氣多

痎散治之以益黃散日五平胃散日四三遂兩用之二方皆

治右弱　若在尺中陰氣絶疼酸引変上皮膚左尺主脉沉水

客脉弱金水金相合金弱不能生水而背氣內絶陽散於外右尺主脉

相火客脉弱金火金相合陽盛陰絶酸疼引於皮膚是

三焦脉孤陽不能独守離其原也無可治之法

左右手診脉訣

左右須候四辰脉春三月六部中脉俱帶弦夏三月六部中脉俱帶洪秋三月六部中脉俱帶毛冬三月六部中脉俱帶沉也四十五動為一息動脉至也息脉止也非呼吸之息左右部六脉息每部初按五至中按五至重按五至共四十五動為一息書曰五十動不止身無病每部各有臟腑一兩十初按五十動兩不息

左手寸口心脉訣

左手頭指火之子四十五動無他事子當作指恐傳寫之誤也左手病人之左手也頭指医人右手之食指也三十一動忽然沉頓飯却来還復此春中診得

夏須憂夏若逢之秋絶體秋脉如斯又準前冬若候之春必死　三十一動輪在肺上肺上見沉乃金生水水漸盛而火滅或春或夏或秋冬診而得此不過三月而亡故手頓做二字止則脉不動矣

左手中指肝脉歌

左中指位脉相連脉候還須来一息二十六動沉却来肝臟有風兼熱極　二十六動輪在肺上肺沉則病肺沉不能生水養木制火故知肝臟風熱之極宜生脉散目四十加黄芪蜜炒或独参湯目四六宜間服六味丸玄二做如肺脉

沉肝脉沉数右寸肺脉沉則左關肝脉弦数宜服七味
凡玄三加當歸白芍藏澤瀉人參黄芪湯日五四送下
二十九動濇匿又本臟及筋終絶塞動二十九輪在肝上
肝脉見濇金来尅木診得左寸沉則金火不足不能制
金宜歸脾湯坤五十一或補心湯日四九間服八味凡玄一九假如肺
脉浮洪有力則咳嗽吐血宜服瀉脾散四八若洪浮無力
初按得浮洪中按重按失其稜宜十全大補湯坤四三湯藥
為君凑藥為臣或十全補正湯坤四五匿匿濇貌也

一十九動便沉又肝絕未曾人救得（一十九動）亦輪在肝上
沉脉帖筋附骨沉又則又甚矣宜溫肝湯堤補肝湯（十五日）
煖肝湯加吳茱萸

左手尺部腎脉歌

左手腎脉指第三四十五動無疾咎指下急又動弦表更是熱風之脉
促（急又而動熱也弦是也故為熱是之促脉見弦）乃為熱邪初脹四苓散坦加
柴胡青皮甚者宜七味凡（玄二）加當歸白芍青皮或逍遙
散亦可（十一日）
忽然来往慢又極腎臟敗表須且救此病
多從冷変来瘀之開彼于金口（土水肾封）必敗其人脉遅身

寒診得左尺遲乃爲賊邪宜服八味丸(玄一)倍桂附去茯
苓或補肝湯(日五十一)二十五動沉却來腎絕医人無好手弩
力黄泉在眼前縱在也應終不久沉却來即在二十五
動上沉也二十五動正在腎上腎脉本沉令又曰沉腎
脉將絕也故曰腎絕宜服參附湯(日五五)或獨參湯(日四十六)亦可
或八味丸(玄一)

右手寸口肺脉歌

右手頭指肺相連
四十五動無憂慮(右手病人之右手也医人右手之食指也)頭指極急明知
是中寒更看二十餘七度(極急弦数脉也二十七度輪在心上心屬火火尅金更有)

医家尅晃　腎脉肺脉　九十

（火微則生火盛則死宜服清心飲日五三）忽然指下慢徃来肺冷莫言無火故
一朝肺絶脉沉又渋病卧床思此語　肺上氣氣虚則
寒脉遅肺冷是故憂矣肺之脉浮大脉沉則病沉而又
沉肺臓絶矣宜参附湯（日五）或生脉散（日四七）加附子乾姜十
二動而又不来咳嗽唖膿兼难補髪真如麻只戌辰扁
鵲應知难救護（十二動）輪在心上又不来代脉也心屬火
而尅金（故云死在戌辰）　右手第二指連

右手中指脾脉歌

脾四十五動無諸疑急動名為脾熱極食不能消定若

斯定若斯者指脈急動脾熱壺丙言也因食不能消所以致也宜培土固中友一徵敖
加白芍或補中湯一坤加黄芩　欲知疾患多爲冷指下
尋之慢極遲吐逆不定經旬日胃氣沖心得幾辰欲知疾患
多爲寒所致脾脈本緩傷於寒冷其脈遲緩愈甚嘔吐
咳逆十日不止胃氣必致沖心心受傷半月死宜附子
理中湯一日四或六脈沉微更甚倍加附子

右手足部命門脈歌

右手命門三指下四十五動不
須怕一十九動黙然沉百死無生命絶也一十九動輪在肝

上肝屬木木爲相火之源黙然沉脉不應也木絶則火亦絶故曰死無生也宜八味作湯一玄倍桂加吳茱萸

憑脉合方 三十條

。一六部沉微兩尺無根者此元陰元陽欲盡惟參附湯五日可以挽回

一六部細數兩尺無根者此元陰元陽欲竭惟熟茱桂附可以挽回

一六脉洪大有力者此眞陰不足也宜六味地黄湯二玄蒔更

一如洪大者宜六味地黄湯加麥門五味

一如洪大而數者乃眞陰不足假陽乘之宜六味湯加五味肉桂

一如弦數細數乃真陰真陽虧損宜八味湯

一六脉洪大無力者此中氣不足榮陰有虧宜養榮湯坤二五　一六脉沉細無力者此元陽中氣大虛也宜培補中州温養氣血宜歸脾湯坤五四　去木香十全湯坤三四　去白芍加桂附倘脉有稍起之勢宜養榮歸脾湯坤三五

一六脉沉微甚微者此元陽欲脱也宜純以救挽元氣爲主輕則用人參理中湯十日重則用附子理中湯一日四不可雜入一毫陰分之藥也　一六脉細數久按無神者

此先天後天之陰陽並虧宜早服八味凡一玄晩服養榮湯坤二五去陳皮或十全大補湯坤三四去川芎生地換熟地一如兩寸洪大兩尺無力者此上熱下寒上盛下虛也宜八味凡一玄加膝味如服至寸尺俱平者則服前方另煎參湯冲服一如兩尺有力兩寸甚弱者此元氣下陷下寔上虛也宜補中湯坤一凢勞傷心脾氣血虧損不可補腎補腎則下寔而上更虛矣蓋地氣既升天氣下降二氣交通乃成雨露此氣行而生氣不竭矣

一六脉無力此氣血並衰宜十全湯坤四三主之倘無參倍加蓍朮
一如左尺虛弱或細數此真陰不足宜六味湯玄二
一如右尺遲軟或沉細而欲絕此命門真火衰也宜八
味地黃湯一玄　一如左三部脉洪而無倫者此腎陰虛陽
無所附宜八味地黃湯一玄　一脉雖數而尺無力雖洪
而按之不動面赤為陰虛不赤為陽虛兩尺俱弱是陰
陽俱虛宜十補凡五玄二　一六脉洪大無倫此腎陰虛
極陽無所附浮散於外非寔火也宜加減八味凡一玄一去

附子納肉桂一月冷飲待得裡寒脉脱真候自現又峻
補其陽再入附子凡料煎服　一六脉洪大無倫按之
微弱者因嗜欲竭之火無所附故發而上炎宜十全大
補湯坤四三香八味凡玄一如應用十全而肺脉洪大則去
芎芪加麥味以歛之　一如六脉俱無力用十全去地
芍無參倍芪朮　一六脉浮效亡陽之症也暫忌地黄
湯玄一雖有桂附然為陰藥之佐使也　一六脉浮大無
力者此中氣不足榮陰有餘而失收攝元氣之用宜於

補氣血之中加以斂納之味宜養榮湯 坤五二 用五味去陳皮　一六脉浮洪浮效細效有力者宜滋真陰若無力乃真陰先亡之兆陽無所附精神昏迷遺尿不知宜服保陰方 斂二九 斂 少加附子三分　一如六脉沉微遲緩無力四肢時時發厥額汗飲食少思大便溏泄此陽氣先亡陰無所依而精神清爽則水能含金故精神清宜參附湯 求附湯 日九 十服至陽氣稍旺六脉有力改服八味湯 玄一 倍桂附　一如脉中見細效者是為寒甚初按

不應中按不應重按不見疾速爲沉中見效宜服附子
理中湯日一四八味作湯玄一倍桂附　一假如兩寸浮兩
關弦數兩尺沉微無力宜全真一氣湯坤一或八仙作湯
加牛膝如兩寸浮效加蓮內灯心　一如兩尺浮效兩
寸沉微者宜補心益氣坤一以升之此方治陽氣下陷[redacted]
或浮數宜六味作湯玄二以清之以降爲升如兩寸浮洪
兩關浮效兩尺沉微無力宜八味作湯玄一加味麥牛膝
一如左關肝木見沉此乃母來乘子宜五苓散日二九加萸

茱或八味湯加莫茱或六脉見弦效為热宜六味作湯加歸芍若尺脉見沉弦為寒宜八味凡玄二倍桂附一如右關脾脉見沉弦為寒宜附子理中湯四日或六君子湯坤十二加乾姜若腹痛加莫茱　一凡補氣血必仗脾胃運行而始得益脾胃為氣血之化源而萬物之滋補所賴也故古方補脾諸劑必用姜棗即此義也况中氣既虛運行不健故用辛温鼓舞使藥力自行藥力不旁於脾胃之轉輸如歸脾之用木香十全之用肉桂是也

先天之陽虛補命門後天之陽虛補胃氣先天之陰虛補腎水後天之陰虛補心肝盖心為血之主肝為血之藏也然更重乎太陰盖脾者榮衛之本化源之基血之統也且一方之中與脉有宜禁者宜者加之禁者去之如應用十全大補湯而肺脉洪大者則芎歸應去而麥味應加盖芎味辛而升散雖味甘氣厚於味故專功脾肺而走表也六脉無力則十全最宜倘無參者芪朮倍加只用當歸勿用地黄芍藥盖重於補氣則歸為陰中之

陽地均爲陰中之陰耳至於地黃一湯依脉輕重變化百出俱見神功但六脉沉微亡陽之症暫宜忌之雖有桂附之熱終爲佐使而地茱一隊陰藥係是君臣故能消陰翳之火其熟地重可至二三兩山茱只可加三四入蓋茱味酸獨厚能掩諸藥之長况過酸之味强於呑服寧不損傷其胃氣乎　馮先師曰人但知六脉洪數有力爲寔熱而不知若洪數而只見於寸則上熱中虛而下寒大而數者陽越於外也細而數者陰竭於內也

皆非寒熱盡從虛論愚奉先師遺秘閱歷愈深效如響應誠治虛之奧旨無餘蘊矣復庵曰服凉藥而脉反加数者火鬱也宜升宜補切忌寒凉犯之必死洪大而数者人謂陰虛陽盛而用知栢地黃湯二三劑則誤矣如果真陽盛寔則濟其光明之用資始資生而致有力有神疾徐得次以循其常經也惟其真陰不足假陽乘之如天日不彰而竜雷之火妄熾疾乱変常也宜六味去二加五味肉桂以助天日之陽光逐竜雷之假火若至弦数細数則係真陰真陽虧損更當重用六味去二少加桂附以火濟火類既可從乘乃可制火既制而陰陽易長矣況脉之微緩中和胃之氣也不微而洪大不緩而弦数近乎無胃氣且用此既補真陽以息假陽復借真火以保脾土此補腎真陽真陰之至妙也更有労心運用太過飢飽労倦失調以致後天心脾氣血労損者設以根本為論從事補腎則元氣本随下陷化源既絶於上腎氣何從備足於下縱下寔而上更虛矣

水火方所宜脉症

一癎症脉見洪數有力惟兩尺則弱此真陰大虛真火無根炎上而僵仆宜八味一玄加味麥牛膝　一積久瘡硬已成壞症脉寔或辰洪弦有力或辰洪弦無力此因攻伐真氣内乱真陰真陽已竭中空外浮之象也宜八味一玄加味麥牛膝　一腹腫誤加剋削其脉下寔下虛左尺甚弱宜八味去附子倍熟地加牛膝麥味以潤水枯金燥俠肺氣下注於腎　一脚癱六脉沉細而微宜八味加牛膝杜仲　一左臂強硬

作痛便糞如羊屎六脉遅大緩而且無力無神此中氣
久虛栄衛不能遍及肢体而見偏枯之候宜八味加牛
膝杜仲間服歸脾湯坤十五　一忽過異憂持重困乏其脉
两寸甚洪有力左寸更大两關洪大兼弦两尺雖洪弦
而無力此心腎不足惟火獨炎而失下交腎反虛不能
升騰收摂離陰宜八味一玄加牛膝五味用燈心蓮子作
引重剤煎服　一或辰氣上沖或辰氣墜下殆二陰皆
重失氣甚頻大便雖澁而甚不快脉細数無力宜八味

加鹿茸補骨脂五味為丸人參湯送下　一淋病有辰
甚利有辰不通下膏脂或血條痛如刀刮其脉兩寸洪
大餘皆無力此脾腎俱病利則益虛其虛甚則愈增其
滯宜八味一玄加麥門冬二升麻八分紅花四分更別煎人參沖服
一晨瀉其脉兩寸關俱沉弱無力又兩尺沉微更甚宜
八味一玄去丹澤加補骨脂兔絲子五味　一痢紅白甚
密舌有黑胎其脉兩寸畧洪兩尺左關甚弱此肝不能
疏洩腎不能閉藏而痢甚密真陰虧竭津液枯槁而舌

胎黑不可誤用黃連宜火料八味別煎人參沖服
一妊娠腹痛晨瀉口渴煩燥飲食不化腰疼脚軟上熱
下寒脉則寸彊尺弱宜八味凡一玄・一重瘫無汗六脉
洪数而空此汗生於陰脉有陽無陰焉能得汗宜八味
加牛膝五味倍用熟地即滋陰可以致汗也一暑月
汗出惡風飲食如故精神日疲痰多鼻塞六脉洪大有
力此陰虧不能斂陽以致陽浮陰散清濁不分火邪消
穀生痰不生血只可養陰宜六味作湯二玄加味麥橘皮

鹽水浸炒 一小兒素稟不足發熱神氣昏倦脉則無力此外感輕內傷重但補其中益其氣而邪自退宜八味作湯去附子加牛膝味麥冲參服　一病痛甚危其脉左三部弦洪而效乃陰甚不足也右關尺洪大而重按有力此因酒色過度真水消亡湿熱下流木失所養筋無所榮湿氣內攻陰寒外遏宜六味玄二倍熟地減茱藥加橘

黃柏附子 一女病小便不通甚危六脉洪效久按無神由勉強小便心腎久虛又服利水真陰益虧宜八味作湯加麥味倍熟地服後探吐

全真湯所宜脉

一小兒發熱痲疹面上纔見而復没神氣困倦不食吐蚘上喘下瀉口焦唇裂五心壯熱手足指尖皆冷脉則細数無倫兩尺更弱此陽虚不能升發氣不續而上喘脾津竭而唇焦陰虧火燥而五心熱盖火衰脾不運而瀉宜全真湯一帖去白术五味加杜冲以為陰中補火使竜雷歛納

一小兒因喧墮右手足癱軟不舉脉則洪大久按無力此先天不足睡中觸驚氣血不周行之故也宜全真湯倍參一帖

一卒然昏倒

不省痰湧煩燥頭疼脉則兩寸甚洪大兩尺右關甚沉
微此孤陽獨亢陰不能斂且土虛不能藏陽而上游
宜全真湯乳炒白朮壯水以制之培土以藏之補火以
導之清金以歛之使之歸源以資封蟄　一身熱四肢
逆冷發狂譫語不寐浩歛二便俱秘六脉則沉微無力
此伏陰於内逼陽於外津液不行而小便秘穀食久虛
而大便燥口渴而津液不利宜全真湯倍熟地急爲歛
納以救真陰真陽之並竭　一發熱昏倦燥焮口裂煩

燥譫妄便溏面赤滲暗脉則兩寸洪数關弱而尺微已極此勞傷發熱宜全真湯一坤倍參朮熹地托注中氣接納虛陽

一小兒壯熱抻昏困倦唇舌焦裂吐乳五心如烙脉則洪数而弦此久熱傷陰陰已竭矣當急爲歛納宜全真湯倍熹地白朮

一夏月壯熱頭疼咳嗽誤汗爽出舌強潰汗麻朮脉則洪大而空緩而無力此氣虛頦中風宜全真湯一坤倍熹地

一積勞壯熱頭疼誤汗漸至面赤煩燥神昏不語手足掉摇脉則細数無倫重按無力

此勞極發熱元陽浮越於表誤汗傷陽將竭矣宜全真湯倍參蒸　一勞傷發熱頭疼咳嗽腸痛誤汗而熱更甚神昏見鬼燥渴舌黑身重足冷不寐脈則細數無倫胃脈微極此勞傷發熱愈熱則神愈昏傷陽脫而見鬼舌黑足冷陰陽俱絶腎虛而身重宜全真湯倍蒸地一足病疼痛不堪不能步履脈則兩寸洪大而數兩關更弱此上熱中虛下寒大而數者陽越於外細而數者喉竭於內皆非真熱宜全真湯一坤加生杜仲

一忽然手足麻木不舉脉洪大而空此血脫而空宜全真湯倍熹地參　一足疾初愈途行遇雨發熱自汗頭疼咳嗽吐血不食脉則兩寸皆洪大而数右關兩尺甚弱此劳傷中氣脾不能統血火爍而咳嗽陽浮而熱氣虚而汗火月而頭疼宜全真湯倍參熹白术

一重癃咳嗽吐血泄瀉食減胸脹昏迷脉則兩寸細数左關弦大右關甚微兩尺重按不起宜全真湯倍參

一癃久成瘧常發痛帳不堪復發壯熱咳嗽脉則兩寸

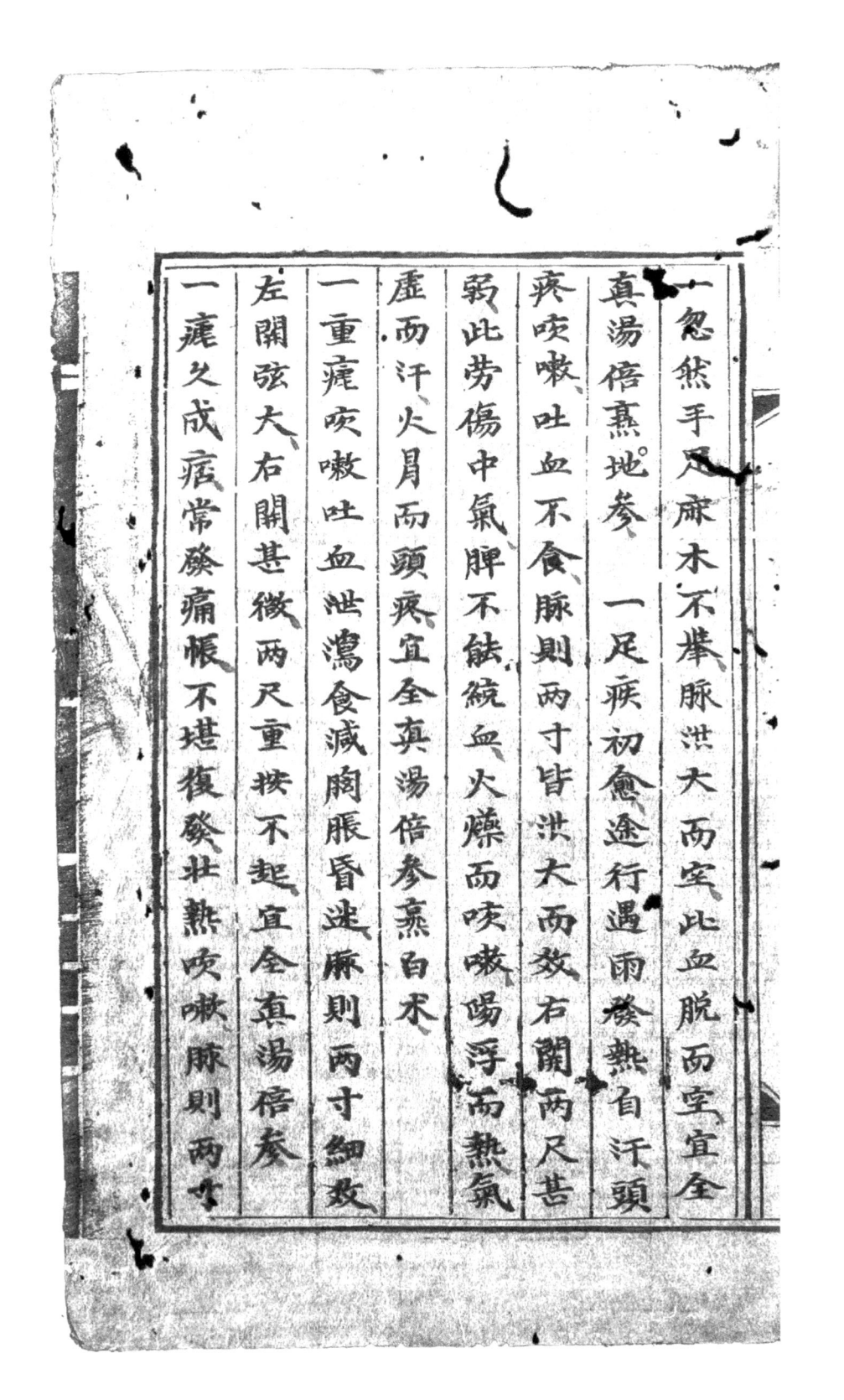

獨洪餘皆微弱右關尺尤甚此土位無母子兩虛中空外浮之假象母宜全真湯倍參朮　一脾腎素虛因積勞眩暈不醒妄有見聞言語雜亂脉則洪数無倫此真陰真陽並虧已極宜全真湯倍參熟　一途中冒暑又夜勞發壯熱頭疼咳嗽乾纖不寐神昏脉則兩寸俱洪兩尺俱弱右關沉取俱無右尺倍弱於左此肥無胃氣之症宜全真湯倍參熟間服八味去一減丹澤加味麥　一口舌咽喉潰爛而不疼胸腹脹悶不寐厭食脉則右寸關洪弦搏指左寸關沉微散脫兩

尺重按無根此瘡屬之火客於咽喉腐爛不疼如物矣天日之照臨宜全真湯倍熟地

一身無發熱頭疼等症但飲食日少大便甚細而難小便甚赤而澁間三日則夜必氣逆

上壅欬死通宵不寐神疲形枯脈則細數惟有關尺則火緩而無力此虛道虧虛孤陽無根宜全真湯倍熟地

凡症之雖名必由本氣為病但從根本治之根本一浮縱有外邪無可藏匿而外自現矣

一發壯熱頭疼咳嗽乾穢不寐神倦誤用補中湯乃致面青浮腫肚腹脹硬心

下痞滿咳嗽咽痛口多辟泄壯熱惡心五心熱兩足冷脈則兩寸乍洪乍數兩關無力兩尺更微右關尺倍弱

此脾胃兩虧上寔下虛外熱內寒真寒假熱之症宜全真湯一帖間服

十補凡玄二五

医家冠冕終畢